高职高专"十二五"规划教材

药用基础化学
（下册）

陈任宏　王秀芳　卫月琴　主编

化学工业出版社

·北京·

本书是全国高职高专药学及药品类专业"十二五"规划教材，主要介绍链烃、环烃、卤代烃、醇、酚、醚、醛、酮、羧酸及其衍生物、取代羧酸等有机化合物的结构、分类和命名法，理化性质及其应用。以有机化合物的官能团及其构效关系为主线，同时介绍含氮有机物、杂环化合物、对映异构、生物有机物等与药学及药品类专业密切相关的应用知识。内容由浅入深，循序渐进，兼顾不同层次学生的基础，尽量降低理论难度，精选十三个实训项目供选用，体现"必需、够用、实用"原则。以专业工作过程为导向，实践为载体，实训项目为主线，突出了职业教育特色。

　　本书为高职高专药学及药品类专业教学用书，供全日制普通教育或继续教育师生使用，同时，也可供医学、食品、化工、生物等相关专业师生使用或参考，也可作精品课程配套教材。

图书在版编目（CIP）数据

药用基础化学（下册）/陈任宏，王秀芳，卫月琴主编．—北京：化学工业出版社，2013.1（2018.7重印）
高职高专"十二五"规划教材
ISBN 978-7-122-16148-2

Ⅰ.①药…　Ⅱ.①陈…②王…③卫…　Ⅲ.①药物化学-高等职业教育-教材　Ⅳ.①R914

中国版本图书馆CIP数据核字（2012）第315457号

责任编辑：旷英姿　郎红旗　　　　　　文字编辑：林　媛
责任校对：陶燕华　　　　　　　　　　装帧设计：王晓宇

出版发行　化学工业出版社（北京市东城区青年湖南街13号　邮政编码100011）
印　　装　三河市延风印装有限公司
787mm×1092mm　1/16　印张18　字数447千字　2018年7月北京第1版第6次印刷

购书咨询：010-64518888（传真：010-64519686）　　售后服务：010-64518899
网　　址：http://www.cip.com.cn
凡购买本书，如有缺损质量问题，本社销售中心负责调换。

定　　价：36.00元

《药用基础化学》（下册）编写人员

主　　编　陈任宏　王秀芳　卫月琴

副 主 编　冼昶华　伍伟杰　邱红　黄艳萍

编写人员（按姓氏汉语拼音排序）

陈任宏（广东食品药品职业学院）

黄艳萍（广东食品药品职业学院）

利健文（广东食品药品职业学院）

刘文杰（广东药学院）

刘　意（广东药学院）

邱　红（北京联合大学）

石　晓（广东食品药品职业学院）

田　勇（广东药学院）

王　静（山东药品食品职业学院）

王秀芳（广东药学院）

卫月琴（山西药科职业学院）

伍伟杰（广东食品药品职业学院）

冼昶华（清远职业技术学院）

袁　萍（广东食品药品职业学院）

詹海莺（广东药学院）

　　本书根据高职高专药学及药品类专业人才培养目标，以行业为依托，专业为导向，职业能力为核心，构建与专业相对接的知识模块。总结了各兄弟院校多年化学课程内容体系的改革实践与研究成果以及精品课程建设经验，突破传统化学体系，重整、优化课程内容，按照"需用为准、够用为度、实用为先"原则，本书编写有以下几方面特色。

　　1. 体现教材"适应性、职业性、实用性"，力求内容更贴近药品的生产、检验、销售和储存与养护的实际以及专业课教学的需要。内容包含药学及药品类专业学生必需的基础化学知识和技能，为学生能更好学习药物化学、天然药物化学、生物化学、药物制剂技术和药物分析技术等专业课奠定基础。

　　2. 充分考虑高等职业教育特点，内容体现"工学结合"特色，按需用为准，尽量降低理论难度，每个章节内容的引入均采用相关药物或以与医学、药学联系的化合物的化学现象及应用为实例，强调基础化学在医学、药学领域及专业中的适用性、应用性和实用性。

　　3. 以有机化合物知识为基础，能力应用为核心，实践为载体，实训项目为主线，突出以实践技能训练为中心的现代职业教育特色。根据药学及药品类专业的应用性精选实践教学内容，理论知识以够用为度，充分体现基础知识和技能与应用技术的一体化。

　　4. 按"知识、能力目标（任务驱动）—知识内容（以够用、实用为原则，为实践实训项目教学奠定基础）—课堂互动（知识应用）—知识链接或阅读与应用（介绍知识、趣闻）—本章小结—目标检测—实训项目（以项目导向）"采用知识及项目模块编写，内容由浅入深，循序渐进，教材具有较强的可教性和可读性。

　　5. 兼顾不同层次学生基础，适当降低起点，文字叙述力求简明、具体，尽量使用图示和表格表达有关内容，避免繁长的论述，做到浅显易懂。在适当章节，简单介绍化合物的历史、来源、发现历史、作用等趣闻逸事，开阔学生的视野，增加学生的学习兴趣。

　　为适应现代教育教学理念，以及"教学做和理实一体化"教学模式的需要，本书引入理论内容模块化、实训内容项目化进行编写。模块Ⅰ有机化合物基础知识（必修模块），重点介绍各类有机物的命名、结构特点和有机化合物的变化及应用，使学生理解有机化合物的结构及官能团决定性质这一规律，进而掌握有机化合物性质变化及其应用。模块Ⅱ应用拓展（限选模块），根据各专业需要选用教学内容。例如，药学及中药专业可考虑选用第十一、十二、十三、十四章；药物制剂技术专业可考虑选用第十一、十二、十三、十五章；化学制药技术专业可考虑选用第十一、十二、十六章。考虑到生物制药技术专业设置"生物化学"课程将介绍"氨基酸和蛋白质、核酸"内容，故本书第十三章只简单介绍蛋白质的组成、结构和化学性质，"核酸"内容将不做介绍。模块Ⅲ实训项目精选十三个实训项目供各专业选用，同时，每章小结对各类有机化合物基础知识进行归纳和总结，目标检测在于强化训练及巩固所学知识。

本书由陈任宏、王秀芳、卫月琴主编，陈任宏负责全书统稿。具体编写分工如下：陈任宏编写第一章；王静编写第二、第三、第十六章；伍伟杰编写第四章；利健文编写第五章；石晓编写第六章；邱红编写第七章；卫月琴编写第八、第十三章，实训项目十、十二；詹海莺编写第九章；刘文杰编写第十章；刘意编写第十一章，实训项目五、六；王秀芳编写第十二章，实训项目七、九；冼昶华编写第十四章；袁萍编写第十五章，实训项目一；田勇编写实训项目二、三、四；黄艳萍编写实训项目八、十一、十三。

本书供全国高职高专药学、中药学、中药制药技术、生物制药技术、化学制药技术、药物制剂技术、药物分析技术及药品经营与管理等专业教学使用，同时，也可作基础化学精品课程配套教材。本书配有电子课件，供教学使用。

鉴于编者对高等职业教育的理解及学术水平有限，加之编写时间仓促，难免有不当之处，敬请广大读者批评指正。

编者

2012 年 11 月

目录

CONTENTS

CHAPTER

目标检测参考答案 Page

CHAPTER

参考文献 Page

模块 I

有机化合物基础知识

有机化合物概述

知识目标

1. 掌握有机化合物的特性，结构式的书写和分类方法。
2. 熟悉有机化合物共价键属性与性质的关系。
3. 了解有机化合物的起源和概念。

能力目标

1. 能说出有机化合物的概念和特性。
2. 能认出一些常见有机化合物的官能团及名称。

知识链接

有机化合物的起源、发展历史

人类使用有机化合物的历史很长，据记载很早以前已掌握了酿酒、造醋和制饴糖的技术，15世纪早期曾得到了一些较纯的有机化合物如没食子酸、甘露醇和乌头碱等；16世纪后期科学家制得了乙醚、硝酸乙酯、氯乙烷等；19世纪初从鸦片中提取得到具有麻醉、镇痛作用的生物碱——吗啡，奎宁是继吗啡后发现的另一种生物碱，从金鸡纳树皮中提取得到，用于预防和治疗疟疾。由于这些有机化合物都是直接或间接来自动植物体，因此，人们仅将从生物体（植物或动物）等有机体内获得的物质称为有机化合物。例如：

吗啡

直至 1828 年，史称"化学合成之父"的德国化学家维勒首次用无机化合物氰酸铵合成有机化合物尿素（俗称脲），1844 年柯尔柏合成了醋酸，1854 年柏赛罗制备了油脂，有机化学才进入合成时代，从而打破有机化合物与无机化合物的界限。

$$NH_4CNO \xrightarrow{\triangle} H_2NCONH_2$$
氰酸铵　　　　　尿素

随后，大量的有机化合物用人工合成的方法被合成出来，1899 年诞生了历史悠久的解热镇痛药物阿司匹林，1928 年科学家首次发现了世界上第一种抗生素——青霉素，分离纯化并应用于临床治疗传染病；1965 年中国科学家人工合成治疗糖尿病的多肽类药物——牛胰岛素等，有机化学与药物化学、生物化学、食品化学和化学工业等分支学科相互渗透、交叉，合成了数以千万计、不同用途的化合物如抗生素药物、沙星类药物、维生素 B_{12} 和多肽类药物，以及三聚氰胺、苏丹红、胭脂红等，已广泛应用于药品、食品添加剂、生物制药和化妆品等领域中，促进了医药、食品、生物化工等行业快速发展。

有机化合物对人类的生命、生活、生产有极重要的意义，地球上所有的生命体中都含有大量有机化合物。人们对有机化合物和有机化学的认识是逐步深化的，自从近代化学奠基人拉瓦锡和李比希创立有机化合物分析方法之后，19 世纪初人们发现所有的有机化合物均含有碳元素，葛美林凯库勒认为碳是有机化合物的基本元素，有机化合物被定义为含碳的化合物。

一、有机化合物和有机化学

有机化合物简称有机物，从组成上来看，有机化合物除含有碳元素外，绝大多数含有氢元素，有些还含有卤素、氧、氮、硫和磷等元素，按照现代的观点，有机化合物是指碳氢化合物及其衍生物。二氧化碳、碳酸、碳酸盐等化合物虽然组成上是含碳元素化合物，但是它们与典型的无机化合物性质相似，不在有机化合物之列。

有机化学是研究有机化合物的组成、来源、制备、结构、性质和有机化合物相互之间变化规律及其应用的一门学科。有机化学是化学学科的一个分支，它的研究对象是有机化合物，有机化合物的组成影响结构，进一步决定其特性，有机化合物的变化规律主要表现为官能团的反应性能（构效关系），为我们学习药物的结构与性质的关系（药效关系）奠定基础。

二、有机化合物的结构

(一)有机化合物的一般研究方法

迄今人类已知的有机化合物近数千万种,绝大多数为人工合成。通过合成方法得到一个新的有机化合物,首先要将它分离纯化,保证达到应有的纯度,利用分离提纯方法如萃取、蒸馏、重结晶、升华、层析法以及离子交换法等得到纯净的有机化合物。其次对其纯度进行检验,有机化合物有固定的物理常数如熔点、沸点、相对密度、旋光度和折射率等,测定有机化合物的物理常数可检验其纯度,纯的化合物的熔点距很小。然后对其组成元素进行定性和定量分析,找出分子中存在原子的种类以及各种原子的相对数目,确定实验式,利用核磁共振谱(NMR)、质谱(MS)等现代物理分析方法确定各种原子的实际数目,测定相对分子质量得出分子式;根据红外光谱(IR)、紫外光谱(UV)、X射线衍射法(XRD)等确定结构。

(二)有机化合物的结构

1857年凯库勒和古柏尔在前人科学实践的基础上,建立了经典的有机化学结构理论,提出了有机化合物结构式的书写原则:①有机化合物分子中碳原子都是四价;②碳原子之间相互结合,以单键、双键或三键连接成碳链或环状化合物。结构式(又称构造式)是指有机化合物分子结构在平面上的投影式,是表示有机化合物的化学式,结构式一般采用简易表达式(即结构简式)表示(见表1-1)。

表1-1 一些有机化合物的结构式

名称	凯库勒结构式	结构简式	名称	凯库勒结构式	结构简式
乙烷		CH_3CH_3	环己烷		
乙烯		$CH_2=CH_2$			
乙炔		$CH\equiv CH$	苯		
氯乙烷		CH_3CH_2Cl			

1861年布特列洛夫提出了分子结构的观点,所谓分子结构是指分子中各原子以一定化学力按照一定次序结合,原子的种类、数目、结合顺序和排列方式不同,分子的性质也不同,而分子结构又是从其性质推导出来的,分子中各原子之间存在着相互影响。凯库勒的结构式并不能真实反映有机化合物分子的空间结构,1874年,范特霍夫和勒贝尔分别提出碳四面体构型学说,建立了碳原子的立体概念,认为甲烷是正四面体结构,碳原子位于四面体的中心,4个相同的共价键伸向以碳原子为中心的四面体的4个顶点,各键之间的夹角均为109.5°(见图1-1)。现代物理分析方法如X射线衍射法能准确测出碳原子的立体结构,实验已经证明有机化合物分子结构理论预测的正确性。

20 世纪 30 年代鲍林提出了杂化轨道理论，他认为有机化合物分子中碳原子之间形成共价键的过程可分为激发、杂化和重叠 3 个步骤。基态碳原子在成键时不但可以变成激发态，而且能量相近的原子轨道可以重新组合形成杂化态，碳原子通常以不同的杂化形式进行，例如，甲烷中的碳原子为 sp^3 杂化，4 个 sp^3 杂化轨道为正四面体构型，碳原子 sp^3 杂化轨道与 4 个氢原子 s 轨道形成 4 个 C—H 键，这与路易斯（1916 年）提出的现代共价键理论的观点，有机化合物分子中碳原子为四价及甲烷是正四面体的立体结构相吻合（见图 1-2）。

(a) 凯库勒结构式　　　　　(b) 正四面体结构

(c) 球棒模型　　　(d) 比例模型(黑白色球分别代表C、H)

图 1-1　甲烷分子的结构

图 1-2　甲烷的 sp^3 杂化轨道及构型

💡 **课堂互动**

请试着用球、棒拼出丙烷、丙烯和丙炔的立体模型，你能说出它们的立体结构、结构式和结构简式吗？

（三）有机化合物的共价键属性

在物质结构中，我们已对分子结构有了粗浅认识，有机化合物分子中碳及其他非金属原子之间是以共价键结合，键长、键角、键能、分子的偶极矩是共价键的基本属性，键的极性或极化性也是共价键的重要参数，根据这些数据，对有机化合物的性质及其立体结构可以有进一步的了解。

1. 键长

键长是指以共价键结合的两个原子核中心之间的距离，单位为 nm。共价键的键长随原子半径变大而增长；相同原子的共价键的键长按单键、双键和三键顺序逐渐减短。例如，C—C、C＝C、C≡C 的键长分别为 0.154nm、0.134nm、0.120nm，依次递减。

2. 键能

键能是指由 A 和 B 原子（气态）结合生成 1molA—B 分子（气态）时所放出的能量，或 1molA—B 分子中共价键断裂成 A 和 B 原子时，需吸收的能量，其单位为 $J \cdot mol^{-1}$。例如，C—C、C＝C、C≡C 的键能分别为 $346J \cdot mol^{-1}$、$610J \cdot mol^{-1}$、$836J \cdot mol^{-1}$，依次递增。

键长和键能会影响分子化学反应的活性，一般情况下，共价键的键长愈长，键能愈小，键愈不牢固，表现在该有机化合物的化学性质上就愈活泼。例如，乙烷中 C—H 键的键长、键能分别为 0.109nm、$414.4J \cdot mol^{-1}$，氯乙烷中 C—Cl 键的键长、键能分别为 0.177nm、339.1J・

mol^{-1}，可以看出，C—Cl 键比 C—H 键容易断裂，氯乙烷比乙烷容易发生取代反应。

3. 键角

键角是指 2 个共价键之间的夹角，键角是决定有机化合物分子空间构型的主要因素，是有机化合物产生某些化学特性的原因。键角的大小与成键原子的杂化状态及分子中其他原子有关，如甲烷∠HCH=109.5°、三甲胺∠CNC=108°。

甲烷　　　　　三甲胺

4. 共价键的极性、极化性

共价键的极性、极化性和分子的极性与有机化合物的反应性能密切相关，在决定有机化合物的性质方面，也起着重要的作用。

（1）**键的极性**　共价键分为非极性共价键（如 C—C 键）和极性共价键（如 C—H 键、C—Cl 键）两种。由于成键原子的电负性不同，吸引电子能力也就不同，常用符号 δ^+ 表示电负性小的原子电子云密度较低，带部分正电荷；δ^- 表示电负性大的原子电子云密度较高，带部分负电荷。例如，$\overset{\delta^+}{H_3C}\longrightarrow\overset{\delta^-}{Cl}$ 这种共价键有极性。键的极性大小通常以偶极矩来度量，单位为库仑·米（C·m），偶极矩是用来衡量键极性的物理量，为一矢量，有方向性，通常规定用"$\longmapsto$"表示，方向指向键的负电荷一端。双原子分子的偶极矩就是键的偶极矩，多原子分子的偶极矩是所有共价键的偶极矩的向量之和。例如，乙炔、甲烷、四氯化碳为非极性分子，偶极矩向量和为零，氯甲烷为极性分子偶极矩向量和不为零。

$\mu=0$　　　　$\mu=0$　　　　$\mu=6.24\times10^{-30}C\cdot m$
乙炔　　　　　甲烷　　　　　氯甲烷

（2）**键的极化性**　共价键的极性受到外加电场的影响而发生变化称为键的极化性，键的极化性用键的极化度度量，成键原子的体积越大，电负性越小，键的极化度就越大。

三、有机化合物的特性

由于有机化合物的分子结构千差万别，组成和结构的差异决定它们的性质存在着某些不同之处。但是有机化合物是碳的化合物，原子之间的化学键主要都是共价键，决定了有机化合物有其共性，与无机化合物比较，绝大多数有机化合物的理化性质和结构有以下特性（表 1-2）。

应该指出的是，有机化学反应是在分子结构水平上进行的，反应主要发生在分子结构中的某一部位的活性基团上，分子碰撞发生反应概率小，而且过程复杂，反应速率比较慢，往往需要加热或光照、催化剂等条件以加快反应。同时，有机化合物普遍存在同分异构现象，它是造成有机化合物种类繁多、数目庞大、性质差异的主要原因。例如，分子式为 C_2H_6O 代表 2 个有机化合物，一个是液体乙醇（CH_3CH_2OH），是酒精饮料中的"兴奋物"；另一个是气体甲醚（CH_3OCH_3），是麻醉剂。它们的分子组成（分子式）相同，但分子中各原子的排列次序不同，性质的差别也比较大。这种分子组成相同而各原子排列次序（结构式）不同的化合物，彼此互称同分异构体，这种现象称为同分异构现象。

$$H-\overset{\overset{\displaystyle H}{|}}{\underset{\underset{\displaystyle H}{|}}{C}}-\overset{\overset{\displaystyle H}{|}}{\underset{\underset{\displaystyle H}{|}}{C}}-O-H \qquad H-\overset{\overset{\displaystyle H}{|}}{\underset{\underset{\displaystyle H}{|}}{C}}-O-\overset{\overset{\displaystyle H}{|}}{\underset{\underset{\displaystyle H}{|}}{C}}-H$$

乙醇,沸点78.4℃　　　　　　　二甲醚,沸点-24.5℃

表 1-2 有机化合物和无机化合物的特性比较

特 性	有机化合物	无机化合物
可燃性	容易燃烧。例如,汽油、酒精、胶水等,燃烧产物是二氧化碳和水,可用于区别有机化合物与无机化合物	不易燃烧。例如,食盐、铁丝
耐热性	熔点、沸点较低,受热不稳定容易分解或被氧化。有机化合物的熔点一般小于300℃,例如,肉桂酸的熔点为133℃	熔点、沸点较高,受热稳定
溶解性	难溶于水,易溶于有机溶剂。除少数例外,大多数不溶于水,易溶于苯、酒精、乙醚、丙酮等有机溶剂	易溶于水,难溶于有机溶剂
反应特点	反应复杂,反应速率比较慢,常伴随有副反应的发生。往往生成主要产物和副产物的混合物,反应不完全,产率不高	反应速率快、完全,产率高
结构特点	结构复杂,常普遍存在同分异构现象	不存在同分异构现象

四、有机化合物的反应性能

有机化学反应过程复杂,但都是按照一定反应规律,以某一反应类型进行的。

1. 有机化学反应类型

（1）取代反应　在一定条件下,有机化合物分子中的原子或原子团被其他原子或原子团取代的反应称为取代反应。例如,甲烷在光照下与氯发生卤代反应得到三氯甲烷（氯仿）。

$$CH_4 + 3Cl_2 \xrightarrow{\text{光照}} CHCl_3 + 3HCl$$
$$\text{三氯甲烷(氯仿)}$$

（2）加成反应　有机化合物分子中的 π 键断裂,形成两个新的 σ 键的反应称为加成反应。例如,丙烯与溴的四氯化碳溶液发生加成反应得到1,2-二溴丙烷。

$$CH_3CH{=}CH_2 + Br_2 \xrightarrow{CCl_4} CH_3\underset{\underset{\displaystyle Br}{|}}{CH}\underset{\underset{\displaystyle Br}{|}}{CH_2}$$
$$\text{丙烯} \qquad\qquad\qquad \text{1,2-二溴丙烷}$$

（3）消除反应　在一定条件下,有机化合物分子内脱去小分子化合物（如卤化氢、水或醇等）,生成不饱和化合物的反应称为消除反应。例如,1-丁醇在硫酸催化下发生脱水反应得到1-丁烯。

$$CH_3CH_2CH_2\underset{\underset{\displaystyle OH}{|}}{CH_2} \xrightarrow[\triangle]{H_2SO_4} CH_2CH_2CH{=}CH_2 + H_2O$$
$$\text{1-丁醇} \qquad\qquad\qquad \text{1-丁烯}$$

（4）氧化反应　有机化合物加氧或去氢的反应称为氧化反应。例如,异丙醇被酸性重铬酸钾溶液氧化生成丙酮。

$$CH_3\underset{\underset{\displaystyle OH}{|}}{CH}CH_3 \xrightarrow[H^+]{K_2Cr_2O_7} CH_3COCH_3$$
$$\text{异丙醇} \qquad\qquad \text{丙酮}$$

（5）还原反应　有机化合物加氢或去氧的反应称为还原反应。例如,乙醛在 Pt、Ni、Pd 等催化下与氢气的加成反应生成乙醇。

$$CH_3-\overset{\overset{\displaystyle O}{\|}}{C}-H + H_2 \xrightarrow[\text{高温}]{Ni} CH_3CH_2OH$$
$$\text{乙醛}$$

2. 共价键的断裂

进行化学反应时，有机化合物或无机试剂中的共价键首先必须发生断裂，再形成新的化学键，从而得到新的化合物。共价键的断裂有两种方式：均裂和异裂。

（1）均裂　是指成键的一对电子断裂平均分给两个原子或原子团，生成带单电子的原子或原子团，称为游离基（或自由基）。

$$A:B \longrightarrow A\cdot + B\cdot$$
$$自由基$$

（2）异裂　是指成键的一对电子断裂后保留在电负性较大的原子或原子团的一方，此方为带负离子，另一方为带正离子。

$$A:B \longrightarrow A^+ + :B^-$$
$$正离子\ 负离子$$

3. 反应机理

反应机理又称反应历程，是指化学反应所经历的途径或过程。大多数有机化学反应都有明确的反应机理，按照反应机理不同，可分为自由基反应和离子型反应。经过均裂方式生成自由基的反应，称为自由基反应（或游离基反应），例如，甲烷的取代反应属于自由基反应。经异裂方式形成正、负离子所进行的化学反应称离子型反应，离子型反应可分为亲电性和亲核性；亲电性反应又分为亲电取代如苯环的取代反应和亲电加成如烯烃与卤素的加成反应；亲核性反应又分为亲核取代如卤代烷的取代反应和亲核加成如醛、酮的加成反应，这些反应机理将在以后有关章节加以详细讨论。

五、有机化合物的分类

有机化合物一般根据碳架和官能团进行分类。

（一）按碳架分类

根据分子中碳原子的结合方式（碳架）不同，分为三大类。

1. 链状化合物

碳原子之间相互结合连接成链状化合物，由于它们最初是在油脂中发现的，所以又称脂肪族化合物。例如：

$$CH_3CH_2CH_3 \qquad CH_3CH_2Br$$
$$丙烷 \qquad\qquad 溴乙烷$$

2. 碳环化合物

由头尾的碳原子相互连接成环状化合物，它们分子中含有完全由碳原子组成的碳环，根据碳环的结构特点又分为两类。

（1）脂环族化合物　它们的性质与脂肪族化合物相似，又称脂环族化合物。例如：

环丁烷　　环戊烷　　环己醇

（2）芳香族化合物　大多数含有苯环，是一类具有特殊性质的化合物。例如：

苯　　　　苯酚

3. 杂环化合物

组成环的原子除碳原子外，还含有氮、氧、硫等杂原子的化合物。例如：

呋喃　　　　吡咯　　　　吡啶

（二）按官能团分类

官能团又称功能基团，是指决定有机化合物化学性质的原子或原子团，例如，—X（卤原子）、—OH（羟基）、—COOH（羧基）等。按照所含的官能团，有机化合物可以分为烃、卤代烃、醇、酚、醚、醛、酮、羧酸等，有机化学反应主要发生在官能团上，含有相同官能团的化合物，它们的化学性质相似。本教材主要按官能团分类体系来讨论各类化合物，一些常见的官能团及有机化合物的类别如表 1-3 所示。

表 1-3　一些常见的官能团及有机化合物的类别

官能团	官能团名称	有机化合物	实例	
$\diagdown$C$=$C$\diagup$	碳碳双键	烯烃	$CH_3CH=CH_2$	丙烯
—C$\equiv$C—	碳碳三键	炔烃	$CH_3C\equiv CH$	丙炔
—X	卤原子	卤代烃	CH_3CH_2Cl	氯乙烷
—OH	醇羟基	醇	CH_3CH_2OH	乙醇
	酚羟基	酚	C_6H_5OH	苯酚
—C—O—C—	醚键	醚	$C_2H_5OC_2H_5$	乙醚
$\overset{O}{\underset{\parallel}{}}$—C—H	醛基	醛	CH_3CHO	乙醛
$\overset{O}{\underset{\parallel}{}}$—C—	酮基	酮	CH_3COCH_3	丙酮
—COOH	羧基	羧酸	CH_3COOH	乙酸
—NO$_2$	硝基	硝基化合物	$C_6H_5NO_2$	硝基苯
—NH$_2$	氨基	胺	$C_6H_5NH_2$	苯胺

阅读与提高

有机化学与药学

有机化学是药学及药品类专业中的一门重要基础课程，它与药物化学、天然药物化学、生物化学、药理学、药物质量检验技术和药物制剂技术等专业课程密不可分，无论是药物的合成、精制、理化常数的测定以及药物的定性定量分析，还是药物剂型的制备等都需要具备扎实的有机化学知识。学习有机化合物基础知识和技能，掌握有机化合物的构效关系，以便能更好地理解药物的药效关系，进一步为药品的生产、营销、质量控制与检验和药物的储存与养护等实际工作奠定基础。

有机化学是药物化学的重要基础，药物的合成以及药物的改性都离不开有机化学。19世纪有机化学工业的迅速发展，相继合成了一些药物，1847 年意大利化学家索布雷洛合成了硝酸甘油，具有扩张血管作用，迅速而短暂，常制成 $600\mu g$ 硝酸甘油片剂，舌下给药，治疗冠状动脉狭窄引起的心绞痛，至今仍在使用。1895 年德国化学家由苯酚合成了水杨酸，进而制成了乙酰水杨酸——阿司匹林，是一种历史悠久的解热镇痛药，通常使用是它的复方

APC，以增强它的解热镇痛药效。1928 年英国细菌学家弗莱明首先发现了世界上第一种抗生素——青霉素，对青霉素的分离纯化、化学结构和性质进行了研究，并临床应用于治疗葡萄球菌、链球菌和白喉杆菌等人类全身性的传染病，弗莱明与弗洛里、钱恩 3 位科学家共同获得 1945 年诺贝尔生理学和医学奖。青霉素的发现引发了医学界寻找抗生素新药的高潮，人类进入了合成新药的时代。由于天然青霉素过敏反应较大，人们对青霉素进行化学改造，得到了一些有效的半合成青霉素——青霉素 G（苄青霉素，第一代）、氨苄青霉素（第二代），发展到如今已合成了过敏反应小、疗效强的第三代抗生素新药——羟氨苄青霉素（阿莫西林）。药物的构效关系也是药物化学中的一项重要内容，如前所述，吗啡是一种镇痛药，它属于异喹啉类生物碱，常制成吗啡盐酸盐，天然品为左旋体。吗啡含有酚羟基，与氯化铁作用而显蓝色；酚羟基、苯环上烷氧基使芳环活化，导致吗啡易被氧化变质；C-2位与对氨基苯磺酸的重氮盐发生偶联反应，生成偶氮化合物呈黄色。这些都与有机化学知识有着密切的联系，吗啡的性质涉及有机化合物的多种官能团，熟悉这些官能团的特性学习药物的理化性质就驾轻就熟，以及能正确合理使用药物，为人类健康服务。

大多数的天然药物也属于有机化合物，天然药物有效成分的分离提取、鉴定也需要有机化学知识，其中一些水溶性较大的物质可用水作溶剂将其浸出，而水溶性较小的物质可利用其酸性或碱性将其与碱或酸成盐而增大其水溶性，或利用酸及有机溶剂（药用酒精）溶解（如生物碱类物质），再用碱沉淀，进一步萃取、蒸馏除去有机溶剂。利用有机化合物各类官能团的特性，也可以对天然药物结构进行鉴定，或对其进行定性和定量分析。

有机化学对药理学也起到非常重要的作用。例如，脂溶性维生素，具有较好的脂（油）溶性，易形成肝肠循环，难被排出体外，过量服用易造成中毒反应；而水溶性维生素则易随尿液等排泄物被排出体外，不易形成肝肠循环；根据药物理化性质可以更好地理解药物配伍禁忌，例如，氢氧化铝与四环素类药物不能合用，因为两者会形成配合物而导致药效的消失。此外，生物化学中涉及的糖、蛋白质、氨基酸、核酸等特殊的生物有机化合物，学习有机化学可以更好地理解物质的理化性质和生物活性。总而言之，有机化学是药物的合成、分离、精制和检验等实际工作的重要基础。

本章小结

❓ 目标检测

一、选择题

（一）单项选择题

1. 下列物质为极性分子的是（　　）。

A. CH_4　　　　　　B. CH_3Cl　　　　　　C. CCl_4　　　　　　D. C_2H_4

2. 下列不属于有机化合物的官能团的是（　　）。

A. 甲基　　　　　　B. 羧基　　　　　　C. 羟基　　　　　　D. 卤原子

3. 各种元素原子数目最简单整数比的式子表示化合物的（　　）。

A. 结构式　　　　　　B. 分子式　　　　　　C. 实验式　　　　　　D. 结构简式

（二）多项选择题

1. 下列属于有机化合物特性的是（　　）。

A. 易燃烧　　　　　　B. 熔点低　　　　　　C. 难溶于水

D. 反应速率慢　　　　E. 存在同分异构现象

2. 影响有机化合物活性的主要因素是（　　）。

A. 色散力　　　　　　B. 氢键　　　　　　C. 键长

D. 键能　　　　　　E. 键的极性

二、简答题

1. 乙醇与甲醚的分子式相同，为什么室温下乙醇的沸点比甲醚要高？

2. 指出下列化合物的官能团，它们各属于哪一类有机化合物？

(1) CH_3CH_2Br　　　　　(2) 　　　　　(3)

(4) $CH_3CH_2OCH_2CH_3$　　(5) 　　　(6)

(7) 　　　　(8)

（陈任宏）

饱和烃

知识目标

1. 掌握烷烃和环烷烃的通式，烷烃、简单环烷烃的普通命名法和系统命名法；烷烃、大环环烷烃的卤代反应，小环环烷烃的开环加成反应。
2. 熟悉烷烃分子中碳原子sp^3杂化的特点，结构与理化性质的关系；碳原子和氢原子的类型；环烷烃的稳定性。
3. 了解烷烃和环烷烃分类，同分异构现象；烷烃的卤代反应机理；环己烷的优势构象。

能力目标

1. 熟练应用烷烃和环烷烃的系统命名法能说出名称，学会识别烷烃分子中碳原子和氢原子的类型。
2. 能根据烷烃的结构、σ键的特征，理解烷烃的结构与反应性能的关系。

烃是指仅由碳和氢两种元素组成的有机化合物，也称碳氢化合物。烃是有机化合物的母体，其他各类有机化合物可看作烃的衍生物。根据碳原子连接方式的不同，烃可分为饱和烃及不饱和烃两类。烷烃和环烷烃是饱和烃，前者属于链烃，后者则为环烃，它们的分子中碳原子彼此之间以单键相连接；烯烃、环烯烃及炔烃、环炔烃属于不饱和烃，分子中含有双键或三键，本章主要介绍饱和烃。

✍ 有机化学与药学

饱和烃广泛存在于自然界的石油和动植物体中。例如，液体石蜡及凡士林都是烷烃的混合物，医药上，液体石蜡常用作缓泻剂，凡士林可用作各种软膏的基质。许多药物如广谱抗吸虫药吡喹酮，以及广谱抗菌药环丙沙星等分子中也含有环烷烃的结构。

吡喹酮

环丙沙星

第一节
烷烃

一、烷烃的通式、同系列和同系物

饱和烃是指烃分子中碳原子之间以单键相连接，其余的价键均与氢原子结合。开链的饱和烃又称为烷烃。烷烃分子中，碳原子数与氢原子数的比例达到了最高值。一些简单烷烃的结构式，见表 2-1。

表 2-1　一些简单烷烃的结构式

结构式	结构简式	分子式	名称
$H-\overset{\displaystyle H}{\underset{\displaystyle H}{C}}-H$	CH_4	CH_4	甲烷
$H-\overset{\displaystyle H}{\underset{\displaystyle H}{C}}-\overset{\displaystyle H}{\underset{\displaystyle H}{C}}-H$	CH_3CH_3	C_2H_6	乙烷
$H-\overset{\displaystyle H}{\underset{\displaystyle H}{C}}-\overset{\displaystyle H}{\underset{\displaystyle H}{C}}-\overset{\displaystyle H}{\underset{\displaystyle H}{C}}-H$	$CH_3CH_2CH_3$	C_3H_8	丙烷
$H-\overset{\displaystyle H}{\underset{\displaystyle H}{C}}-\overset{\displaystyle H}{\underset{\displaystyle H}{C}}-\overset{\displaystyle H}{\underset{\displaystyle H}{C}}-\overset{\displaystyle H}{\underset{\displaystyle H}{C}}-H$	$CH_3CH_2CH_2CH_3$	C_4H_{10}	丁烷
$H-\overset{\displaystyle H}{\underset{\displaystyle H}{C}}-\overset{\displaystyle H}{\underset{\displaystyle H}{C}}-\overset{\displaystyle H}{\underset{\displaystyle H}{C}}-\overset{\displaystyle H}{\underset{\displaystyle H}{C}}-\overset{\displaystyle H}{\underset{\displaystyle H}{C}}-H$	$CH_3CH_2CH_2CH_2CH_3$	C_5H_{12}	戊烷

从表 2-1 中可以看出，甲烷是最简单的烷烃，分子式为 CH_4，依次为乙烷、丙烷、丁烷和戊烷等，它们的分子式分别为 C_2H_6、C_3H_8、C_4H_{10} 和 C_5H_{12}，相邻的烷烃分子中，每增加 1 个碳原子，就相应增加 2 个氢原子，如果烷烃分子中碳原子数为 n 个，则氢原子数一定为 $2n+2$ 个，因此，烷烃的通式表示为 C_nH_{2n+2}（$n \geqslant 1$）。

上述一系列的烷烃通式相同，结构相似，组成上相差 1 个或若干个 CH_2 的化合物称为同系列，CH_2 称为同系差。同系列中的各化合物之间互称为同系物，同系列中同系物之间由于结构相似，所以一般具有相似的物理性质和化学性质。因此，在学习有机化合物时，只需了解同系列中典型的、具有代表性的化合物，便可推知其他化合物的一般性质。同时，还要注意到各化合物间存在着结构的差异而呈现的特性。

二、烷烃的结构

碳原子核最外层有 4 个电子，其电子排布式为 $2s^2 2p_x^1 2p_y^1$，按照经典价键理论，碳原子只能形成两个共价键，键角应为 90°，与现代物理方法的研究结果不符。实验证明，甲烷的分子式为 CH_4，碳原子为四价，分子结构是正四面体构型，碳原子处于正四面体的中心，与之相连的 4 个氢原子位于正四面体的 4 个顶点，4 个碳氢键的键长及键能完全相等，所有键角均为 109.5°，见图 2-1(a)，甲烷的正四面体构型可用分子模型表示，见图 2-1(b) 和图 2-1(c)。

(a) 甲烷的正四面体结构

(b) 球棍模型

(c) 比例模型

图 2-1　甲烷分子的结构

阅读与提高

碳原子的 sp^3 杂化

烷烃分子中碳原子并不是以 2 个 2p 轨道成键，而是以 sp^3 杂化轨道成键。20 世纪 30 年代诺贝尔奖获得者鲍林提出了杂化轨道理论，对此做了很好的解释，鲍林等认为，碳原子的 1 个 2s 轨道和 3 个 2p 轨道通过 sp^3 杂化形成 4 个具有相同能量的 sp^3 杂化轨道，其杂化过程可表示如下：

碳原子在成键时，2s 轨道上的 1 个电子吸收能量跃迁到 $2p_z$ 空轨道上，形成电子排布为 $2s^1 2p_x^1 2p_y^1 2p_z^1$ 的激发态。激发态很不稳定，1 个 2s 轨道和 3 个 2p 轨道重新组合，形成 4 个具有相同能量与方向的"新"轨道，这个过程称为 sp^3 杂化，这 4 个能量完全相同的"新"轨道称为 sp^3 杂化轨道，它们对称分布在碳原子核周围，任意 2 个相邻轨道的对称轴之间的夹角为 109.5°，由正四面体的中心分别伸向 4 个顶点，为四面体形状，见图 2-2。

甲烷分子中碳原子的 4 个 sp^3 杂化轨道，分别与 1 个氢原子的 1s 轨道沿对称轴方向"头碰头"从正面达到了最大程度的重叠，形成 4 个等同的 C—H σ 键，它们之间的夹角为 109.5°，所以甲烷分子具有正四面体构型，氢原子之间距离最远，相互斥力最小，因而体系最稳定，见图

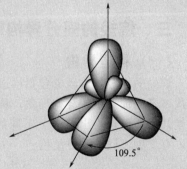

图 2-2　碳原子的 4 个 sp^3 杂化轨道

2-3(a)。其他如乙烷分子每个碳原子除形成 3 个 C—H σ 键外，sp^3 杂化轨道之间重叠还形成 1 个 C—C σ 键，见图 2-3(b) 和图 2-3(c)。

sp^3 的碳原子基本保持 109.5° 的键角，所以烷烃分子碳链不是呈直线形排列的，而是曲折地排布在空间，一般呈锯齿形排列。例如，戊烷的结构式可书写为 $H_3C\begin{smallmatrix}CH_2CH_2\\CH_2CH_3\end{smallmatrix}$，若用

键线式表示其结构，则为 ⌇。结构中的每一个拐点即表示一个碳原子，与碳原子相连的所有氢原子则全部省略。sp^3 杂化轨道含有 1/4s 轨道和 3/4p 轨道的成分，所以其形状既不同于 s 轨道的球形对称，也不同于 p 的纺锤形对称，而是一头大、一头小的轴对称形状，且有方向性，见图2-4。这样可增加碳原子与其他原子成键的能力，使轨道成键时重叠程度增大，形成的共价键更加牢固。

(a) 甲烷分子的形成　　　　　　　　(b) 乙烷分子的形成

(c) 烷烃分子中C—Hσ键、C—Cσ键的形成

图 2-3　烷烃分子中的 C—H 和 C—C σ 键

(a) s轨道　　　　　　(b) p轨道　　　　　　(c) sp^3杂化轨道

图 2-4　电子云的分布图

三、烷烃的同分异构现象

（一）构造异构

烷烃的同分异构现象包括构造异构和构象异构，分子式相同，分子中各原子的连接方式和次序不同而产生的异构现象，称为构造异构。在烷烃分子中，除甲烷、乙烷、丙烷外，从丁烷开始，可以写出若干个不同的结构式。例如，丁烷分子中碳原子有 2 种不同的连接方式，有 2 种不同的碳链结构。

$$CH_3CH_2CH_2CH_3 \qquad\qquad CH_3CHCH_3$$
$$\qquad\qquad\qquad\qquad CH_3$$

像丁烷分子具有相同的分子式，由于碳链结构不同而产生的构造异构现象，称为碳链异构。例如，戊烷有 3 种同分异构体。

$$CH_3CH_2CH_2CH_3 \qquad CH_3CHCH_2CH_3 \qquad H_3C-\overset{\displaystyle CH_3}{\underset{\displaystyle CH_3}{C}}-CH_3$$
$$\qquad\qquad\qquad CH_3$$

烷烃分子中，随着碳原子数的增多，碳原子的连接方式更加繁杂，同分异构体的数目也随之急剧增加（见表 2-2）。

表 2-2　其他烷烃的同分异构体

分子式	异构体数目	分子式	异构体数目
C_6H_{14}	5	$C_{10}H_{22}$	75
C_7H_{16}	9	$C_{11}H_{24}$	159
C_9H_{20}	35	$C_{20}H_{42}$	366319

从烷烃的异构体中可以发现，碳原子在碳链中所处的位置不尽相同，它们所连接的碳原子和氢原子的数目也不相同。据此，可以把碳原子分为 4 类：只与 1 个碳原子直接相连的碳原子称为一级（伯或 1°）碳原子；与 2 个碳原子直接相连的碳原子称为二级（仲或 2°）碳原子；与 3 个碳原子直接相连的碳原子称为三级（叔或 3°）碳原子；与 4 个碳原子直接相连的碳原子称为四级（季或 4°）碳原子。例如：

$$
\begin{array}{c}
\overset{\displaystyle CH_3}{|}\ \overset{\displaystyle CH_3}{|} \\
\overset{1°}{CH_3}\!-\!\overset{2°}{CH_2}\!-\!\overset{3°}{CH}\!-\!\overset{4°}{C}\!-\!\overset{1°}{CH_3} \\
\underset{\displaystyle CH_3}{|}
\end{array}
$$

氢原子有 3 种类型：与伯、仲、叔碳原子直接相连的氢原子分别称为伯（1°）、仲（2°）、叔（3°）氢原子。受碳原子及其他原子的影响，它们在反应活性上会表现出一定的差异。

课堂互动

1. 试着写出己烷的所有同分异构体。
2. 请找出下列化合物中的 1°、2°、3° 氢原子。

(1)　$\underset{\displaystyle CH_3}{\overset{\displaystyle CH_3}{H_3C\!-\!\overset{|}{\underset{|}{C}}\!-\!CH_3}}$　　(2)　$\underset{\displaystyle CH_3}{\overset{\displaystyle CH_3}{CH_3CHCHCH_2CH_3}}$

（二）构象异构

烷烃分子中的 σ 键，其特点之一就是成键的原子之间可沿键轴任意旋转。当围绕烷烃分子中的 C—C σ 键旋转时，分子中的氢原子或烷基在空间的排列方式即分子的立体形象不断地变化。这种由于围绕 C—C σ 键的键轴旋转所产生的各种分子立体形象称为构象。由此产生的异构体称为构象异构体，属于立体异构体的一种。构象异构体之间的区别只是原子或原子团在三维空间的相对位置或排列方式不同。

1. 乙烷的构象

乙烷分子中，由于 C—C σ 键的旋转，可以产生无数个构象异构体。其中交叉式构象和重叠式构象是乙烷的两种典型构象，常用锯架式和纽曼投影式来表示，见图 2-5。

在乙烷分子的交叉式构象中，两个碳原子上的氢原子间夹角为 60°，距离最远，因此相互间排斥力最小，能量最低，分子最稳定，这种构象称为乙烷的优势构象。而重叠式构象中，2 个碳原子上的氢原子距离最近，排斥力最大，能量最高，分子最不稳定。乙烷分子的重叠式和交叉式构象间的能量差为 12.6kJ·mol^{-1}，室温下，乙烷分子间相互碰撞产生的能量已超过此能量差，足以使 C—C σ 键自由旋转，各种构象间在不断地迅速地相互转化，不可能分离出单一构象的乙烷分子。因此室温下的乙烷分子是各种构象的动态平衡混合体系，

图 2-5　乙烷的典型构象

达到平衡时，交叉式构象（优势构象）所占比例较大。只有在接近绝对零度的低温时才可能得到单一的乙烷交叉式稳定构象。

2. 丁烷的构象

丁烷分子中，有 3 个 C—Cσ 键，围绕键轴旋转可以产生无数个构象异构体。因为丁烷的 C-2 和 C-3 上都连有一个体积比氢原子大的甲基，这两个甲基在空间的排列方式对分子的能量有较大的影响，故这里主要讨论围绕 C-2 和 C-3 之间的 σ 键旋转时，所得到的 4 种典型构象。即对位交叉式、邻位交叉式、部分重叠式及全重叠式，见图 2-6。

(a) 对位交叉式　　(b) 邻位交叉式　　(c) 部分重叠式　　(d) 全重叠式

图 2-6　丁烷的典型构象

在这 4 种典型构象中，对位交叉式因 2 个体积最大的甲基相距最远，排斥力最小，因此能量最低，分子最稳定，为优势构象；其次是邻位交叉式，能量较低，较稳定；部分重叠式能量较高，较不稳定；而全重叠式因 2 个体积最大的甲基相距最近，排斥力最大，能量最高，分子最不稳定。因此 4 种典型构象的稳定性次序为：对位交叉式＞邻位交叉式＞部分重叠式＞全重叠式。与乙烷相似，丁烷分子也是许多构象异构体的动态平衡混合体系，在室温下以对位交叉式构象（优势构象）为主。

> ### 知识链接
>
> ### 药物的构象异构对药效的影响
>
> 　　药物分子的不同构象异构体的生物活性是有差异的。药物与受体分子相互作用时，必须考虑药物分子的构象，药物与受体分子的作用是一种构象动态匹配过程，受体只能与药物分子多种构象中的一种结合，这种构象称为药效构象，即药物分子中与受体相应部位结合基团的空间排列，要完全适应受体的立体结构要求，才能产生药效。药效构象未必是能量最低的优势构象。
>
> 　　抗震颤麻痹药多巴胺存在多种构象，通过量子化学计算和核磁共振测定证明，只有以反式构象存在时才有作用。反式构象由于儿茶酚基的旋转，可以得到反式 α-偏转体和反式 β-偏转体，它的活性构象是反式 β-偏转体。

反式 α-偏转体　　　　　反式 β-偏转体

课堂互动

　　试着用球棍模型拼接组成戊烷的分子模型，围绕 C-2、C-3 σ 键旋转，观察构成戊烷分子不同的空间排列方式，找出其优势构象。

四、烷烃的命名

　　随着科学技术的发展，有机化合物种类繁多，数量庞大，正确而简便地对有机化合物进行命名尤其重要，通常采用普通命名法或系统命名法命名烷烃同系列。

（一）普通命名法

　　普通命名法只适用于结构比较简单的烷烃，规定普通命名法基本原则为：

　　（1）根据分子中碳原子总数称为"某烷"，碳原子总数在 10 或 10 个以下的分别用"十大天干"即甲、乙、丙、丁、戊、己、庚、辛、壬、癸表示；碳原子总数在 11 或 11 个以上的用中文数字十一、十二……表示。例如：

$CH_3CH_2CH_2CH_2CH_2CH_3$　　　　$CH_3(CH_2)_8CH_3$　　　　$CH_3(CH_2)_9CH_3$　　　　$CH_3(CH_2)_{18}CH_3$

　　己烷　　　　　　　　　癸烷　　　　　　十一烷　　　　　　二十烷

　　（2）为了区别烷烃的同分异构现象，常在烷烃名称前冠以汉字"正"、"异"、"新"表示其同分异构体。

　　① 烷烃分子为直链结构时，在烷烃名称前冠以"正"字，称为正某烷。例如：

$CH_3CH_2CH_2CH_2CH_3$　　　　$CH_3(CH_2)_{10}CH_3$

　　正戊烷　　　　　　　　正十二烷

　　② 烷烃分子的链端第二位碳原子上连有 1 个甲基时，在名称前冠以"异"字，称为异某烷，链端第二位碳原子上连有 2 个甲基时，在名称前冠以"新"字，称为新某烷，此外再无其他取代基的烷烃。例如：

异戊烷　　　　　　　新戊烷

　　随着碳原子数的增多，同分异构体数目也相应增加，烷烃的结构越复杂，此时普通命名法难以进行命名，可采用系统命名法来命名。

（二）系统命名法

　　系统命名法又称 IUPAC 命名法，是根据国际纯粹和应用化学联合会（International Union of Pure and Applied Chemistry）制定的，结合我国汉字的特点，经过中国化学会讨论通过而采用的一套命名方法。其命名原则如下。

1. 选主链

首先选择最长的连续碳链作为主链，根据主链上的碳原子数，命名为"某烷"。若有几条等长碳链时选择支链较多的为主链，将支链作为取代基，称为烷基。

$$\overline{CH_3CH_2CHCH_2CH_3}\ 主链$$
$$\underset{CH_3}{|}$$

$$主链\ \overline{CH_3CHCH_2CHCH_2CH_3}$$

所谓烷基（R—）是指烷烃（RH）分子去掉 1 个氢原子后剩余的基团，通式为 C_nH_{2n+1}—，常见的烷基见表 2-3。

表 2-3　一些常见的烷基

烷烃	烷基	烷基名称
CH_4	CH_3—（Me—）	甲基
CH_3CH_3	CH_3CH_2—或 C_2H_5—（Et—）	乙基
$CH_3CH_2CH_3$	$CH_3CH_2CH_2$—	正丙基
	CH_3CH— 或 $(CH_3)_2CH$— $\ \ \ \ \ \|$ $\ \ \ CH_3$	异丙基
$CH_3CH_2CH_2CH_3$	$CH_3CH_2CH_2CH_2$—	正丁基
CH_3CH—CH_3 $\ \ \ \|$ $\ \ CH_3$	CH_3CH_2CH— $\ \ \ \ \ \ \ \ \|$ $\ \ \ \ \ \ \ CH_3$	仲丁基
	CH_3CHCH_2— 或 $(CH_3)_2CHCH_2$— $\ \ \ \|$ $\ \ CH_3$	异丁基
	$\ \ \ \ \ CH_3$ $\ \ \ \ \ \|$ CH_3—C— 或 $(CH_3)_3C$— $\ \ \ \ \ \|$ $\ \ \ \ \ CH_3$	叔丁基

2. 编号

从距离取代基最近的一端开始，将主链碳原子用阿拉伯数字依次编号，使取代基编号的位次最小。如果两个不同取代基的位次相同，则应考虑对较小的取代基优先编号。例如：

$$\overset{1}{C}H_3\overset{2}{C}H_2\overset{3}{C}H\overset{4}{C}H_2\overset{5}{C}H_3$$
$$\underset{CH_3}{|}$$

$$\overset{\ \ \ \ \ \ \ \ \ \ \ \ CH_2CH_3}{\overset{6}{C}H_3\overset{5}{C}H_2\overset{4}{C}H\overset{3}{C}H\overset{2}{C}H_2\overset{1}{C}H_3}$$
$$\underset{CH_3}{|}$$

如果主链上有多个取代基，从两个方向分别给主链编号，得到两种表示取代基位置的数字，逐项比较两种编号中各取代基的不同位次，首先遇到的位次最小者为正确的编号顺序。例如：

$$\overset{\ \ \ \ \ \ \ \ \ \ \ \ \ \ \ \ \ \ \ CH_3}{\overset{1}{C}H_3\overset{2}{C}H\overset{3}{C}H_2\overset{4}{C}H_2\overset{5}{C}H\overset{6}{C}H CH_3}$$
$$\underset{6\ \ \ 5\ \ \ 4\ \ 3\ \ 2\ \ 1}{CH_3\ \ \ \ \ \ CH_3}$$

从左至右编号，取代基的位次为：2，4，5；从右至左编号，取代基的位次为：2，3，5。所以，正确的编号是从右向左。

3. 命名

以主链为母体，将取代基的名称写在母体名称的前面，并逐一标明取代基的位次，表示各位次的数字间用逗号隔开，取代基的位次与名称之间加半字线。若有几个相同的取代基，则要对其进行合并，在取代基名称前加上二、三、四等字样；若有几个不同的取代基，则按照取代基由小到大的顺序写在母体名称之前，常见烷基的大小顺序为：异丙基＞丙基＞乙基＞甲基。例如：

$$\overset{1}{C}H_3\overset{2}{C}H_2\overset{3}{C}H\overset{4}{C}H_2\overset{5}{C}H_3$$
$$\underset{CH_3}{|}$$

3-甲基戊烷

$$\overset{5}{C}H_3\overset{4}{C}H_2\overset{3}{C}—\overset{2}{C}—\overset{1}{C}H_3$$

2, 2, 3-三甲基戊烷

$$\overset{6}{C}H_3\overset{5}{C}H\overset{4}{C}H_2\overset{3}{C}H\overset{4}{C}H_2\overset{5}{C}H_3$$

2, 5-二甲基-3-乙基己烷

课堂互动

1. 尝试用系统命名法命名戊烷的所有同分异构体。
2. 你能用系统命名法命名下列化合物吗？

(1) $CH_3CH_2CHCH_2CH_3$ （支链 $CH_2CH_2CH_3$）

(2) $CH_3CH_2CHCHCH_3$ （支链 CH_3，$H_3C—C—CH_3$，CH_3）

(3) $CH_3CH_2CHCHCH_2CH_2CH_3$ （支链 CH_2CH_3，CH_3）

知识链接

烷烃的主要用途

甲烷大量存在于自然界中，石油、沼气、天然气以及深海底的"可燃冰"主要成分为甲烷，主要用作能源。甲烷得到的一氯甲烷、二氯甲烷、三氯甲烷（氯仿）和四氯甲烷（四氯化碳）都是重要的有机溶剂。

石蜡和凡士林是高级烷烃的混合物。石蜡分为液体石蜡和固体石蜡。液体石蜡无臭无味，性质稳定，不酸败，体内不易被吸收，可与多种药物配伍，医药上常用于肠道润滑的缓泻剂或滴鼻剂的溶剂，固体石蜡还可用于蜡疗、中成药的密封材料和药丸的包衣等；凡士林可用作各种软膏的基质。

五、烷烃的性质

（一）物理性质

有机化合物的物理性质通常是指物态、熔点、沸点、相对密度、溶解度和旋光度等，这些性质参数在有机化合物的鉴定、储存、分离和提纯等方面都是十分有用的。有机化合物的物理性质取决于它们的结构和分子间的作用力。

在烷烃系列中，物理常数随着相对分子质量的增减而有规律地变化，在室温下直链烷烃中，甲烷至丁烷是气体，戊烷开始是液体，十八烷以上是固体。直链烷烃的熔点，基本上是伴随相对分子质量的增大而呈锯齿形曲折上升的规律；沸点也随着相对分子质量的增大而升高，在同分异构体中，直链的比含支链的沸点高，支链越多，沸点越低。

烷烃的相对密度也随着碳原子数的增加而增大，但增加值很小，所有烷烃的相对密度都小于1，比水轻。烷烃是非极性或弱极性分子，不溶于水和其他极性溶剂，而溶解于非极性或弱极性的有机溶剂，如四氯化碳和苯等。

（二）化学性质

烷烃分子中的 C—C 键和 C—H 键都是比较牢固的 σ 键，键能高，不易极化，十分稳定。因此，烷烃是一类不活泼的有机化合物，在常温下，一般不与强酸、强碱和强氧化剂等物质发生反应。但是，烷烃的稳定性是相对的，在一定条件下，也能与一些试剂发生化学反应。

1. 卤代反应

有机化合物分子中的原子或原子团被其他原子或原子团取代的反应，称为取代反应。烷烃分子中的氢原子被卤原子取代的反应称为卤代反应。烷烃与卤素在高温或光照下发生卤代反应，卤素的相对反应活性是：$F_2 > Cl_2 > Br_2 > I_2$。由于氟的取代反应非常激烈，难以控制，而碘的反应却非常缓慢，因此卤代反应通常指氯代反应和溴代反应。例如，甲烷和氯气的混合物在常温和黑暗中几乎不发生反应，但在紫外光作用下或加热到250℃以上则可发生反应，甲烷中的4个氢原子可逐步被氯原子取代，生成一氯甲烷、二氯甲烷、三氯甲烷、四氯甲烷4种氯代烷的混合物。

$$CH_4 + Cl_2 \xrightarrow{\text{光照}} CH_3Cl + HCl$$

或

$$CH_4 \xrightarrow[\text{光照}]{Cl_2} CH_3Cl \xrightarrow[\text{光照}]{Cl_2} CH_2Cl_2 \xrightarrow[\text{光照}]{Cl_2} CHCl_3 \xrightarrow[\text{光照}]{Cl_2} CCl_4$$

　　　　　　　　一氯甲烷　　　二氯甲烷　　　三氯甲烷　　　四氯甲烷
　　　　　　　　　　　　　　　　　　　　　（氯仿）　　（四氯化碳）

上述产物中氯仿和四氯化碳都是良好的有机溶剂。但反应最终得到的是4种氯代烷的混合物。由于分离这些产物比较困难，通常不经分离就把混合物直接作为溶剂使用。

其他烷烃的卤代反应与甲烷相似，但随分子中碳原子数的增加，反应产物较复杂。对于同一烷烃，不同类型的氢原子被卤原子取代的难易程度不同，实验结果表明，不同氢原子被卤原子取代时，由易到难的次序是：$3°H > 2°H > 1°H$。

阅读与提高

烷烃的卤代反应机理

　　甲烷与氯气的卤代反应为自由基链锁反应，根据实验事实，可分为如下3个阶段进行。

　　(1) 链的引发　氯分子吸收来自光照或加热的能量，氯原子间的共价键发生均裂产生氯自由基，氯自由基具有较高的能量和较强的反应活性。反应一经引发，就像1个链锁，一环扣一环地连续进行下去，故称为链锁反应。它的反应实质是共价键均裂引起的自由基链锁反应。自由基的产生是链锁反应的第一阶段，称为链的引发。

$$Cl \vdots Cl \xrightarrow{\text{光照}} 2Cl \cdot$$

　　(2) 链的增长　氯自由基有强烈的配对电子倾向，非常活泼，它与甲烷分子碰撞，产生甲基自由基；甲基自由基同样非常活泼，可以进攻另一氯气分子，生成一氯甲烷和1个新的氯自由基，生成新的自由基是链增长的主要特征；新的氯自由基不但能夺取甲烷分子中的氢，也可以夺取氯甲烷分子中的氢，生成氯甲基自由基，氯甲基自由基与氯分子反应生成二氯甲烷；如此循环，可以得到三氯甲烷及四氯化碳。甲烷的氯代反应，每一步都会消耗1个自由基，同时又为下一步反应产生新的自由基，反应不断进行，周而复始。这是链锁反应的第二个阶段，称为链的增长。

$$Cl· + H—CH_3 \longrightarrow CH_3· + HCl$$
$$CH_3· + Cl—Cl \longrightarrow CH_3Cl + Cl·$$
$$Cl· + H—CH_2Cl \longrightarrow ·CH_2Cl + HCl$$
$$·CH_2Cl + Cl—Cl \longrightarrow CH_2Cl_2 + Cl·$$

（3）链的终止 随着反应的不断进行，甲烷被迅速消耗，甲烷分子浓度急剧下降，自由基的浓度不断上升，使自由基之间碰撞结合成分子的机会逐步增加，最后自由基大量减少直至消失，取代反应便逐渐终止，这是链锁反应的第三阶段，称为链的终止。

$$Cl· + ·CH_3 \longrightarrow CH_3Cl$$
$$Cl· + Cl· \longrightarrow Cl_2$$
$$·CH_3 + ·CH_3 \longrightarrow CH_3CH_3$$

链锁反应历经链的引发、链的增长和链的终止3个阶段，才能完成反应。烷烃的卤代反应一旦发生，就很难停留在某一步，必须连续不断进行下去，直至终结为止，所以卤代反应生成的产物为几种氯代烷的混合物。

2. 氧化反应

烷烃很容易燃烧，燃烧时发出光和大量的热，如果氧气充足，可完全氧化生成二氧化碳和水。

$$C_nH_{2n+2} + (3n+1)/2O_2 \xrightarrow{\text{点燃}} nCO_2 + (n+1)H_2O + 热量$$

汽油、柴油等燃料的主要成分是由不同碳原子数烷烃组成的混合物，燃烧时可以获得大量的热能，它们都是重要的燃料。

第二节
环 烷 烃

具有环状结构的碳氢化合物称为环烃。环烃包括脂肪烃和芳香烃两大类，脂环烃包括环烷烃、环烯烃、环炔烃和环二烯烃。环烷烃可看作是烷烃碳链首尾两端的两个碳原子互相连接而成。一般而言，环烷烃的性质与烷烃相似，也属于饱和烃。本节主要讨论环烷烃。

一、脂环烃的分类和命名

1. 脂环烃的分类

脂环烃按分子中有无不饱和键，可分为饱和脂环烃和不饱和脂环烃，饱和脂环烃即环烷烃，不饱和脂环烃又可分为环烯烃、环炔烃和环二烯烃。

按分子中碳环的数目，脂环烃可分为单环、多环脂环烃。单环脂环烃按成环碳原子数目，又可分为小环（$C_3 \sim C_4$）、常见环（$C_5 \sim C_6$）、中环（$C_7 \sim C_{12}$）及大环（C_{12}以上）。多环脂环烃根据环间的连接方式不同，又分为螺环烃和桥环烃两类。

2. 环烷烃的命名

单环烷烃比开链烷烃少 2 个氢原子，通式为 C_nH_{2n}（$n \geq 3$）。单环烷烃的命名与烷烃相似，只需在相同数目碳原子的烷烃名称前冠以"环"字，称为环某烷。例如：

简写式为：

环丙烷　　　环丁烷　　　环戊烷　　　环己烷

当单环烷烃连有简单的烷基时，命名时以环烷烃为母体，烷基作为取代基。若环上连有多个取代基时，则需将环上碳原子编号，一般从小的取代基开始，按照使取代基位次最小的原则进行编号。例如：

1,2-二甲基环丙烷　　　1-甲基-4-异丙基环己烷(萜烷)

1-甲基-4-异丙基环己烷又称萜烷，薄荷醇（或薄荷脑）含有萜烷的基本结构。当单环烷烃连有复杂的烷基时，命名时可将环烷烃作为取代基看待。例如：

3-甲基-2-环戊基己烷

不饱和脂环烃、 螺环烃和桥环烃的命名

不饱和脂环烃包括环烯烃、环炔烃和环二烯烃，命名时，在相应的不饱和烃名称前加上"环"字，编号时从不饱和碳原子开始，使所有不饱和键编号位次最小。例如：

环己烯　　　环辛炔　　　1,3-环戊二烯

螺环烃是指分子中仅共用 1 个碳原子的多环脂环烃，共用的碳原子称为螺原子，含 1 个螺原子的称为单螺脂环烃。单螺环烷烃命名时，根据螺环上碳原子数称为螺某烷。螺字后面的括号内阿拉伯数字表示每个环中碳原子的数目（螺原子除外），并按从小到大的顺序排列，数字间用下角圆点隔开。环的编号从螺原子的邻位碳开始，先编小环，经螺原子后再编大环，并在此基础上尽量使取代基的编号位次最小。例如：

螺[2.4]庚烷　　　　1-甲基-7-叔丁基螺[4.5]癸烷

桥环烃是指分子中共用 2 个或 2 个以上碳原子的多环脂环烃，共用的碳原子称为"桥"碳，连接在桥头碳原子之间的碳链则称为"桥路"。

二环桥环烷烃命名时，以"二环"为词头，括号内用阿拉伯数字标出各桥路除桥头碳原子以外所含的碳原子数，并按从大到小的顺序排列，数字间用下角圆点隔开。再根据桥环烃中的碳原子数称为某烷。编号时，从其中 1 个桥头碳原子开始，沿最长的桥路到另 1 个桥头碳原子，然后沿次长的桥路回到第 1 个桥头碳原子，再到最短桥路并使取代基的编号位次最小。例如：

二环[3.2.0]庚烷　　　　　1-甲基-2-乙基二环[3.2.1]辛烷

1,7,7-三甲基二环[2.2.1]庚烷(2-莰烷)　　二环[4.4.0]癸烷(十氢化萘)

1,7,7-三甲基二环 [2.2.1] 庚烷 （2-莰烷）是萜类（冰片、樟脑）化合物的母体；甾体化合物（胆固醇、甾体激素）也含有二环 [4.4.0] 癸烷（十氢化萘）的结构单元，萜类、甾体等重要天然化合物可看作桥环烃的衍生物。

二、环烷烃的同分异构现象

1. 顺反异构

环烷烃与烷烃的异构现象相似，除取代基的碳链异构外，还要考虑碳环异构以及取代基在碳环上的位置不同产生的构造异构体。由于碳环的存在，环烷烃中的 C—Cσ 键不能自由旋转，所以在二元或以上取代的环烷烃分子中，环上的取代基在空间的排列形式不同，从而产生顺反异构体。例如，1,4-二甲基环己烷分子中，环上的 2 个甲基分布在碳环的同侧时，称为顺式异构体，分布在碳环的异侧为反式异构体。

顺-1,4-二甲基己烷　　　　　反-1,4-二甲基己烷

这两种顺反异构体，属于立体异构。从结构上看，上述 2 个异构体之间原子或原子团的连接次序及结合方式上是相同的，但在空间的排列方式不同。分子中的原子或原子团在空间的排列方式不同称为构型异构，这种由于 C—Cσ 键不能自由旋转，导致分子的构型不同而引起的异构现象称为顺反异构现象。对于顺、反异构体的命名，需用词头"顺"或"反"标明其构型。又如：

顺-1-甲基-4-乙基环己烷　　　　　反-1-甲基-4-乙基环己烷

课堂互动

1. 请写出符合分子式 C_5H_{10}（环烷烃）的所有同分异构体，并命名之。

2. 尝试用系统命名法给出下列化合物的名称。

(1) （三角环带 C_2H_5）　(2) （四边形带 CH_3）　(3) （环己烷带支链）　(4) （五边环带 CH_3 和 CH_3）

2. 环己烷的构象

环己烷是一类重要的脂环烃，其结构稳定，许多天然化合物中存在这个结构单元。

环己烷的环内 6 个碳原子不是排列在同一平面上，通过环内 $C-C\sigma$ 键的旋转，可以得到无数种构象，因此环己烷分子是许多构象异构体的动态平衡体系。其中两种最典型的构象为椅式构象和船式构象，两种构象可以通过 $C-C\sigma$ 键的旋转相互转变。在这两种构象异构体中几乎没有角张力，它们环内所有的 $C-C$ 键角均接近 $109.5°$，见图 2-7。

图 2-7　环己烷的椅式构象和船式构象

从图 2-7 可以看出，椅式构象中所有的键角都接近正四面体键角，所有相邻的 2 个碳原子都是交叉式的，环上同方向的氢原子距离最大，相邻碳原子上的氢原子没有重叠现象，相距较远，不产生斥力，因而椅式构象是环己烷能量最低、最稳定的一种构象，称为优势构象。而在船式构象中，船底两边的 C-2、C-3、C-5 和 C-6 在同一平面上，C-2 和 C-3、C-5 和 C-6 间的碳氢键处于重叠位置，能量较高，2 个船头 C-1 和 C-4 上的两个碳氢键向内伸展，相距较近，存在由于空间拥挤而引起的范德华斥力，是一种不稳定的构象。船式构象比椅式构象能量高 $29.7kJ\cdot mol^{-1}$，因此，船式构象不如椅式构象稳定，尽管两种构象可以相互转换，并组成动态平衡，但在室温下，环己烷分子绝大多数以椅式构象存在。

环己烷椅式构象透视式中环上的 6 个碳原子，C-1、C-3、C-5 形成一个平面，该平面位于 C-2、C-4、C-6 形成的平面之下，两个平面相互平行。环上有 12 个 $C-H$ 键，可以分为 2 种类型，垂直于两个平面的 6 个 $C-H$ 键，称为 a 键（或竖键、直立键），其中 3 个向上，另 3 个向下，在环上交替排列。另外 6 个 $C-H$ 键则向外伸出，与各自所在平面形成一定的小角度，称为 e 键（或横键、平伏键），其中 3 个向上，另 3 个向下。环上每个碳原子上的 a 键和 e 键形成大约 $109.5°$ 的夹角，因此在同一个碳原子上的两个碳氢键，如果一个是 a 键，另一个一定是 e 键，并且方向相反。见图 2-8。

室温下，椅式环己烷还可通过环内 $C-C\sigma$ 键的转动从一种椅式构象转变为另一种椅式构象，这个过程称为转环（或翻转）作用。在转变前后，上下两个平面的碳原子发生了互换，a 键和 e 键也发生了互换，但对应平面上下关系不变。当 6 个碳原子上连有的都是氢时，两种构象是同一构象，当连有不同基团时，则构象不同，见图 2-9。

a 键　　　　　　e 键

图 2-8　环己烷椅式构象中的 a 键和 e 键

图 2-9　环己烷两种椅式构象的翻转

三、环烷烃的结构

1. 环丙烷的结构

环烷烃中的碳原子为 sp^3 杂化，它们的杂化轨道之间的夹角应为 $109.5°$。根据物理方法测定，环丙烷的 3 个碳原子在一个平面上，分子中键角为 $105.5°$，比 $109.5°$ 小，但比 $60°$ 大，两个碳原子的 sp^3 杂化轨道不是沿着它们之间的轴向进行最大程度重叠，而是在非轴向部分重叠形成弯曲的 $C—C\sigma$ 键，形似"香蕉"，通常称为"弯曲键"或"香蕉键"，如图 2-10 所示。

与烷烃不一样，此键比正常形成的 σ 键弱，有断裂并恢复原有键角的趋势，因此使整个分子具有张力，此张力叫角张力。张力越大，分子的能量越高，环的稳定性越差。

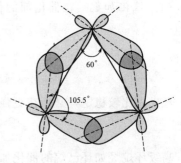

图 2-10　环丙烷分子的结构

2. 环的稳定性

有机化合物燃烧时放出热量，1mol 化合物分子燃烧时放出的热量称为该化合物的燃烧热。分子的平均燃烧热越高，说明分子的能量越高，分子的稳定性越差，一些环烷烃的燃烧热和张力能见表 2-4。

表 2-4　一些环烷烃的燃烧热和张力能

化合物	平均每摩尔 CH_2 的燃烧热/$kJ \cdot mol^{-1}$	张力能/$kJ \cdot mol^{-1}$
环丙烷	692.9	42.7
环丁烷	682.0	31.8
环戊烷	659.8	9.6
环己烷	654.8	0

由表 2-4 可见，从环丙烷到环己烷，每摩尔 CH_2 的燃烧热逐渐降低，说明环越小，能量越大，越不稳定。而烷烃分子非常稳定，不论分子中含有多少个碳原子，每摩尔 CH_2 的燃烧热都接近于 $654.8 kJ \cdot mol^{-1}$，环烷烃的每摩尔 CH_2 的燃烧热比烷烃的每摩尔 CH_2 的燃烧热高出的能量就叫做张力能，环己烷分子中 CH_2 的燃烧热与烷烃的相同，张力能为零，说明环己烷分子的能量最低，环己烷为无张力环，环最稳定。

四、环烷烃的性质

（一）物理性质

常温常压下，环丙烷和环丁烷为气体，环戊烷和环己烷为液体，高级同系物为固体。一般不溶于水。环烷烃的熔点、沸点和相对密度都较相同碳原子数的烷烃高。这是因为环烷烃的结构较对称，排列得比较紧密，分子间作用力较强的缘故。

（二）化学性质

环烷烃的化学性质与烷烃相似。五元和六元环烷烃易发生取代反应。但小环即环丙烷和环丁烷由于结构不稳定，具有一些不同于烷烃的特殊性质，可与氢气、卤素及氢卤酸发生加成反应。它们都不与强酸、强碱和强氧化剂等发生反应。

1. 取代反应

环戊烷和环己烷在光照或高温下能发生自由基取代反应。例如：

$$\bigcirc + Br_2 \xrightarrow{300℃} \bigcirc\!\!-Br + HBr$$

1-溴环己烷

2. 加成反应

环丙烷和环丁烷不稳定，在一定条件下易开环发生加成反应。

（1）**催化加氢**　在催化剂的作用下，环丙烷和环丁烷与氢进行加成反应，生成烷烃。例如：

$$\triangle + H_2 \xrightarrow[80℃]{Ni} CH_3CH_2CH_3$$

$$\square + H_2 \xrightarrow[200℃]{Ni} CH_3CH_2CH_2CH_3$$

环戊烷比较稳定，必须在更强烈的条件下才能加氢。例如：

$$\bigcirc + H_2 \xrightarrow[300℃]{Ni} CH_3CH_2CH_2CH_2CH_3$$

高级环烷烃如环己烷的催化加氢非常困难，不难看出，环烷烃与氢气反应活性顺序为：环丙烷＞环丁烷＞环戊烷＞环己烷。

（2）**加卤素**　环丙烷与卤素在室温下就可发生加成反应。例如，环丙烷与溴加成，生成1,3-二溴丙烷。

$$\triangle + Br_2 \xrightarrow{室温} \underset{\substack{|\\Br}}{CH_2}\underset{}{CH_2}\underset{\substack{|\\Br}}{CH_2}$$

1,3-二溴丙烷

甲基环丙烷与溴在常温下立即反应，一般是环中含氢最少的和含氢最多的碳链断开，生成1,3-二溴丁烷。例如：

$$\triangle\!\!-\!\! + Br_2 \xrightarrow{室温} \underset{\substack{|\\Br}}{CH_2}CH_2\underset{\substack{|\\Br}}{CH}CH_3$$

1,3-二溴丁烷

环丁烷需要在加热的条件下才能与卤素发生加成反应。例如，环丁烷与溴加成，生成1,4-二溴丁烷。

$$\square + Br_2 \xrightarrow{加热} \underset{\substack{|\\Br}}{CH_2}CH_2CH_2\underset{\substack{|\\Br}}{CH_2}$$

1,4-二溴丁烷

环戊烷以上的环烷烃很难与卤素发生加成反应。

（3）**加卤化氢**　环丙烷与卤化氢可发生加成反应生成1-溴丙烷。例如：

$$\triangle + HBr \longrightarrow CH_3CH_2\underset{\substack{|\\Br}}{CH_2}$$

1-溴丙烷

　　烷基取代环丙烷与卤化氢发生加成时，碳环的断裂一般发生在含氢最少和含氢最多的两个碳原子之间的键上，生成的产物遵循马氏加成规则，氢加到含氢较多的碳原子上，卤素加到含氢较少的碳原子上。例如：

$$CH_3 \triangle + HBr \longrightarrow CH_3CHCH_2CH_3$$
$$\underset{Br}{|}$$
2-溴丁烷

环丁烷以上的环烷烃在常温下难以与卤化氢发生开环加成反应。

课堂互动

　　试一试写出1,1-二甲基-2-乙基环丙烷与溴化氢的反应式。

本章小结

目标检测

一、选择题

（一）单项选择题

1. 烷烃分子中碳原子是（ ）杂化。

A. sp　　　　　　B. sp^2　　　　　　C. sp^3　　　　　　D. sp^2d^1

2. 下列四种烷烃中，沸点最高的是（ ）。

A. 正戊烷　　　　　B. 异戊烷　　　　　C. 新戊烷　　　　　D. 正庚烷

3. 下列烷烃既有伯氢、仲氢又有叔氢的是（　　）。

A. $CH_3CH_2CH_2CH_3$　　　　　　　　B. $(CH_3)_2CHCH_2CH_3$

C. $(CH_3)_4C$　　　　　　　　　　　　D. $(CH_3)_2CHCH_3$

4. 下列说法错误的是（　　）。

A. 乙烷只存在重叠式和交叉式构象

B. 常温下乙烷分子的优势构象为交叉式构象

C. 乙烷分子的重叠式构象能量最大

D. 室温下乙烷分子是各种构象的动态平衡混合体系

5. 下列环烷烃分子中有顺反异构体的是（　　）。

A. △　　　　　B. ⬠　　　　　C. ⬠　　　　　D. ⬡

6. 下列环烷烃中最不稳定的是（　　）。

A. 环丙烷　　　　　B. 环丁烷　　　　　C. 环戊烷　　　　　D. 环己烷

7. 下列用于区分烷烃和环丙烷的试剂是（　　）。

A. 氢氧化钠　　　　　B. 溴化氢　　　　　C. 高锰酸钾　　　　　D. 溴水

8. 化合物 $CH_3CH\!-\!\overset{\displaystyle CH_3}{\underset{\displaystyle CH_3\;\;CH_2CH_3}{C}}CH_3$ 的正确名称是（　　）。

A. 2,2,3-三甲基戊烷　　　　　　　　B. 2,3,3-三甲基戊烷

C. 3,3,4-三甲基戊烷　　　　　　　　D. 2,2,3-三甲基己烷

（二）多项选择题

1. 下列是己烷的同分异构体的是（　　）。

A. 2-甲基戊烷　　　　B. 3-甲基戊烷　　　　C. 2,3-二甲基丁烷

D. 2-甲基丁烷　　　　E. 2,2-二甲基丁烷

2. 对于环己烷椅式构象中的 a 键和 e 键，下列叙述中正确的是（　　）。

A. a 键也称竖键　　　　　　　　　　B. e 键也称横键

C. 取代环己烷中，较大的原子团处于 e 键的构象为优势构象

D. 取代基不同，较大原子团在 e 键的构象最不稳定

E. 取代基相同，e 键最多的构象最稳定

3. 关于环烷烃的化学性质，下列叙述正确的是（　　）。

A. 室温下环丙烷能使溴水褪色　　　　B. 环丁烷能被高锰酸钾氧化

C. 环戊烷不能被高锰酸钾氧化　　　　D. 环己烷可以发生卤代反应

E. 室温下环己烷可与溴化氢发生加成反应

二、命名或写出下列化合物的结构式

1. $CH_3CH_2CH\!\overset{\displaystyle C_2H_5}{\underset{\displaystyle CH_3}{\big|}}\!CHCH_2CH_3$

2. $CH_3CH_2CH_2\!\overset{\displaystyle CH_3}{\underset{\displaystyle \overset{\textstyle |}{H_3C\!-\!CH}\quad CH_3}{CH}}CHCH_3$
　　　　　　　　　　　　　CH_2CH_3

3.

4.

5. 2,4-二甲基-3-乙基戊烷
6. 甲基环戊烷
7. 2,2,5-三甲基-4-乙基己烷
8. 顺-1-甲基-3-乙基环戊烷

三、完成下列反应式

1. ⬠ + Br$_2$ $\xrightarrow{300℃}$

2. △ + Cl$_2$ $\xrightarrow{室温}$

3. ◁$\begin{array}{l}CH_3\\CH_3\end{array}$ + HBr ⟶

4. CH$_3$CH$_2$CH$_3$ + Cl$_2$ $\xrightarrow{光照}$

四、鉴别下列各组化合物

1. 丙烷和环丙烷
2. 1,1,2-三甲基环丙烷和环己烷

五、推测结构

化合物 A 的分子式为 C$_5$H$_{10}$，室温下能与溴作用，生成化合物 2-甲基-2-溴丁烷，但不能使高锰酸钾溶液褪色，试写出 A 的结构式。

（王静）

第三章 ▷▷▷ CHAPTER 3

不 饱 和 烃

知识目标

1. 掌握烯烃、炔烃和二烯烃的通式、命名方法及主要的化学性质，烯烃的顺反异构现象及表示方法。
2. 熟悉烯烃的sp^2杂化和炔烃sp杂化的特点，诱导效应和共轭效应以及对有机化合物性质的影响。
3. 了解亲电加成反应历程及反应的选择性，二烯烃的分类。

能力目标

1. 熟练应用系统命名法命名简单的烯烃、炔烃和二烯烃，能正确标示顺反异构体的构型。
2. 学会应用简单的化学方法区分不饱和烃与饱和烃；能根据π键的特征，理解不饱和烃的结构与反应性能的关系。

分子中含有碳碳双键或三键的烃统称为不饱和烃。含碳碳双键的不饱和烃称为烯烃，根据碳碳双键数目可分为单烯烃、二烯烃和多烯烃。含碳碳三键的不饱和烃称为炔烃，同时含有碳碳双键和三键的不饱和烃称为烯炔。

✔ 有机化学与药学

自然界中存在某些含碳碳双键或三键的化合物，具有重要的生理活性。例如，柠檬烯存在于柠檬和橙橘中，具有镇咳、祛痰和抗菌的生理活性；左旋炔诺孕酮是一种孕激素药物，可用于长效避孕。

柠檬烯　　　　左旋炔诺孕酮

第一节
烯 烃

烯烃是分子中含有碳碳双键的不饱和链烃。碳碳双键是烯烃的官能团，含有一个碳碳双键的烯烃，比相同碳原子数的烷烃少 2 个氢原子，其通式为 $C_nH_{2n}(n \geqslant 2)$。

一、烯烃的结构和异构现象

(一) 烯烃的结构

乙烯是最简单的烯烃，分子式为 C_2H_4。乙烯分子中的所有原子都在同一平面内，即为平面型分子，见图 3-1(a)。乙烯的平面构型可用以下分子模型表示，见图 3-1(b) 和图 3-1(c)。

(a) 乙烯的平面构型　　(b) 球棍模型　　(c) 比例模型

图 3-1　乙烯分子的结构

碳碳双键是烯烃的结构特征，烯烃分子中双键的碳原子为 sp^2 杂化。

▶ **阅读与提高**

碳原子的 sp^2 杂化

碳原子的 1 个 2s 轨道和 2 个 2p 轨道进行杂化，形成 3 个具有相同能量的 sp^2 杂化轨道，称为 sp^2 杂化，其杂化过程可表示如下：

碳原子在成键时，2s 轨道上的 1 个电子受到激发跃迁到 2p 的空轨道上，通过 sp^2 杂化形成 3 个能量完全相同的 sp^2 杂化轨道；每个 sp^2 杂化轨道含 1/3 的 s 轨道成分和 2/3 的 p 轨道成分，形状是一头大一头小；3 个 sp^2 杂化轨道的对称轴分布在同一平面上，夹角为 $120°$，呈平面三角形，未参与杂化的 p_z 轨道的对称轴垂直于此平面，如图 3-2 所示。

(a) 3个 sp^2 杂化轨道　　(b) 未杂化的 p_z 轨道

图 3-2　碳原子的 sp^2 杂化

形成乙烯分子时，2 个碳原子各以 1 个 sp^2 杂化轨道"头碰头"从正面重叠形成 1 个 C—C σ键，同时，每个碳原子剩余的 2 个 sp^2 杂化轨道与 2 个氢原子的 s 轨道，分别以"头碰头"正面重叠形成 2 个 C—H σ键，见图 3-3 (a)。2 个碳原子上未参与杂化的 p 轨道以"肩并肩"从侧面重叠形成 1 个 C—Cπ 键，见图 3-3(b)。π 键垂直于 5 个 σ 键所在的平面，电子云对称地分布在平面的上下方，见图 3-3(c)。

(a) 乙烯的 σ 键　　　　　　(b) p_z 轨道的重叠　　　　　(c) π 电子云

图 3-3　乙烯分子中的 σ 键和 π 键

乙烯分子中碳碳双键是由 1 个 σ 键和 1 个 π 键组成的，碳碳双键的键能为 $610kJ \cdot mol^{-1}$，比 C—C 单键的键能（$346kJ \cdot mol^{-1}$）大，但其强度比碳碳单键的 2 倍要小。这是因为 π 键是由 2 个 p 轨道侧面重叠形成的，电子云重叠程度小，键能较小，同时由于 π 键电子云离核较远，容易被外电场极化，因此 π 键比 σ 键容易断裂，是烯烃发生加成、氧化和聚合等反应的主要部位。

（二）烯烃的同分异构

1. 构造异构

烯烃的构造异构比烷烃要复杂得多，除碳链异构外，还存在由于碳碳双键的位置不同而引起的位置异构。例如，丁烯有 3 种构造异构体。

$$CH_2=CHCH_2CH_3 \qquad CH_2=\underset{\underset{CH_3}{|}}{C}-CH_3 \qquad CH_3CH=CHCH_3$$

(a)　　　　　　　　　(b)　　　　　　　　(c)

其中（a）和（b）属于碳链异构，（a）和（c）属于位置异构。

2. 顺反异构

π 键不能像 σ 键那样自由旋转，使得双键也不能自由旋转。由于 π 键的存在，烯烃分子中的碳碳双键不能自由旋转，当双键的两个碳原子上各连有不同的 2 个原子或原子团时，则有两种空间排列方式，形成两种顺反异构体。

$$\underset{b}{\overset{a}{}}C=C\underset{e}{\overset{d}{}} \qquad \underset{b}{\overset{a}{}}C=C\underset{d}{\overset{e}{}}$$

其中, a≠b, d≠e

像这种由于碳碳双键（或碳环）不能自由旋转，而导致分子中原子或原子团在空间的排列方式不同所产生的异构现象，称为顺反异构，又称几何异构，属于立体异构的一种。例如：

$$\underset{H}{\overset{CH_3}{}}C=C\underset{H}{\overset{CH_3}{}} \qquad \underset{H}{\overset{CH_3}{}}C=C\underset{CH_3}{\overset{H}{}}$$

顺-2-丁烯　　　　　　　反-2-丁烯

顺反异构体的化学性质基本相同，但物理性质（熔点、沸点等）不同，顺反异构体是不同的物质，其生理活性亦有很大差异。

知识链接

顺反异构体对生理活性的影响

顺反异构体属于不同的化合物，其性质的差异，主要是由于双键碳原子所连的原子或原子团的空间距离差异较大引起的，原子或原子团之间的相互作用力大小也不同，导致物理性质，如溶解度、pK_a等都不相同，使药物的吸收、分布和排泄速率不同，因而药物生理活性存在很大的差异。例如，反己烯雌酚两个羟基间距离较大，生理活性较强，是可供药用的雌激素，而顺式异构体由于两个羟基间距离较小，其生理活性较弱。

反己烯雌酚   顺己烯雌酚

课堂互动

你能判断下列化合物哪些有顺反异构现象吗？若有，请写出其顺、反异构体。

1. 2-甲基-2-丁烯   2. 2,3-二甲基-2-己烯   3. 2,3-二溴2-戊烯

二、烯烃的命名

（一）普通命名法

结构简单的烯烃可用普通命名法命名，与烷烃相似，将"烷"改为"烯"即可。例如：

$CH_2=CHCH_3$ $CH_2=C-CH_3$
                          CH_3

丙烯   异丁烯

（二）系统命名法

与烷烃的系统命名法相似，烯烃命名原则如下。

（1）**选主链** 选择含有双键的最长碳链为主链，根据主链碳原子的数目，称为某烯，支链作为取代基。碳数在 10 以上的，用中文数字表示，并在数字前面加上"碳"字。例如，1-十四碳烯。

（2）**编号** 优先从靠近双键的碳端开始编号，以编号较小的数字表示碳碳双键的位次，同时使取代基的位次最小。

（3）**命名** 双键的位次在烯烃名称前面，并用半字线隔开。若有取代基，取代基的位次、名称在烯烃位次、名称前面。例如：

2-甲基-1-丙烯   2-甲基-3-己烯   3,5-二甲基-3-庚烯

烯烃分子中去掉1个氢原子后余下的基团称为烯基。常见的烯基，例如：

$$CH_2=CH- \qquad CH_3-CH=CH- \qquad CH_2=CH-CH_2-$$

乙烯基　　　　　　丙烯基　　　　　　烯丙基

（三）顺反异构体的命名

顺反异构体的命名方法有两种，即顺、反标示法和 Z/E 标示法。

1. 顺、反标示法命名

如果碳碳双键2个碳原子两侧连接的原子或原子团相同时，可用顺、反命名法来命名。当2个相同原子或原子团处于双键同侧时，称为顺式；处于双键异侧时，称为反式。书写时，将顺或反写在化合物名称前面，并用半字线相隔。例如：

顺-3-甲基-2-戊烯　　　　反-3-甲基-2-戊烯

课堂互动

下列化合物能用顺、反标示法命名吗？如果可以，请命名之。

1. 　2. 　3.

2. Z/E 标示法命名

如果碳碳双键2个碳原子两侧连接的原子或原子团各不相同时，以顺反标示法命名就出现困难，为了解决此问题，IUPAC 命名法规定了采用 Z/E 标示法命名顺反异构体。

首先按照"次序规则"比较双键上每个碳原子连接的两个原子或原子团的优先次序，如果两个较优先的原子或原子团处于双键的同侧，则为 Z 构型（德文 Zusammen 的缩写，意为"共同"）；处于双键异侧，称为 E 构型（德文 Entgegen 的缩写，意为"相反"）。次序规则内容如下。

（1）如果双键上每个碳原子直接相连的原子是不同的，则原子序数较大的原子为优先基团，原子序数相同时，相对原子质量较大的为优先基团。一些常见的原子或原子团的优先次序为：

$$-I>-Br>-Cl>-SH>-OH>-NH_2>-CH_3>-D>-H$$

（2）如果双键上每个碳原子直接相连的第一个原子相同时，则比较与它们相连的其他原子的原子序数，先比较每组中原子序数最大者，若仍然相同，再比较第2个、第3个，直到比较出优先基团为止。例如，$-CH_2CH_3$ 和 $-CH(CH_3)_2$，第1个原子都是碳原子，则应比较碳原子上所连接的其他原子，在 $-CH_2CH_3$ 中，与第1个碳原子相连的3个原子分别为 C、H、H；而在 $-CH(CH_3)_2$ 中，与第1个碳原子相连的3个原子分别为 C、C、H，所以 $-CH(CH_3)_2>-CH_2CH_3$，以此类推，一些常见烷基的优先次序为：

$$-C(CH_3)_3>-CH(CH_3)_2>-CH_2CH_2CH_3>-CH_2CH_3>-CH_3$$

（3）如果双键上碳原子连接有不饱和键时，则将双键或三键看作是碳原子以单键与2个或3个相同的原子相连接。例如：

因此，—COOH>—CN>—CHO>—C≡CH>C₆H₅—>—CH=CH₂>—CH₂CH₃。根据次序规则和 Z/E 标示法可以命名所有顺反异构体。例如：

(Z)-3-甲基-3-庚烯　　　　　　　　　　　　　　(E)-2-氯-2-戊烯

需要注意的是，顺、反标示法命名范围有它的局限性，而 Z/E 标示法可以命名所有的顺反异构体。顺、反标示法和 Z/E 标示法是两种不同的构型标示法，两者之间没有必然的联系，顺与 Z、反与 E 没有对等关系。例如，

顺或(Z)-2-戊烯　　　　　　　　　顺或(E)-3-甲基-2-戊烯

课堂互动

试着用 Z/E 标示法命名下列化合物。

1. 　　　　　　　2. 　　　　　　　3.

知识链接

烯烃在医药化工中的主要用途

乙烯、丙烯是石油经热裂提炼分离得到的气体，是合成树脂、纤维和橡胶的重要原料。乙烯在医药上与氧气混合可作麻醉剂。工业品"乙烯利"为淡棕色液体，可以释放出乙烯，它是一种植物生长调节剂，具有促进果实成熟作用，常用作水果和蔬菜的催熟剂。丙烯广泛应用于有机合成中，丙烯聚合后生成的聚丙烯相对密度小，机械强度比聚乙烯高，耐热性好，容易加工成型，主要用作薄膜、纤维、医疗器械和耐热、耐化学腐蚀的管道及装置等。

三、烯烃的性质

（一）物理性质

烯烃为无色物质，常温常压下，2～4 个碳原子的烯烃是气体，5～18 个碳原子的烯烃是液体，18 个碳原子以上的烯烃是固体。烯烃的相对密度小于 1，但比相应烷烃的密度略高。烯烃的极性很弱，几乎不溶于水，易溶于有机溶剂。烯烃的熔点和沸点随碳原子数的增加而升高。对于相同碳原子数的烯烃，双键在碳链中间的沸点高于双键位于碳端的烯烃，直链烯烃的沸点、熔点略高于带支链的异构体，反式异构体的沸点、熔点一般高于顺式异构体。

（二）化学性质

烯烃分子中碳碳双键是由一个 σ 键和一个 π 键组成，由于 π 键键能小，易被极化发生断裂，因此，烯烃易发生加成、氧化和聚合反应。

1. 催化加氢

在 Pt、Pd 和 Ni 等催化剂作用下，烯烃与氢气发生加成反应得到相应的烷烃。例如：

$$CH_3CH=CH_2 + H_2 \xrightarrow{Pt} CH_3CH_2CH_3$$

烯烃加氢反应的产率高，产物纯度高，容易分离，是实验室和工业上合成纯粹烷烃的重要方法。

2. 亲电加成反应

烯烃能与卤素、卤化氢、硫酸、水等试剂发生亲电加成反应，得到相应的加成产物。

$$>C=C< + A-B \longrightarrow -\underset{A}{\overset{|}{C}}-\underset{B}{\overset{|}{C}}-$$

A—B：X_2、HX、$HOSO_3H$、HOH

（1）加卤素　烯烃与卤素发生加成反应，生成邻二卤代物，此反应在室温时即可迅速定量进行。烯烃与卤素的反应活性顺序为：氟＞氯＞溴＞碘。氟与烯烃反应非常剧烈，难以控制；碘不活泼，与烯烃一般难以加成，所以烯烃加卤素通常是指加氯或加溴。烯烃与溴水或溴的四氯化碳溶液反应，溴的红棕色很快褪去，此反应可用于烯烃的定性和定量分析。例如：

$$CH_3CH=CH_2 + Br_2 \longrightarrow CH_3\underset{Br}{\overset{|}{C}}H-\underset{Br}{\overset{|}{C}}H_2$$

1,2-二溴丙烷

▶ 阅读与提高

烯烃的亲电加成反应机理

乙烯在不同介质中与溴发生加成反应，得到的产物有所不同。

上述两个反应产物除了1,2-二溴乙烷外，在NaCl介质中，还有1-氯-2-溴乙烷，在H_2O介质中，还有2-溴乙醇，说明反应是分步进行的，两个溴原子不是同时加到双键碳原子上，否则产物只有1,2-二溴乙烷。实验结果表明，烯烃与卤素的加成反应机理是共价键异裂的离子型亲电加成反应，分两步进行。

第一步，形成三元环正离子活性中间体，是反应速率较慢的一步，决定整个反应速率。当亲电试剂Br_2与烯烃不断接近时，受乙烯π电子的影响，分子发生σ键极化成$\overset{\delta^+}{Br}-\overset{\delta^-}{Br}$，极化后带微量正电荷的一端与乙烯中π电子结合，形成不稳定的含溴带正电的三元环活性中间体，称为溴鎓离子。

溴鎓离子

第二步，溴鎓离子不稳定，溴负离子很快从背面进攻它，生成反式邻二溴代物。如果反应介质中还有Cl^-，也可以进攻溴鎓离子，形成相应的产物。这一步反应是离子之间的反应，是反应速率较快的一步。

1,2-二溴乙烷

（2）加卤化氢　烯烃与卤化氢或浓的氢卤酸溶液反应生成相应的卤代烷。不同卤化氢加成反应的活性大小顺序为：$HI > HBr > HCl$。

① 选择性加成　乙烯是对称分子，与卤化氢加成只得到一种产物。而丙烯为不对称分子，与卤化氢加成时，生成两种产物。例如：

$$CH_2=CHCH_3 + HX \longrightarrow \begin{cases} CH_2CH_2CH_3 \quad \text{1-卤丙烷} \\ \qquad X \\ CH_3CHCH_3 \quad \text{2-卤丙烷} \\ \qquad X \end{cases}$$

实验证明，丙烯与卤化氢加成主要产物是 2-卤丙烷。这个反应称为选择性加成反应，即当加成反应的取向有可能产生几种异构体时，只生成遵循马氏规则的一种主要产物。俄国化学家马尔柯夫尼柯夫（V. V. Markovnikov）根据大量化学实验总结出经验规则：当不对称极性试剂（如 HX、H_2SO_4、H_2O 等）与不对称烯烃发生加成反应时，不对称试剂中带正电荷的部分总是加到含氢较多的双键碳原子上，而带负电荷部分则加到含氢较少或不含氢的双键碳原子上，这一规律简称为马氏规则。利用马氏规则，可以预测反应的主要产物。

$$\underset{\substack{|\\CH_3}}{CH_3CH_2C}=CH_2 + HBr \longrightarrow \underset{\substack{|\\Br}}{\underset{\substack{|\\CH_3}}{CH_3CH_2CCH_3}} + \underset{\substack{|\\Br}}{\underset{\substack{|\\CH_3}}{CH_3CH_2CHCH_2}}$$

2-甲基-2-溴丁烷　　2-甲基-1-溴丁烷
（主要产物）　　　（次要产物）

如果有过氧化物存在时，则加成反应生成反马氏规则的产物。例如：

$$CH_3CH=CH_2 + HBr \xrightarrow{\text{过氧化物}} CH_3CH_2CH_2Br$$

1-溴丙烷

研究证明，该条件下的加成反应不是离子型的加成反应，而是由于过氧化物的作用均裂成自由基，加成反应按自由基加成机理进行，故称为过氧化物效应。最常用的过氧化物是过氧化苯甲酰。马氏规则可利用诱导效应或碳正离子的稳定性来解释。

② 诱导效应　在电负性不同的原子形成的共价键中，成键电子云偏向电负性较大的一方，使共价键出现极性，共价键的极性影响到分子中其他部分，使整个分子的电子云密度分布发生一定程度的改变。这种由于成键原子间电负性的差异，共价键产生极性，并通过静电诱导作用，沿着碳链向某一方向偏移，这种原子间的相互影响称为诱导效应，常用符号"I"表示。例如，1-氯代丙烷分子中电子云的偏移情况。

$$H\text{—}\overset{\overset{\displaystyle H}{|}}{\underset{\underset{\displaystyle H}{|}}{C}}\overset{\delta\delta\delta^+}{}\text{—}\overset{\overset{\displaystyle H}{|}}{\underset{\underset{\displaystyle H}{|}}{C}}\overset{\delta\delta^+}{}\text{—}\overset{\overset{\displaystyle H}{|}}{\underset{\underset{\displaystyle H}{|}}{C}}\overset{\delta^+}{}\text{—}\overset{\delta^-}{Cl}$$

由于 C—Cl 键的极性，使电子云沿碳链向氯原子偏移，不但与氯原子直接相连的 C-1 产生部分正电荷，也使其他碳原子产生稍弱和更弱的部分正电荷。箭头"→"表示电子云的偏移方向。诱导效应沿碳链而逐渐减弱，第 3 个碳原子后，可忽略不计。

诱导效应电子云的偏移方向是以 C—H 键中的氢作为比较标准，当其他原子或原子团 X 或 Y 取代氢原子，电子云密度分布就发生了改变；若取代原子或原子团 X 的电负性大于氢原子，则电子云偏向 X，X 称为吸电子基，由吸电子基引起的诱导效应称为吸电子诱导效应，常以 $-I$ 表示。反之，当取代原子或原子团 Y 的电负性小于氢原子时，电子云偏向碳原子，Y 称为给电子基团，由给电子基团引起的诱导效应称为给电子诱导效应，常以 $+I$ 表示。

$$\underset{-I\text{效应}}{-\overset{|}{\underset{|}{C}} \rightarrow X} \qquad \underset{\text{标准}}{-\overset{|}{\underset{|}{C}} - H} \qquad \underset{+I\text{效应}}{-\overset{|}{\underset{|}{C}} \leftarrow Y}$$

一些常见的吸电子基和给电子基及其诱导效应的相对强弱顺序如下：

$$-NO_2 > -CN > -COOH > -F > -Cl > -Br > -I > -OCH_3 > -OH > -NHCOCH_3 >$$
$$-C_6H_5 > -CH=CH_2 > -H > -CH_3 > -C_2H_5 > -CH(CH_3)_2 > -C(CH_3)_3$$

在氢原子前面的原子或原子团为吸电子基；氢原子以后的为给电子基。

诱导效应很好地解释了马氏规则，例如，丙烯与卤化氢的加成反应，由于丙烯中分子 —CH₃ 具有给电子诱导效应，使 π 电子云向双键碳原子一端偏移，使其带上少量负电荷，双键另一端的碳原子则带少量的正电荷。当它与卤化氢发生加成反应时，H^+ 首先加到双键中带部分负电荷的碳原子上，形成碳正离子中间体，然后卤素负离子加到带正电荷的碳原子上。

$$CH_3 \rightarrow \overset{\delta^+}{CH} = \overset{\delta^-}{CH_2} + \overset{\delta^+}{H} - \overset{\delta^-}{X} \xrightarrow{\text{慢}} CH_3\overset{+}{C}HCH_3 + X^- \xrightarrow{\text{快}} CH_3\underset{\underset{X}{|}}{C}HCH_3$$

③ 碳正离子的稳定性　烯烃和卤化氢的反应中，H^+ 进攻碳碳双键形成碳正离子活性中间体的快慢，决定整个反应的反应速率，也决定加成反应的取向，形成的碳正离子越稳定，反应越容易进行。

碳正离子的稳定性取决于所带电荷的分散程度，烷基越多，正电荷越分散，碳正离子越稳定。常见碳正离子的稳定性如下：

$$(CH_3)_3\overset{+}{C} > (CH_3)_2\overset{+}{C}H > (CH_3)\overset{+}{C}H_2 > \overset{+}{C}H_3$$

例如，丙烯与卤化氢的加成反应。

$$CH_2=CHCH_3 + HX \begin{cases} CH_3\overset{+}{C}HCH_3 \text{（I）} \longrightarrow CH_3\underset{\underset{X}{|}}{C}HCH_3 \quad 2\text{-卤丙烷} \\ \overset{+}{C}HCH_2CH_3 \text{（II）} \longrightarrow \underset{\underset{X}{|}}{C}H CH_2CH_3 \quad 1\text{-卤丙烷} \end{cases}$$

碳正离子的稳定性（I）>（II），表明形成碳正离子（I）时较容易，因此丙烯与卤化氢加成时遵循马氏规则，以 2-卤丙烷为主要产物。

（3）加硫酸　烯烃与浓硫酸加成符合马氏规则，加成产物为硫酸氢酯；硫酸氢酯加热水解得到醇，这是工业上制备醇的方法之一，称为烯烃间接水合法。例如：

$$CH_2=CHCH_3 + HOSO_3H \longrightarrow CH_3\underset{\underset{OSO_3H}{|}}{C}HCH_3 \xrightarrow[\triangle]{H_2O} CH_3\underset{\underset{OH}{|}}{C}HCH_3$$

$$\quad\quad\quad\quad\quad\quad\quad\quad\quad\quad \text{硫酸氢异丙酯} \quad\quad\quad\quad \text{2-丙醇}$$

烯烃与硫酸反应形成均相混合物，烷烃则不与硫酸反应，反应物之间分层明显，因此可以用浓硫酸除去烷烃中的少量烯烃。

（4）加水　烯烃在酸催化下，可直接与水加成得到醇，称为烯烃的直接水合法。

$$CH_2=CHCH_3 + H_2O \xrightarrow[195℃,7MPa]{H_3PO_4} CH_3\underset{\underset{OH}{|}}{C}HCH_3$$

3. α-H 的卤代反应

烯烃分子中与碳碳双键直接相连的碳原子上的氢原子称为 α-H 原子，由于受双键的影响，α-H 表现出较强的活性。在高温或光照条件下可与卤素发生卤代反应，生成相应的卤代烯烃。例如：

$$CH_2=CHCH_3 + Cl_2 \xrightarrow{500℃} CH_2=CHCH_2$$
$$\underset{\underset{\text{3-氯丙烯}}{Cl}}{|}$$

4. 氧化反应

烯烃分子中碳碳双键易断裂被氧化，氧化剂和反应条件不同，得到的氧化产物也不同。

（1）高锰酸钾氧化　在中性或碱性条件下，烯烃与冷、稀的高锰酸钾溶液发生氧化反应，双键中的 π 键断裂，生成邻二醇。

$$RCH=CH_2 \xrightarrow[\text{水溶液}]{KMnO_4} \underset{\underset{OH \quad OH}{|\quad\;\;|}}{RCH-CH_2}$$

该反应容易进行，高锰酸钾溶液的紫红色很快褪去，同时生成褐色的二氧化锰沉淀，现象明显且易于观察，可用于定性鉴别分子中是否有碳碳双键或三键的存在。

在酸性或加热条件时，烯烃与高锰酸钾溶液发生氧化反应，双键中的 π 键和 σ 键都断裂，根据烯烃结构不同，得到不同的氧化产物。碎片 $CH_2=$、$RCH=$ 和 $R_2C=$ 分别被氧化成二氧化碳、酸和酮。例如：

$$CH_2=CHCH_3 \xrightarrow{KMnO_4}{H^+} CO_2\uparrow + CH_3COOH$$

$$(CH_3)_2C=CHCH_3 \xrightarrow{KMnO_4}{H^+} \underset{\underset{O}{\|}}{CH_3CCH_3} + CH_3COOH$$

根据烯烃与酸性高锰酸钾溶液发生氧化反应生成的产物，可推断原来烯烃的结构。

课堂互动

1. 司可巴比妥钠是良好的镇静催眠药，其结构中含有烯丙基，试用所学知识，找出鉴别其中碳碳双键的方法。

2. 某烯烃分子式为 C_6H_{12}，经酸性高锰酸钾氧化后，只得到一种产物为 CH_3COCH_3（丙酮），试写出该烯烃可能的结构式。

（2）臭氧化　将含有 6%～8% 臭氧的氧气通入烯烃中，很快能生成臭氧化物，反应可定量地完成。臭氧化物很容易爆炸，一般在还原剂的存在下直接用水分解，生成醛、酮或二者的混合物。

$$\underset{R''}{\overset{R'}{>}}C=\underset{R(H)}{\overset{H}{<}} \xrightarrow{O_3} \xrightarrow{Zn/H_2O} \underset{R''}{\overset{R'}{>}}C=O + \underset{}{\overset{O}{\|}}(H)R-CH$$

臭氧化合物在水解时还有过氧化氢形成，锌粉的作用是除去反应中产生的过氧化氢，以防醛氧化成酸。随着工业臭氧发生器的改进，烯烃臭氧化反应在工业上得到了应用。

5. 聚合反应

在催化剂或引发剂的作用下，烯烃的 π 键断开，发生分子间加成反应，碳链不断增长，生成相对分子质量较大的高分子化合物，这种反应称为聚合反应，生成的高分子化合物称为聚合物，n 为聚合度。例如：

$$n CH_2=CH-R \xrightarrow{\text{催化剂}} \underset{\underset{\text{聚合物}}{R}}{[CH_2-CH]_n}$$

第二节
炔 烃

炔烃是分子中含有碳碳三键的不饱和链烃。碳碳三键是炔烃的官能团。含有一个碳碳三键的链烃，比相应的烷烃少 4 个碳原子，其通式为 C_nH_{2n-2} （$n \geqslant 2$）。

一、炔烃的结构和异构现象

1. 炔烃的结构

乙炔是最简单的炔烃，分子式为 C_2H_2。乙炔分子中的 4 个原子都在同一直线上，即为直线形分子，见图 3-4(a)。乙炔的直线构型可用以下分子模型表示，见图 3-4(b) 和图 3-4(c)。

(a) 乙炔的直线构型　　　　(b) 球棍模型　　　　(c) 比例模型

图 3-4　乙炔分子的结构

碳碳三键是炔烃的结构特征，炔烃分子中三键的碳原子为 sp 杂化。

阅读与提高

碳原子的 sp 杂化

碳原子的 1 个 2s 轨道和 1 个 2p 轨道进行杂化，形成 2 个具有相同能量的 sp 杂化轨道，称为 sp 杂化，其杂化过程可表示如下：

碳原子在成键时，2s 轨道上的 1 个电子受到激发跃迁到 2p 的空轨道上，通过 sp 杂化形成 2 个能量完全相同的 sp 杂化轨道，每个 sp 杂化轨道含 1/2 的 s 轨道成分和 1/2 的 p 轨道成分，形状是一头大一头小；2 个 sp 杂化轨道的对称轴处于一条直线上，彼此间夹角为 180°，未参与杂化的 2 个轨道 p_y、p_z 的对称轴互相垂直，且垂直于 sp 杂化轨道对称轴所在的直线，如图 3-5 所示。

(a) 2个sp杂化轨道　　　　(b) 未杂化的p_y、p_z轨道

图 3-5　碳原子的 sp 杂化

　　形成乙炔分子时，每个碳原子各以 1 个 sp 杂化轨道以"头碰头"正面重叠，形成 1 个 C—Cσ 键，另一个 sp 杂化轨道与 1 个氢原子的 s 轨道"头碰头"正面重叠，形成 1 个 C—Hσ 键，所以乙炔分子中 4 个原子处于同一直线上，见图 3-6(a)。2 个碳原子上未参与杂化的 p_y、p_z 轨道以"肩并肩"侧面重叠，形成 2 个彼此相互垂直的 π 键，见图 3-6(b)。2 个 π 键的电子云围绕 σ 键形成一个圆筒形，见图 3-6(c)。

(a) 乙炔的σ键　　　　　(b) p_y、p_z轨道的重叠　　　　　(c) 圆筒形π电子云

图 3-6　乙炔分子中的 σ 键和 π 键

　　因此，碳碳三键是由 1 个 σ 键和 2 个 π 键组成的。碳原子为 sp 杂化，sp 杂化轨道中 s 成分较多，电子云的形状更粗、更短，发生重叠时的两个碳原子靠得更近，键长更短。

 课堂互动

你能判断烯烃和炔烃的化学活性吗？请根据共价键形成的特点和键参数进行解释。

2. 炔烃的同分异构

　　炔烃分子中碳碳三键上不含氢的碳原子没有碳链异构体，同时，由于碳碳三键呈直线型，因此，炔烃也没有顺反异构体，与相同碳原子数的烯烃相比，炔烃的异构体数目较少。例如，丁炔只有 2 个位置异构体。

$$CH \equiv CCH_2CH_3 \qquad CH_3C \equiv CCH_3$$

戊炔则包括碳链异构和位置异构，有 3 个构造异构体。

$$CH \equiv CCH_2CH_2CH_3 \qquad CH_3C \equiv CCH_2CH_3 \qquad CH \equiv CCHCH_3$$
$$\qquad\qquad\qquad\qquad\qquad\qquad\qquad\qquad\qquad | \atop CH_3$$

二、炔烃的命名

　　炔烃的命名原则和相应的烯烃相似，只需将"烯"字改为"炔"即可。例如：

$$CH_3C \equiv CCH_3 \qquad (CH_3)_2CHC \equiv CH \qquad CH_3-\underset{CH_3}{\overset{CH_3}{\underset{|}{\overset{|}{C}}}}-C \equiv CCH_2CH_3$$

2-丁炔　　　　　　　3-甲基-1-丁炔　　　　　　2,2-二甲基-3-己炔

　　分子中同时含有碳碳双键和三键的不饱和链烃，称为烯炔。命名时首先选择含双键和三键的最长碳链为主链，命名为"某烯炔"。编号从靠近不饱和键的一端开始；如果双键和三键在碳链两端的位置相同，则优先考虑从双键开始编号。例如：

$$CH_3-CH=CH-C \equiv CH \qquad CH_2=CH-CH_2-C \equiv CH$$

3-戊烯-1-炔　　　　　　　　　1-戊烯-4-炔

炔烃分子去掉1个氢原子后余下的基团称为炔基，常见的炔基如：

$$CH\equiv C-　　CH_3-C\equiv C-　　CH\equiv C-CH_2-$$

　　　乙炔基　　　　　丙炔基　　　　　炔丙基

课堂互动

试命名下列化合物。

1. $CH_3-C\equiv CCH\underset{CH_3}{CHCH_3}$（上方$CH_3$）

2. $CH_3CH=\underset{CH_3}{C}-C\equiv CCH_3$

知识链接

乙炔的主要用途

乙炔易溶于酒精、丙酮、苯、乙醚等有机溶剂，为易燃、易爆气体。乙炔燃烧火焰明亮，产生高温，常用于焊接或切割钢铁及其他金属；纯的乙炔有麻醉作用；乙炔也是有机合成的重要原料，可合成四氯乙烷、醋酸、丁醇、聚氯乙烯、聚丁橡胶、醋酸乙烯、维尼纶纤维和树脂等多种化工产品。

三、炔烃的性质

（一）炔烃的物理性质

炔烃的物理性质与烷烃、烯烃相似，低级炔烃在常温、常压下是气体，但沸点比相应碳原子数的烯烃略高。随着碳原子数目的增多，它们的沸点也相应升高，炔烃的碳碳三键在碳链中间时的熔点和沸点比在碳链末端时要高。

（二）炔烃的化学性质

与烯烃相似，也可发生加成、氧化和聚合等反应，这些反应都发生在碳碳三键上，但碳碳三键不如碳碳双键活泼，此外，端基炔上的炔氢原子还具有一些特性。

1. 催化加氢

炔烃在 Pd、Pt、Ni 等催化剂作用下，能与两分子氢加成，生成烷烃。例如：

$$RC\equiv CR'+2H_2\xrightarrow{Pt}RCH_2CH_2R'$$

如果控制一定条件，使用活性较低的催化剂，则炔烃加氢停留在生成烯烃阶段，可以选择性加氢得到不同立体异构的烯烃。如将金属钯吸附在碳酸钙沉淀上，再用醋酸铅处理制得林德拉（Lindlar）催化剂，能使炔烃选择性加氢得到顺式加成产物。例如：

$$RC\equiv CR'+H_2\xrightarrow{Lindlar催化剂}\underset{H}{R}C=\underset{H}{C}R'$$

2. 亲电加成反应

与烯烃一样，炔烃能与卤素、卤化氢、水等试剂发生亲电加成反应，加成的产物遵循马氏规则。

（1）**加卤素** 炔烃很容易与氯或溴发生加成反应，反应是分步进行的，先加一分子卤素生成二卤代烯，若卤素足量，则继续加成得到四卤代烷。例如：

$$RC\equiv CR' + Br_2 \longrightarrow \underset{\underset{Br}{|}}{RC}=\underset{\underset{Br}{|}}{CR'} \xrightarrow{Br_2} \underset{\underset{Br}{|}}{\overset{\overset{Br}{|}}{RC}}-\underset{\underset{Br}{|}}{\overset{\overset{Br}{|}}{CR'}}$$

炔烃与溴加成，使溴的红棕色褪去，此反应可用于炔烃的鉴别。

（2）**加卤化氢** 炔烃与卤化氢加成首先生成卤代烯，卤代烯可继续与卤化氢加成得到二卤代烷。卤化氢与炔烃反应的活性顺序为：HI＞HBr＞HCl，炔烃与溴化氢加成，在暗处即可发生反应，而与氯化氢加成，则必须在催化剂存在下才能进行。例如：

$$RC\equiv CH + HBr \longrightarrow \underset{\underset{Br}{|}}{RC}=CH_2 \xrightarrow{HBr} \underset{\underset{Br}{|}}{\overset{\overset{Br}{|}}{RC}}-CH_3$$

炔烃与溴化氢加成时，在过氧化物存在下，也有过氧化物效应，生成反马氏规则的产物。

（3）**加水** 炔烃直接水合比较困难，但在硫酸汞的硫酸溶液存在下可与水加成，生成烯醇式中间体，结构不稳定，立即发生分子重排，生成另一种互变异构体。如果乙炔加水则最终产物为乙醛；其他炔烃的最终产物都为酮。例如：

$$CH\equiv CH + H_2O \xrightarrow[H_2SO_4]{HgSO_4} \left[\underset{CH_2=CH}{H-O}\right] \xrightarrow{重排} CH_3CHO \\ 乙醛$$

$$CH\equiv C-R + H_2O \xrightarrow[H_2SO_4]{HgSO_4} \left[\underset{CH_2=C-R}{H-O}\right] \xrightarrow{重排} CH_3-\overset{\overset{O}{||}}{C}-R \\ 酮$$

催化剂 $HgSO_4$ 剧毒，且污染环境，现在已使用铜盐、三氟化硼等非汞催化剂代替汞盐。

3. 氧化反应
炔烃在氧化剂高锰酸钾溶液的作用下，发生碳碳三键断裂，生成相应的羧酸或二氧化碳。例如：

$$RC\equiv CH \xrightarrow[H_2O]{KMnO_4} RCOOH + CO_2\uparrow$$

$$RC\equiv CR' \xrightarrow[H_2O]{KMnO_4} RCOOH + R'COOH$$

根据氧化后得到的产物，可以推断原来炔烃的结构。炔烃被高锰酸钾氧化，使高锰酸钾的紫红色褪去，但褪色的速度比烯烃慢，可用于定性鉴别碳碳三键。

4. 聚合反应
与烯烃不同，炔烃一般不易聚合成高分子化合物，在不同的催化剂和反应条件下，炔烃可发生二聚或三聚反应合成链状或环状的低聚化合物。例如：

$$2CH\equiv CH \xrightarrow[NH_4Cl]{Cu_2Cl_2} CH\equiv C-CH=CH_2 \\ 1\text{-}丁烯\text{-}3\text{-}炔$$

$$3CH\equiv CH \xrightarrow[高温,高压]{催化剂} \text{苯}$$

5. 端基炔氢的反应
在炔烃分子中，含有 $-C\equiv CH$ 结构的炔烃叫端基炔。由于三键碳原子为 sp 杂化，s

成分大，造成碳原子的电负性增大，从而使端基炔氢显示出弱酸性，能被某些金属原子取代生成金属炔化物。

（1）被金属钠取代 端基炔可与熔融的金属钠或在液氨中与氨基钠作用得到炔化钠。例如：

$$RC\equiv CH \xrightarrow[NH_3]{NaNH_2} RC\equiv CNa$$
炔化钠

炔化钠性质很活泼，可与卤代烷作用，引入烷基，增长碳链，是制备高级炔烃的重要方法之一。例如：

$$RC\equiv CNa+R'X\longrightarrow RC\equiv CR'+NaX$$

（2）被重金属取代 端基炔与硝酸银的氨溶液或氯化亚铜的氨溶液反应，则分别生成白色的炔化银或棕红色的炔化亚铜沉淀。例如：

$$R-C\equiv CH+[Ag(NH_3)_2]^+ \longrightarrow R-C\equiv CAg\downarrow$$
$$R-C\equiv CH+[Cu(NH_3)_2]^+ \longrightarrow R-C\equiv CCu\downarrow$$

上述反应十分灵敏，现象明显，常用此方法鉴别炔烃（ $RC\equiv CH$ ），烷烃、烯烃和 $RC\equiv CR'$ 型的炔烃均无此反应。由于生成的重金属炔化物在溶液中较稳定，但干燥时或受撞击易发生爆炸，为避免危险，反应结束后应立即加入稀硝酸使其分解。

 课堂互动

试用所学知识鉴别乙烷、乙烯和乙炔。

第三节
二　烯　烃

二烯烃是分子中含有 2 个碳碳双键的不饱和烃，开链的二烯烃与炔烃属于同分异构体，通式为 C_nH_{2n-2} （ $n\geqslant 3$ ）。

一、二烯烃的分类和命名

（一）二烯烃的分类

根据分子中 2 个双键的相对位置不同，二烯烃可分为 3 种类型。

第一类，聚集二烯烃又称累积二烯烃，是指 2 个双键连在同一个碳原子上，即碳链中含结构为（ $\backslash C=C=C\diagup$ ）的二烯烃。例如，$CH_2=C=CH_2$（丙二烯），这类二烯烃稳定性较差，一般很少见，主要用于立体化学的研究。

第二类，共轭二烯烃，是指 2 个双键中间隔 1 个单键，即单键、双键交替，碳链中含结构为（ $\backslash C=CH-CH=C\diagup$ ）的二烯烃。例如，$CH_2=CH-CH=CH_2$（1,3-丁二烯），共轭二烯烃具有特殊的结构和性质。

第三类，隔离二烯烃又称孤立二烯烃，是指 2 个双键中间隔 2 个或 2 个以上单键，即碳链中含结构为（ $\backslash C=CH(CH_2)_nCH=C\diagup$ ）（ $n\geqslant 1$ ）的二烯烃。例如，$CH_2=CH-CH_2-CH=CH_2$（1,4-戊二烯），这类二烯烃 2 个双键距离较远，相互影响小，其性质与单烯烃相似。

（二）二烯烃的命名

二烯烃的命名与单烯烃相似，其命名规则如下。

1. 选主链

选择含有 2 个碳碳双键的最长碳链为主链，根据主链上碳原子数目称为"某二烯"。10 个或 10 个以上碳原子的二烯烃，命名时，在"二烯"之前加上"碳"字，称为"某碳二烯"。

2. 编号

从靠近碳碳双键的一端开始，给主链上的碳原子用阿拉伯数字 1，2，3 等编号，将 2 个双键的位次标于某二烯之前，由小到大排列，并用逗号隔开。

3. 命名

取代基名称及位次在前，某二烯名称及位次在后，顺反异构体需标明构型。

$$CH_2=C-CH=CH_2 \qquad CH_2=C-CH-CH=CH_2 \qquad \begin{matrix} CH_3 \\ H \end{matrix} C=C \begin{matrix} CH_3 \\ H_3C \end{matrix} C=C \begin{matrix} CH_3 \\ H \end{matrix}$$

$$\underset{CH_3}{|} \qquad \underset{CH_3 \; C_2H_5}{| \quad |}$$

2-甲基-1,3-丁二烯   2-甲基-3-乙基-1,4-戊二烯   (2Z,4E)-3-甲基-2,4-己二烯

> **知识链接**
>
> ### β-胡萝卜素的主要用途
>
> 胡萝卜素有 α、β、γ 三种异构体，其中 β-胡萝卜素的活性最高，β-胡萝卜素摄入人体消化器官后，可以转化成维生素 A，是目前补充维生素 A 最安全的产品。维生素 A、β-胡萝卜素的结构中存在多个共轭双键，为天然存在的共轭多烯。
>
>
> 维生素A₁
>
>
> β-胡萝卜素
>
> β-胡萝卜素最丰富的来源是绿叶蔬菜和黄色的水果，其中胡萝卜中含量最高。β-胡萝卜素可以防止和消除体内生理代谢过程产生的"自由基"，它能提高人体免疫力，具有防癌、抗癌、防衰老、防治白内障、改善夜盲症和抗射线对人体的损伤等功效。

二、共轭二烯烃的结构和共轭效应

1. 共轭二烯烃的结构

1,3-丁二烯也称为丁二烯，是最简单的共轭二烯烃。1,3-丁二烯的 4 个碳原子和 6 个氢原子都在同一平面内，所有键角均接近于 120°，为平面型分子。1,3-丁二烯分子中的碳碳单键键长为 0.148nm，比乙烷碳碳单键键长 0.154nm 短；碳碳双键键长为 0.137nm，比乙烯的碳碳双键键长 0.134nm 长，1,3-丁二烯分子中的单键与双键键长趋向于平均化。

在 1,3-丁二烯分子中，4 个碳原子都是 sp^2 杂化，相邻碳原子之间以 sp^2 杂化轨道相互轴

向重叠形成 3 个碳碳 σ 键，其余的 sp^2 杂化轨道分别与氢原子的 1s 轨道重叠形成 6 个碳氢 σ 键，这些 σ 键都处在同一平面上，见图 3-7(a)。每个碳原子未参与杂化的 p_z 轨道垂直于分子平面且彼此间相互平行，可从侧面相互重叠，因此，不仅 C-1 与 C-2、C-3 与 C-4 的 p_z 轨道发生了侧面重叠，而且 C-2 与 C-3 的 p_z 轨道也发生了一定程度的重叠，形成了包含 4 个碳原子的大 π 键，这样形成的 π 键或称为共轭 π 键，见图 3-7(b)。像 1,3-丁二烯这样具有共轭 π 键的特殊结构体系，称为共轭体系。

(a) 丁二烯的平面构型　　　　(b) 丁二烯的共轭π键的形成

图 3-7　1,3-丁二烯分子的结构

2. 共轭效应

在 1,3-丁二烯分子中，π 电子的运动范围不是局限在成键原子之间，而是扩散到整个分子内的 4 个碳原子上，即发生了 π 电子的离域。在共轭体系中，由于 π 电子的离域，使得体系中电子云密度平均化，键长趋于平均化，体系能量降低，分子更稳定，这种效应称为共轭效应。常用符号"C"表示。共轭效应是共轭体系的内在性质，与诱导效应不同，共轭效应只存在于共轭体系中，沿共轭链传递，其强度不因共轭链的增长而减弱；当共轭体系的一端受到电场的影响时，这种影响会沿共轭链传递到整个共轭体系，同时在共轭链上产生正负电荷交替的现象。共轭体系有多种类型，常见有 π-π、p-π 共轭和 σ-π、σ-p 超共轭等共轭体系。例如：

π-π 共轭体系：

$$H_2C=CH-CH=CH_2 \qquad CH_2=CH-C-H$$

p-π 共轭体系：

$$CH_2=CH-Cl \qquad CH_2=CH-\overset{+}{C}H_2$$

(+表示碳正离子，−表示碳负离子，·表示自由基)

σ-π 或 σ-p 超共轭体系：

课堂互动

下列结构中是否存在共轭效应？如果有，请指出共轭体系的类型。

1. $CH_3CH=CHCH=CH_2$　　2. $CH_2=CH-C\equiv N$　　3. $CH_3CH=CH-Cl$

三、共轭二烯烃的化学性质

共轭二烯烃属不饱和链烃，它们能发生加成、氧化、聚合等一般单烯烃的化学反应，由于它的共轭体系结构的特殊性，还表现出一些特殊的化学性质。

1. 1,2-加成与1,4-加成

共轭二烯烃可以与卤素、卤化氢等试剂进行亲电加成反应，加成产物一般可得到两种。例如：

$$CH_2=CH-CH=CH_2 \xrightarrow[HBr]{Br_2} \begin{array}{c} CH_2-CH-CH=CH_2 + CH_2-CH=CH-CH_2 \\ \quad\ \ |\ \ \ | \qquad\qquad\qquad\quad |\qquad\qquad\quad | \\ \quad\ \ Br\ Br \qquad\qquad\qquad\quad Br \qquad\qquad\ Br \\ CH_3-CH-CH=CH_2 + CH_3-CH=CH-CH_2 \\ \quad\quad\ |\qquad\qquad\qquad\qquad\qquad\qquad\qquad | \\ \quad\quad\ Br \qquad\qquad\qquad\qquad\qquad\qquad Br \end{array}$$

1,2-加成产物   1,4-加成产物

共轭二烯烃的共轭加成与单烯烃的亲电加成反应机理相同，反应分两步进行，首先受亲电试剂极性的影响，使1,2-丁二烯分子出现正负电荷交替的极化；接着试剂的正离子部分进攻1,2-丁二烯生成碳正离子的中间体，然后，试剂中的负离子马上与碳正离子中间体发生反应得到共轭加成产物。例如：

$$H_2\overset{\delta^+}{C}=\overset{\delta^-}{CH}-\overset{\delta^+}{CH}=\overset{\delta^-}{CH_2} + \overset{\delta^+}{H}-\overset{\delta^-}{Br} \xrightarrow{\text{慢}} CH_3\overset{+}{CH}CH=CH_2 \longleftrightarrow CH_3CH=\overset{+}{CH}-\overset{+}{CH_2}$$

$$\xrightarrow[\text{快}]{Br^-} CH_3-CH=CH-CH_2 \atop \qquad\qquad\qquad\qquad |\atop \qquad\qquad\qquad\qquad Br$$

阅读与提高

1,4-加成又称共轭加成，是共轭二烯烃的特殊反应。共轭二烯烃的1,2-加成和1,4-加成是同时发生的，2种加成产物的比例与反应物的结构、反应条件等有关，1,3-丁二烯与HBr的加成在不同温度下进行反应，得到的产物比例不同，在-80℃、非极性溶剂中反应，1,2-加成产物占80%，1,4-加成产物占20%；而在40℃、极性溶剂中反应时，1,2-加成产物只占20%，1,4-加成产物却占80%。由此可说明，在低温及非极性溶剂中以1,2-加成为主，高温及极性溶剂中以1,4-加成为主。

2. 狄尔斯-阿尔德反应（双烯合成反应）

德国化学家狄尔斯（O. Diels）和阿尔德（K. Alder）于1928年发现，共轭二烯烃与含碳碳双键的不饱和化合物能发生1,4-加成反应，生成六元环状化合物，这类反应称为狄尔斯-阿尔德（D-A）反应，又称双烯合成。例如：

双烯合成反应式 （200~300℃，高压）

双烯合成中，通常将共轭二烯烃称为双烯体，能与双烯体反应的不饱和化合物称为亲双烯体。实验证明，亲双烯体的碳碳双键上如连有吸电子基团（—CHO、—CN、—NO₂、—COOR等）时，环合容易进行。例如：

双烯合成反应式（苯，100℃）

共轭烯烃与顺丁烯二酸酐反应生成的产物为白色固体，可用此反应检验共轭二烯烃的存在。

双烯合成反应是一步完成的，旧键的断裂与新键的生成同时进行，没有活性中间体生成，这类反应称为协同反应。双烯合成反应可以由直链化合物合成六碳环状化合物，应用非常广泛，在理论和生产上都占有重要的地位。

本章小结

不饱和烃
- 烯烃
- 炔烃
- 二烯烃

烯烃

结构
- 通式:$C_nH_{2n}(n \geqslant 2)$; 碳碳双键: σ键、π键
- 异构现象
  - 构造异构: 碳链异构、位置异构
  - 顺反异构: 顺、反和Z、E构型

命名
- 与烷烃相似称某烯, 在名称前面用阿拉伯数字表示双键位次

性质
- 催化加氢生成烷烃
- 亲电加成: 加X_2、HX、H_2SO_4、H_2O, 生成的产物遵循马氏规则
- 氧化反应: $KMnO_4$氧化、O_3氧化, 氧化产物因烯烃的结构、氧化剂和反应条件不同有差异
- 聚合反应: 单体催化聚合生成高分子化合物(聚合物)

诱导效应
- 电子云沿σ链传递, 随碳链增长而减弱

通式:$C_nH_{2n-2}(n \geqslant 2)$;碳碳三键: σ键、2个π键

炔烃

结构
- 通式:$C_nH_{2n-2}(n \geqslant 2)$;碳碳三键: σ键、2个π键
- 异构现象
  - 碳链异构、位置异构

命名
- 与烯烃相似称某炔, 编号使双键位次最小; 烯炔优先双键编号, 同时使双键、三键位次编号最小

性质
- 催化加氢生成烷烃,lindlar催化剂催化生成烯烃
- 亲电加成: 加X_2、HX、H_2O生成马氏规则产物
- 氧化反应:$KMnO_4$氧化产物羧酸或二氧化碳
- 聚合反应: 单体催化聚合生成二聚、三聚低聚化合物
- 端位炔氢的反应: 被取代生成炔化钠、炔化银(亚铜)

目标检测

一、选择题

（一）单项选择题

1. 下列化合物有顺反异构的是（   ）。

A. 丙烯　　　　　　　B. 2-甲基丙烯　　　　　C. 1-苯基丙烯　　　　　D. 1-丁烯

2. 丙烯与氢溴酸反应得到的主要产物是（   ）。

A. 1-溴丙烷　　　　　B. 2-溴丙烷　　　　　　C. 丙烷　　　　　　　　D. 1,2-二溴丙烷

3. 下列碳正离子最稳定的是（   ）。

A. $CH_3\overset{+}{C}HCH_3$

B. $CH_3\underset{CH_3}{\overset{\overset{+}{C}CH_3}{|}}$

C. 苯$\overset{+}{C}H_2$

D. $CH_3CH_2\overset{+}{C}H_2$

4. 下列可用于鉴别丙烯和环丙烷的试剂是（   ）。

A. HCl　　　　　　　B. H_2/Ni　　　　　　　C. Br_2/CCl_4　　　　　　D. $KMnO_4/H^+$

5. 下列基团属于给电子基的是（   ）。

A. —NO_2　　　　　B. —OH　　　　　　　　C. —Cl　　　　　　　　D. —CH_2CH_3

6. 下列与硝酸银的氨溶液反应生成白色沉淀的化合物是（   ）。

A. 乙炔　　　　　　　B. 乙烯　　　　　　　　C. 乙烷　　　　　　　　D. 2-丁炔

7. 可用来鉴别 1-戊炔和 2-戊炔的溶液是（   ）。

A. 氯化铁　　　　　　B. 高锰酸钾　　　　　　C. 银氨溶液　　　　　　D. 溴水

8. 化合物 $CH_2{=}CH{-}CH{=}CH_2$ 存在的共轭体系是（   ）。

A. p-π 共轭　　　　　B. π-π 共轭　　　　　　C. σ-π 共轭　　　　　　D. σ-p 共轭

（二）多项选择题

1. 下列能使溴水褪色的化合物是（   ）。

A. 乙炔　　　　　　　B. 乙烯　　　　　　　　C. 乙烷

D. 环丙烷　　　　　　E. 1,3-丁二烯

2. 下列说法错误的是（   ）。

A. 分子式符合 C_nH_{2n} 的化合物都是烯烃

B. π键比 σ键容易断裂，炔烃分子中有两个 π键，所以炔烃比烯烃活泼

C. 1,3-戊二烯比 1,4-戊二烯稳定

D. 烯烃分子都存在顺反异构

E. 共轭效应只存在于共轭体系中，沿共轭链传递，其强度随着共轭链的增长而减弱

3. 下列化合物用酸性高锰酸钾溶液氧化，有 CO_2 生成的是（　　）。

A. 1-戊炔　　　　　B. 丙烯　　　　　C. 3-甲基环己烯

D. 环丙烷　　　　　E. 1-丁烯

二、命名或写出下列化合物的结构式

1. $CH_3CH_2CHCH=CCH_2CH_3$
   （上 CH_3，下 CH_3）

2.

3. $CH_3C=CCHCHCH_3$

4. $CH_2=CHCHCH_2CH=CH_2$
   （下 CH_3）

5. $CH_3CH=CHCH(CH_3)C\equiv CCH_3$

6. (E)-3,4-二甲基-3-庚烯

7. 4-甲基-2-戊炔

8. 3-溴-1,3-戊二烯

9. 3-甲基-2-己烯-4-炔

三、完成下列反应式

1. $CH_2CHCH=CH_2+HBr \longrightarrow$
   （下 CH_3）

2. $CH_2=CHCH_3+HBr \xrightarrow{\text{过氧化物}}$

3. $CH_3C=CHCH_3 \xrightarrow[H^+]{KMnO_4}$
   （下 CH_3）

4. $\bigcirc -C\equiv CH+H_2O \xrightarrow[H_2SO_4]{HgSO_4}$

5. $CH_3CH_2C\equiv CH \xrightarrow[\triangle]{Na} \xrightarrow{CH_3I}$

6.

四、鉴别下列各组化合物

1. 丙烷、丙烯、丙炔

2. 1-戊炔、2-戊炔

五、合成下列化合物

以乙炔为原料合成 1-丁炔。

六、推测结构

1. 有 A、B 两种烯烃的分子式都是 C_6H_{12}，用酸性高锰酸钾氧化后，A 只生成酮，B 的产物中一个是羧酸，另一个是酮，试推测 A、B 的结构。

2. 有一链烃 A 的分子式为 C_6H_8，无顺反异构体，无共轭效应，用银氨溶液处理得到白色沉淀，用 Lindlar 试剂氢化得化合物 B，其分子式为 C_6H_{10}，B 也无顺反异构体。A 和 B 与高锰酸钾发生氧化反应都得到 $2molCO_2$ 和另一化合物 C，C 分子中有酮基，试写出 A、B、C 的结构式。

（王静）

芳香烃

知识目标

1. 掌握芳香烃的命名，单环芳烃及萘的主要化学性质。
2. 熟悉苯环的结构，常见的定位基及其定位效应。
3. 了解芳香烃概念、分类。

能力目标

熟练应用定位效应正确预测一元取代苯发生取代反应的主要产物，选择合适的反应路线合成苯及其衍生物，学会鉴别含 α-H 的烷基苯。

芳香烃属于环烃，是芳香族化合物的母体。最早，人们将一些从天然产物中得到的具有芳香气味的化合物称为芳香族化合物，例如，安息香酸（来源于安息香树）。后来，人们发现，并非所有的芳香族化合物都具有芳香气味，而是有的物质尽管具有芳香气味，但不一定属于芳香族化合物。因此，"芳香"两字已经失去了原有的意义。经过长期的研究证明，这类化合物大多数含苯环（俗称"芳环"）结构，都具有芳环难加成、难氧化和易取代的性质，人们把这种性质称为芳香性，具有芳香性的烃类称为芳香烃，简称芳烃；具有芳香性的物质称为芳香族化合物。

 有机化学与药学

在合成药物及天然药物中，很多含有苯环结构。例如，镇静催眠、抗惊厥、抗癫痫并能增强麻醉作用的地西泮；具有抗高血压的心得安。

地西泮(镇静催眠药)　　　　心得安(抗高血压药)

一、芳香烃的分类

芳烃根据是否具有含苯环，苯环的数目以及连接方式，分类如下：

本章讨论苯系芳烃，其中，苯是单环芳烃中最简单而又最典型的化合物。

二、苯的结构

1. 苯的凯库勒结构

通过元素的定性定量分析以及相对分子质量的测定可知，苯由碳氢两种元素组成，相对分子质量为 78，分子式为 C_6H_6。从苯的组成来看，碳氢两种元素的比例为 1：1，苯应具有很高的不饱和性，像不饱和烃一样容易发生加成、氧化和聚合反应。但事实上，苯却是一种非常稳定的化合物，一般情况下难发生加成反应，也难被氧化，而容易发生取代反应。据此，德国化学家凯库勒（Kekule）于 1865 年提出了关于苯分子结构的构想，他认为，苯分子中的 6 个碳原子以单双键交替的形式相互连接，构成正六边形平面结构，每个碳原子与 1 个氢原子相连，凯库勒苯的结构表示为：

事实上，苯的一些性质也支持了凯库勒关于苯分子结构的构想，例如，苯催化加氢后可得到环己烷；苯的一元取代物只有一种，但是，苯的凯库勒结构式无法解释如下现象：

（1）苯的凯库勒结构式中含有 3 个双键，但在一般条件下，苯却不易发生加成反应而容易发生取代反应。

（2）根据苯的凯库勒结构式，苯的邻位二元取代物应该有两种，但事实上只有一种。

可见，苯的凯库勒结构式存在缺陷。

2. 现代价键理论的苯分子结构

现代价键理论认为，苯环中的每个碳原子均为 sp^2 杂化。每个碳原子的 3 个 sp^2 杂化轨道分别与 2 个相邻碳原子的 sp^2 杂化轨道和 1 个氢原子的 s 轨道"头碰头"正面重叠，形成 2 个 C—Cσ 键和 1 个 C—Hσ 键，这样 6 个碳原子正好形成一个对称的正六边形结构，分子中 6 个 C—Cσ 键和 6 个 C—Hσ 键都在同一平面上，键角都是 120°，如图 4-1(a) 所示。此外，每个碳原子还剩下 1 个未参加杂化的 p_z 轨道，其对称轴垂直于正六边形平面，6 个 p_z 轨道相互平行，彼此"肩并肩"侧面重叠形成闭合的共轭大 π 键，大 π 电子云对称而均匀地分布在整个正六边形平面的上下，形成闭合的环状 π-π 共轭体系。如图 4-1(b)、图 4-1(c) 所示。

(a) 键长及键角　　　　　　(b) 共轭大π键的形成　　　　　　(c) 大π键电子云

图 4-1　苯分子的结构

现代物理方法测得，苯分子中所有碳碳单键的键长均为 0.140nm，比正常的碳碳单键（0.154nm）要短，而比正常的碳碳双键（0.134nm）要长，如图 4-1(a) 所示。在这个共轭体系中，π 电子高度离域，使电子云密度完全平均化，键长趋向平均化。体系能量降低，苯分子的这种特殊结构使苯具有独特的化学性质——芳香性。

现代价键理论将苯分子的结构简式表示为⬡，在书写时，一般用凯库勒式⬡表示。

三、单环芳烃的命名

（一）苯及其同系物的命名

苯及其同系物的通式为 C_nH_{2n-6}（$n \geqslant 6$），例如，C_6H_6（苯）、C_7H_8（甲苯）、C_8H_{10}（乙苯）和 C_9H_{12}（丙苯），它们是含有苯环的同一系列化合物，相邻同系物之间仅差 CH_2（同系差），结构可以看成苯分子中的一个或多个氢原子被烷基所取代，而得到的一元或多元烷基苯及其同系物。

苯及其同系物的命名主要遵循如下规则。

1. 简单结构的烷基苯

（1）一元烷基苯　通常以苯为母体，烷基为取代基，称为"某烷基苯"，"基"字常省略。例如：

甲苯　　　　　　乙苯　　　　　　异丙苯

（2）二元烷基苯　可用 1,2-或邻、o-(ortho-)，1,3-或间、m-(meta-)，1,4-或对、p-(para-) 等词头分别表示两个烷基的相对位置。例如：

1,2-甲苯　　　　　1,3-二甲苯　　　　　1,4-二甲苯
或邻二甲苯(o-二甲苯)　间二甲苯(m-二甲苯)　对二甲苯(p-二甲苯)

（3）三元取代苯　可用 1,2,3-或连，1,2,4-或偏，1,3,5-或均等词头分别表示三个烷

基的相对位置。例如：

1,2,3-三甲苯　　　1,2,4-三甲苯　　　1,3,5-三甲苯
或连三甲苯　　　　或偏三甲苯　　　　或均三甲苯

　　需要注意的是，在上述命名中，用中文表示多个烷基的相对位置时，中文后面没有间隔短线；而用阿拉伯数字或英文词头表示时，则阿拉伯数字或英文词头的后面要间隔短线。

　　苯环上有多个烷基，编号时要遵循"编号总和最小"原则；命名时要先简后繁，同类合并；如果其中有一个是甲基，也可以甲苯为母体。例如：

1-甲基-4-乙基苯(对甲乙苯)　1-甲基-2-乙基-4-异丙基苯　1,3-二甲基-4-乙基苯
或4-乙基甲苯 (对乙基甲苯)　或2-乙基-4-异丙基甲苯　　或4-乙基-1,3-二甲苯

2. 复杂结构的烷基苯

以烷烃为母体，芳烃基为取代基。例如：

3-甲基-2-苯基戊烷

3. 苯代不饱和脂肪链烃

以芳烃基为取代基，不饱和链烃为母体。例如：

苯乙烯　　　　　苯乙炔　　　　　2-苯基丙烯

（二）芳烃基的命名

　　芳烃分子中去掉1个氢原子后剩下的基团称为芳烃基，一般用 Ar— 表示。苯去掉1个氢原子后剩下的基团称为苯基，可用 C_6H_5— 或 Ph— 表示。

　　甲苯分子中甲基上去掉1个氢原子后得到的基团称为苯甲基，又称苄基；而去掉苯环上1个氢原子后得到的基团为甲苯基，分为邻甲苯基、间甲苯基和对甲苯基三种。"甲苯基"是上述三种基团的统称。

或C_6H_5—、Ph—

苯甲基(苄基)　　　邻甲苯基　　　间甲苯基　　　对甲苯基

1. 请写出符合分子式 C_9H_{12}（单环芳烃）的所有同分异构体，并命名之。

2. 你能写出下列化合物的名称吗？

(1) $\langle\rangle$—$CH_2CH_2CH_3$　(2) (带 CH_3、C_2H_5、$C(CH_3)_3$ 取代基的苯环)　(3) $CH_3CHCH_2CHCH=CH_3$ 下标 C_6H_5 和 CH_3

四、苯及其同系物的性质

（一）物理性质

苯及其同系物多数为无色透明有特殊气味的液体，相对密度一般在 $0.86\sim0.90$ 之间，不溶于水而易溶于有机溶剂。苯和甲苯都是良好的有机溶剂，其蒸气有毒，长期吸入会损害造血器官和神经系统，引起白细胞数目减少和头晕乏力等症状。

（二）化学性质

由于苯环结构的特殊性，苯及其同系物具有芳香性，表现在化学性质上，苯环稳定、难氧化、难加成、易取代，所以，苯环上的取代反应是苯及其同系物最重要的化学性质。

1. 苯环上的亲电取代反应

在一定的条件下，苯环上的氢原子容易被其他的原子或原子团所取代而发生卤代、硝化、磺化和傅-克反应。

（1）卤代反应（引入—X）　在催化剂铁粉或卤化铁的作用下，苯与卤素反应，苯环上的氢原子被卤素（—X）原子取代，生成卤代苯。

$$\langle\rangle\text{H} + X + X \xrightarrow[\text{或FeX}_3]{\text{Fe粉}} \langle\rangle\text{X} + HX$$
卤代苯

例如：

$$\langle\rangle + Br_2 \xrightarrow[\text{或FeBr}_3]{\text{Fe粉}} \langle\rangle\text{Br} + HBr$$
溴苯

苯的同系物的卤代反应比苯更容易进行，主要生成邻位和对位取代产物。例如：

$$2\langle\rangle CH_3 + 2Br_2 \xrightarrow{FeBr_3} \langle\rangle\text{CH}_3\text{Br} + \langle\rangle\text{CH}_3\text{Br} + 2HBr$$
邻溴甲苯　　对溴甲苯

此外，苯的同系物如甲苯在光照或加热的条件下，主要发生苯环侧链的 α-H 的卤代反应。例如：

$$\langle\rangle CH_3 + Br_2 \xrightarrow{\text{光照}} \langle\rangle CH_2Br + HBr$$
溴化苄(苄溴)

（2）硝化反应（引入—NO_2）　苯与混酸（浓硝酸、浓硫酸的混合酸）反应，苯环上的氢原子被硝基（—NO₂）取代，生成硝基苯。例如：

$$\text{苯} + HO—NO_2(浓) \xrightarrow[50\sim60℃]{浓H_2SO_4} \text{硝基苯}—NO_2 + H_2O$$

硝基苯与发烟硝酸及更高温度可以继续硝化，主要生成间二硝基苯。

$$\text{硝基苯} + HNO_3(发烟) \xrightarrow[95℃]{浓H_2SO_4} \text{间二硝基苯} + H_2O$$

可见，硝基苯的硝化反应比苯要难。苯的同系物的硝化反应比苯更容易进行，主要生成邻位和对位取代产物。例如：

$$2\,\text{甲苯} + 2HNO_3(浓) \xrightarrow[20\sim30℃]{浓H_2SO_4} \text{邻硝基甲苯} + \text{对硝基甲苯} + 2H_2O$$

甲苯如果在较高的温度（100℃）下发生硝化反应，则生成2,4,6-三硝基甲苯（TNT）炸药。

$$\text{甲苯} + 3HNO_3(浓) \xrightarrow[100℃]{浓H_2SO_4} \text{2,4,6-三硝基甲苯(TNT)} + 3H_2O$$

（3）磺化反应（引入—SO₃H）　苯与浓硫酸或发烟硫酸共热，苯环上的氢原子被磺酸基（—SO₃H）取代，生成苯磺酸。

$$\text{苯} + HO—SO_3H(浓) \xrightleftharpoons[75\sim80℃]{} \text{苯磺酸}—SO_3H + H_2O$$

磺化反应是可逆的，为了防止生成的苯磺酸发生水解，通常用过量的浓硫酸或用发烟硫酸（$H_2SO_4 \cdot SO_3$）在室温下进行。

$$\text{苯} \xrightarrow{H_2SO_4 \cdot SO_3} \text{苯}—SO_3H$$

（4）傅-克反应　傅瑞德（C. Friedel）和克拉夫茨（J. M. Crafts）反应简称傅-克（F-C）反应，包括傅-克烷基化反应（引入—R）和傅-克酰基化反应（引入—COR）。

在无水氯化铝的催化下，苯及其同系物与卤代烷反应，苯环上的氢原子被烷基取代，生成烷基苯，称为傅-克烷基化反应。例如：

$$\text{苯} + X—R \xrightarrow{无水AlCl_3} \text{苯}—R + HX$$

例如：

$$\text{苯} + CH_3Cl \xrightarrow[\triangle]{无水AlCl_3} \text{苯}—CH_3 + HCl$$

3个或3个以上碳原子的卤代烷发生傅-克烷基化反应时，常因碳正离子的重排而得到不止一种产物。例如：

$$\text{（苯）} + CH_3CH_2CH_2Cl \xrightarrow[\triangle]{无水AlCl_3} \text{（苯）}-CH(CH_3)_2 + \text{（苯）}-CH_2CH_2CH_3$$

主要产物　　　　　次要产物

在傅-克烷基化反应中，常用的烷基化试剂除了卤代烷外，还有烯烃、醇等。

在无水氯化铝的催化下，苯及其同系物与酰卤、酸酐等反应，苯环上的氢原子被酰基取代，生成芳香酮。

$$\text{（苯）}\boxed{H+X}+\overset{O}{\overset{\|}{C}}-R \xrightarrow{无水AlCl_3} \text{（苯）}-\overset{O}{\overset{\|}{C}}-R + HX$$

酰卤　　　　　　　　　芳香酮

例如：

$$\text{（苯）} + CH_3-\overset{O}{\overset{\|}{C}}-Cl \xrightarrow[\triangle]{无水AlCl_3} \text{（苯）}-\overset{O}{\overset{\|}{C}}-CH_3 + HCl$$

乙酰氯　　　　　　　　苯乙酮

在傅-克酰基化反应中，常用的酰基化试剂除了酰卤外，还有酸酐、酯、羧酸等。当苯环上连有—NO_2、—SO_3H、RCO—等强吸电子基团时，会使苯环钝化，不再发生傅-克酰基化反应。

阅读与提高

苯环的亲电取代反应机理

实验证明，苯环上的取代反应，是由试剂中的正离子或带正电荷的部分首先进攻苯环上电子云密度较高的碳原子而引起的。最后，试剂中的正离子或带正电荷的部分取代了这个碳原子上的氢原子，所以称为亲电取代反应，带正离子或带正电荷的试剂称为亲电试剂（E^+）。苯环上所发生的取代反应，大多数都是亲电取代反应。

亲电取代反应又称为离子型亲电取代反应，其反应机理是亲电试剂（E^+）进攻苯环而生成一种不稳定的中间体（称为σ配合物），此时碳原子的杂化态由sp^2转变为sp^3，E^+与此碳原子形成新的σ键而破坏了原来苯环稳定的共轭体系。然后，σ配合物分解，此碳原子上的碳氢σ键减弱，以H^+的形式离去，生成取代苯，碳原子的杂化态又恢复为sp^2。其反应历程如下：

苯　　　亲电试剂　σ配合物　　取代苯

E^+: X^+、NO_2^+、SO_3、R^+等

2. 氧化反应

苯环稳定，难氧化。但是，苯环上含α-H的侧链却容易被氧化。在强氧化剂（$KMnO_4/H^+$、$K_2Cr_2O_7/H^+$等）作用下，不管侧链多长，都被氧化成羧基；氧化成羧基的数目和相对位置与侧链相对应。例如：

$$\text{（苯）}-CH_3 \xrightarrow[H^+]{KMnO_4} \text{（苯）}-COOH$$

$$\text{PhCH(CH}_3)_2 \xrightarrow[\text{H}^+]{\text{KMnO}_4} \text{PhCOOH}$$

苯甲酸

$$\text{H}_3\text{C}-\text{C}_6\text{H}_4-\text{CH}_2\text{CH}_3 \xrightarrow[\text{H}^+]{\text{KMnO}_4} \text{HOOC}-\text{C}_6\text{H}_4-\text{COOH}$$

对苯二甲酸

若侧链不含 α-H，则不能被氧化，此反应常用于鉴别侧链含 α-H 苯的同系物。

 课堂互动

简要回答下列问题。

1. （结构式）$\xrightarrow{\text{KMnO}_4/\text{H}^+}$?

2. 鉴别苯和甲苯

3. 加成反应

苯环难加成，但在一定的条件下也可以发生加成反应。

（1）加氢　在催化剂（Ni 等）、高温、高压条件下，苯可与氢发生加成反应，生成环己烷。

$$\text{（苯）} + 3\text{H}_2 \xrightarrow[180\sim250℃]{\text{Ni}} \text{（环己烷）}$$

（2）加氯　在紫外线作用下，苯与氯气发生加成反应，生成六氯环己烷，俗称"六六六"。

$$\text{（苯）} + 3\text{Cl}_2 \xrightarrow{\text{紫外线}} \text{（六氯环己烷结构）}$$

六氯环己烷

五、苯环上亲电取代反应的定位效应

在前面有关苯环亲电取代反应的讨论中可知，甲苯的硝化反应比苯容易进行，主要生成邻位和对位取代产物；硝基苯的硝化反应比苯要难进行，主要生成间位取代产物。由此可见，苯环取代反应的难易，新引入的取代基进入苯环的位置，受到苯环上原有取代基的影响：有的取代基例如甲基，能活化苯环，使苯环的取代反应更容易进行，新引入的取代基主要进入它的邻位和对位；有的取代基例如硝基，能钝化苯环，使苯环的取代反应更难进行，新引入的取代基主要进入它的间位。这种由于苯环上原有取代基能决定苯环取代反应的难易，并对新引入的取代基进入苯环的位置起决定支配作用的效应称为定位效应。环上原有的取代基称为定位基。定位基分为邻、对位定位基和间位定位基两大类。

（一）邻、对位定位基

邻、对位定位基大多数使苯环活化（卤素除外），使苯环的取代反应更容易进行，新引入的取代基主要进入它的邻位和对位。常见的邻、对位定位基有：

$$-\text{NR}_2 \quad -\text{NHR} \quad -\text{NH}_2 \quad -\text{OH} \quad -\text{OR} \quad -\text{NHCOR} \quad -\text{R} \quad -\text{X}$$

这类定位基的结构特征是：与苯环直接相连的原子均以单键与其原子相连，且大多带有孤对电子或负电荷。

（二）间位定位基

间位定位基一般使苯环钝化，使苯环的取代反应更难进行，新引入的取代基主要进入它的间位。常见的间位定位基有：

$$-N^+R_3 \quad -NO_2 \quad -CN \quad -SO_3H \quad -CHO \quad -COOH$$

这类定位基的结构特征是：与苯环直接相连的原子一般都含有重键或带正电荷。

上述两类定位基的活化或钝化强弱不同，其强度次序见表 4-1。

表 4-1 常见邻、对位和间位定位基的定位效应强弱

邻、对位定位基	定位效应强弱	间位定位基
$-NR_2$、$-NHR$、$-NH_2$	强	$-N^+R_3$
$-OH$	↓	$-NO_2$
$-OR$		$-CN$
$-NHCOR$		$-CHO$
$-R$		$-SO_3H$
$-X$	弱	$-COOH$

（三）定位效应的应用

1. 预测反应产物

当苯环上已有两个取代基，再引入第三个取代基时，新的取代基进入位置的确定有如下几种情况。

（1）两个取代基定位方向一致 当两个取代基定位效应一致时，它们的定位作用具有加和性，下列实线箭头方向为新的取代基进入的主要位置，生成主要产物；而虚线箭头方向为生成少量产物。例如：

（2）两个取代基定位方向不一致 当两个取代基定位方向不一致时，分为下列三种情况。

① 两个取代基都是邻、对位定位基，但是强弱不同，由强的取代基起主导作用。例如：

② 一个是邻、对位定位基，另一个是间位定位基，由邻、对位定位基起主导作用。例如：

③ 两个取代基都是间位定位基，而两者的定位效应又相互矛盾时则反应很难发生。

在讨论新取代基进入的位置时，除了考虑定位效应外，还要注意空间效应。

2. 定位效应在有机合成中的应用

在有机合成中，利用定位效应，可选择适当的合成路线，从而提高效率，降低成本，获得较好的经济效益。例如，由苯合成邻硝基苯甲酸。

 课堂互动

请用提供的原料合成下列化合物。

1. 由苯合成间硝基苯甲酸　　　2. 由甲苯合成对溴苄氯

六、多环芳烃

多环芳烃是指分子中含 2 个或 2 个以上苯环的芳烃。包括多苯代脂肪烃、联苯或联多苯和稠环芳烃，本章主要介绍稠环芳烃。

稠环芳烃是指由 2 个或 2 个以上的苯环共用 2 个相邻碳原子而形成的多环芳烃。常见的稠环芳烃有萘、蒽和菲等，它们是合成染料、药物的重要原料。

(a) 萘的大 π 键　　(b) 萘碳碳键的键长

图 4-2　萘分子结构

（一）萘

萘是煤焦油中含量最高的芳烃，萘是制药以及染料中间体的重要原料。

1. 萘的结构

萘的分子式为 $C_{10}H_8$，分子具有平面结构，两个苯环共用两个碳原子稠合在一起。萘成键的方式与苯类似，萘分子中的每个碳原子均为 sp^2 杂化，所有的碳、氢原子都在同一平面上，没有参与杂化的 p 轨道从侧面平行重叠组成平面环状大 π 键，如图 4-2(a) 所示。萘的键长不像苯那样完全平均化，如图 4-2(b) 所示。分子中 α-位电子云密度要比 β-位电子云密度大。因此，萘的稳定性比苯差，则反应活性比苯高，无论是取代反应、加成反应还是氧化反应都比苯容易进行。

2. 萘的衍生物的命名

萘环碳原子的编号如图 4-3 所示，其中 1,4,5,8-位是等同的，又称为 α-位；2,3,6,7-位也是等同的，又称为 β-位。共用的两个碳原子上由于没有氢原子，不会发生取代反应，所以无需标明位置，故一元取代萘有 2 个位置异构体，即 α-取代物和 β-取代物。

图 4-3　萘环碳原子的编号

一元取代萘命名时可用阿拉伯数字或用希腊字母 α、β 标明取代基的位置。多元取代萘命名时则要用阿拉伯数字标明取代基的位置。例如：

1-甲基萘(α-甲基萘)　　2-萘酚(β-萘酚)　　1-氯-5-溴萘

3. 萘的物理性质

萘是白色片状晶体，熔点 $80.55℃$，沸点 $218℃$，易升华，难溶于水而易溶于热的乙醇等有机溶剂，有特殊的难闻气味。萘有防虫作用。

4．萘的化学性质

（1）取代反应　萘可发生类似苯的亲电取代反应，但反应活性比苯大，反应条件比较温和，主要生成 α-取代物。例如：

α-氯苯(95%)

α-硝基萘(90%～95%)

磺化反应则温度不同，反应产物也就不同。例如：

α-萘磺酸(96%)

β-萘磺酸(85%)

（2）加成反应　萘比苯容易发生加成反应，在不同的条件下生成不同的氢加成物。例如：

四氢化萘

十氢化萘

（3）氧化反应　萘比苯易氧化，氧化反应发生在 α-位。在温和条件下，萘被氧化生成1,4-萘醌。例如：

1,4-萘醌

（二）蒽和菲

1. 蒽和菲的结构

蒽和菲的分子式都为 $C_{14}H_{10}$，各由 3 个苯环稠合而成，蒽为直线型稠合，菲为品字型稠合，二者互为同分异构体。它们的结构与萘相似，分子中所有碳、氢原子都在同一平面上，存在着共轭大 π 键，碳碳键的键长和电子云密度同样不能完全平均化。它们的结构式及碳原子编号如图 4-4 所示。

图 4-4 蒽和菲碳原子的编号

2. 蒽和菲的物理性质

蒽和菲都存在于煤焦油中。蒽为白色片状晶体，熔点 216℃，沸点 340℃；菲为具有光泽的白色片状晶体，熔点 101℃，沸点 340℃。

3. 蒽和菲的化学性质

蒽和菲具有一定的不饱和性，在一定的条件下，在 9,10-位可以发生加成反应和氧化反应。例如：

氧化产物蒽醌及其衍生物是重要的染料中间体，也是某些天然药物的重要成分。

七、休克尔规则

上述讨论可知，苯、萘、蒽和菲它们的分子都是由苯环组成，都是闭合的共轭体系，结构稳定，不易破环，它们都具有芳香性。但是，有些烃类分子中并不含苯环，它们也具有芳香性，人们把这类化合物称为非苯系芳烃。那么，如何判断一个化合物是否具有芳香性呢？

1931 年，休克尔（E. Hückel）在研究环状化合物的芳香性时，从分子轨道理论的角度提出了判断芳香化合物的规则，称为休克尔规则。根据休克尔规则，具有芳香性的化合物，必须同时满足下列 3 个条件：①组成环的原子在同一平面上；②闭合的共轭体系；③π电子数目满足 $4n+2$ 个（$n=0,1,2,3,\cdots$）。例如，苯、萘、蒽等，符合休克尔规则都具有芳香性。

环戊二烯和环戊二烯负离子，它们都是环状平面结构，但环戊二烯不存在闭合共轭体系，π电子数为 4，也不符合 $4n+2$ 规则，故不具有芳香性；而环戊二烯负离子，p轨道有 1 对电子参与形成闭合的共轭体系，这时 π电子数为 $4+2=6$，符合 $4n+2$（$n=1$）规则，所以具有芳香性。

环戊二烯   环戊二烯负离子

知识链接

可致癌的芳烃

"香蕉水"又名天那水，主要成分是苯、二甲苯和乙酸乙酯等，挥发性极强，有较浓类似香蕉的特殊气味而得名，主要用作油漆的溶剂和稀释剂。苯剧毒，长期接触可发生再生障碍性贫血、急性白血病等。

蒽或菲的衍生物主要来源于煤焦油或煤、石油不完全燃烧的产物，其中有一些化合物由于能与 DNA 结合，从而导致 DNA 突变，具有明显引起恶性肿瘤作用。例如：

| 芘 | 1,2-苯并芘 | 1,2,5,6-二苯并蒽 | 1,2,3,4-二苯并菲 |

肉类直接在高温下进行烧烤，被分解的脂肪滴在炭火上，再与肉里的蛋白质结合，就会产生一种叫苯并芘的致癌物质，其中，1,2-苯并芘具有较强的致癌性，危害极大。人们如果经常食用被苯并芘污染的烧烤食品，致癌物质会在体内蓄积，有诱发胃癌、肠癌的危险。因此，烧烤肉、烤鱼肉、熏制肉类，还有高温烧焦的食物的 1,2-苯并芘含量较高，专家提醒，这类食品应少吃，莫为口福换健康。

本章小结

❓ 目标检测

一、选择题

（一）单项选择题

1. 下列基团中，属于邻、对位定位基的是 （ 　　 ）。

A. —COOH　　　　　B. —OH　　　　　C. —NO₂　　　　　D. —SO₃H

2. 下列基团中，属于间位定位基的是 （ 　　 ）。

A. —NH₂　　　　　B. —OH　　　　　C. —Cl　　　　　D. —CHO

3. 下列基团中，能活化苯环的是 （ 　　 ）。

A. —SO₃H　　　　　B. —NH₂　　　　　C. —NO₂　　　　　D. —CN

4. 下列基团中，能钝化苯环的是 （ 　　 ）。

A. —Cl　　　　　B. —NH₂　　　　　C. —CH₃　　　　　D. —OCH

5. 下列试剂中，能区分苯和异丙苯的是 （ 　　 ）。

A. 溴水　　　　　B. 托伦试剂　　　　　C. 酸性高锰酸钾溶液　　　D. 氯化铁溶液

6. 苯分子中的碳原子杂化形式是 （ 　　 ）。

A. sp　　　　　B. sp²　　　　　C. sp³　　　　　D. sp²d

（二）多项选择题

1. 能使高锰酸钾溶液褪色的化合物是 （ 　　 ）。

A. 异丙苯　　　　　B. 乙苯　　　　　C. 邻二甲苯

D. 苯乙烯　　　　　E. 叔丁基苯

2. 下列化合物能发生傅-克酰基化反应的是 （ 　　 ）。

A. 　　B. 　　C.

D. 　　E.

二、命名或写出下列化合物的结构式

1. 　　2. 　　3.

4. 8-甲基-2-萘磺酸　　　5. 3-乙基-4-异丙基甲苯　　　6. 苄基

三、简答题

1. 用箭头标出下列化合物硝化反应时硝基所进入的位置

（1）　　　　（2）　　　　（3）　　　　（4）

2. 按照亲电取代反应活性由弱到强排列下列化合物

（1）苯　（2）甲苯　（3）溴苯　（4）苯胺　（5）苯酚

四、完成下列反应式

1.

2.
$$\xrightarrow[\text{H}_2\text{SO}_4]{\text{HNO}_3}$$

3.
$$\xrightarrow[\text{回流}]{\text{Br}_2/\text{CCl}_4}$$

4.
$+ (CH_3CO)_2O \xrightarrow{FeCl_3}$

五、以苯为原料合成下列化合物

1. 4-甲基-3-氯苯磺酸

2. 2-硝基-4-氯甲苯

六、推测结构

化合物 A、B、C 分子式为 C_8H_{10}，硝化分别得到 3 种、2 种和 1 种一元硝基化合物，氧化则得到二元羧酸，推测 A、B、C 的结构式。

（伍伟杰）

卤代烃

知识目标

1. 掌握卤代烃的分类命名，主要的化学性质。
2. 熟悉卤代烃的结构，卤代烃的亲核取代反应机理。
3. 了解重要的卤代烃在医药上的应用。

能力目标

1. 熟练应用不同结构卤代烃的反应活性，区分卤代烯丙型、卤代烷型与卤代乙烯型的卤代烃。
2. 学会对卤代烃进行分类，利用卤代烃的命名法能说出其名称。

前面章节中，我们已经接触过卤代烃，例如，烷烃、芳烃的卤代反应，生成的产物为卤代烃；烯烃、炔烃的加卤素或卤化氢也生成卤代烃。烃分子中的一个或几个氢原子被卤原子取代所得到的化合物称为卤代烃，可用结构通式 R — X 或 Ar — X 表示，— X 代表卤原子，是指—F、—Cl、—Br、—I，它们是卤代烃的官能团。

 有机化学与药学

自然界中含卤素的有机物主要分布在海洋生物（海藻）中，具有抗菌、抗真菌和抗肿瘤等生物活性。例如，Boyd 小组于 1992 年从海洋红藻松香藻首次发现分离出抗肿瘤活性成分，这种活性成分属于多卤化单萜化合物，作为抗肿瘤药物现已进入药理、毒理临床研究。卤代烃在自然界中存在极少，大多数是人工合成的，广泛用作溶剂、防腐剂、制冷剂和麻醉剂等，它们在医药中有很重要的应用。例如，三氟氯溴甲烷（氟烷）是《中国药典》收载的，最早使用的全身麻醉药之一，苯磺酸氨氯地平是一种常用的抗高血压药。

$$CF_3CHClBr$$

氟烷(全身麻醉药)

苯磺酸氨氯地平(抗高血压药)

一、卤代烃的分类

卤代烃主要按照以下方法进行分类。

（1）根据卤代烃分子中卤原子的种类不同，分为氟代烃、氯代烃、溴代烃和碘代烃。例如：

$$\underset{\text{氟代烷}}{RF} \quad \underset{\text{氯代烷}}{RCl} \quad \underset{\text{溴代烷}}{RBr} \quad \underset{\text{碘代烷}}{RI}$$

（2）根据卤代烃分子中所含卤原子的数目不同，分为一卤代烃和多卤代烃（二、三、四卤代烃等）。例如：

$$\underset{\substack{\text{一卤代烷}\\(\text{一卤代烃})}}{CH_3Cl} \quad \underset{\text{二卤代烷}}{CH_2Cl_2} \quad \underset{\substack{\text{三卤代烷}\\(\text{多卤代烃})}}{CHCl_3} \quad \underset{\text{四卤代烷}}{CCl_4}$$

（3）根据卤代烃分子中卤原子所连接的烃基结构不同，分为脂肪族卤代烃和芳香族卤代烃，脂肪族卤代烃又分为饱和卤代烃（卤代烷、卤代环烷）、不饱和卤代烃（卤代烯、卤代二烯、卤代炔等）。例如：

$$\underset{\text{饱和卤代烃}}{RCH_2X} \qquad \underset{\text{不饱和卤代烃}}{RCH=CHX} \qquad \underset{\text{芳香卤代烃}}{}$$

在不饱和卤代烃中，根据卤原子与碳碳双键的相对位置不同，又可分为乙烯型、烯丙型和隔离型卤代烯，将在后面分别讨论。

（4）根据卤代烃分子中卤原子所连接的碳原子类型不同，分为伯（1°）卤代烃、仲（2°）卤代烃和叔（3°）卤代烃。例如：

$$\underset{\substack{\text{伯卤代烷}\\(1°\text{卤代烷})}}{CH_3CH_2CH_2CH_2{-}Cl} \qquad \underset{\substack{\text{仲卤代烷}\\(2°\text{卤代烷})}}{CH_3CHCH_2CH_3} \qquad \underset{\substack{\text{叔卤代烷}\\(3°\text{卤代烷})}}{}$$

卤代烷与烷烃一样，存在碳链异构，同时由于卤原子的不同位置，产生位置异构，故卤代烷比相应烷烃的同分异构体数目要多。

二、卤代烃的命名

（一）普通命名法

简单结构的卤代烃可用普通命名法命名，通常以卤原子作为取代基，称为某卤代烃，"代"字常省略；或以烃基作为取代基，称为某烃基卤。例如：

$$\underset{\substack{\text{氯甲烷}\\(\text{甲基氯})}}{CH_3Cl} \quad \underset{\substack{\text{三碘甲烷}\\(\text{碘仿})}}{CHI_3} \quad \underset{\substack{\text{叔丁基氯}}}{} \quad \underset{\substack{\text{溴代环己烷}\\(\text{环己基溴})}}{}$$

$$\underset{\substack{\text{溴乙烯}\\(\text{乙烯基溴})}}{CH_2=CHBr} \quad \underset{\substack{\text{氯化苄}\\(\text{苄基氯或苄氯})}}{} \quad \underset{\substack{\text{溴苯}\\(\text{苯基溴})}}{}$$

（二）系统命名法

复杂结构的卤代烃一般采用系统命名法命名，命名原则如下。

（1）命名卤代烷时，选择连接卤原子的最长碳链为主链，根据主链中碳原子的数称为某烷，卤原子和其他支链为取代基。编号以取代基最小位次为原则，当出现卤原子和烷基的位次相同时，应给予烷基以较小的编号；不同卤原子的位次相同时，则应优先考虑原子序数较小的卤原子的编号。例如：

$$CH_3CH_2\underset{\underset{CH_3}{|}}{\overset{\overset{Cl}{|}}{C}}HCH_2CH_3$$

3-甲基-4-氯己烷

$$CH_3CH\underset{Br}{|}CH_2\underset{Cl}{|}CHCH_3$$

2-氯-4-溴戊烷

（2）命名卤代烯和卤代炔时，选择含有不饱和键且连接卤原子的最长碳链为主链，编号时从靠近不饱和键的碳端开始，使不饱和键的位次尽可能小，再依次考虑烷基、卤原子的编号。例如：

(Z)-2-苯基-3-氯-2-丁烯　　　　3-溴丙烯　　　　4-溴-1-戊炔

（3）命名芳香族卤代烃时，既可将芳烃作为母体，也可把脂肪烃作为母体。以芳烃作为母体时，芳环上的编号一般用阿拉伯数字，芳环侧链的编号则可用希腊字母。例如：

4-氯甲苯　　　　5-溴-1-甲基萘　　　　α-氯丙苯(1-苯基-1-氯丙烷)

💡 **课堂互动**

你能确定下列化合物属于哪种类型的卤代烃吗？并请写出它们的名称。

1. $CH_2\underset{Br}{|}CHCH_3$ （苯基）　　2. $CH_2=CHCH_2Br$ （苯基）　　3. CH_2Br（对Cl苯基）　　4. $CHBr_3$

🔍 **知识链接**

卤代烃在医药及其他领域中的应用

卤代烃主要用作冷冻剂、有机溶剂、麻醉剂和灭火剂等，例如，氟里昂是几种氟氯甲烷和氟氯乙烷的总称，其中最主要的成分是二氟二氯甲烷（CCl_2F_2）。氟里昂是传统的冷冻剂，广泛应用于冰箱、空调和汽车的制冷中，有危害性，是破坏臭氧层的元凶。三氯甲烷（$CHCl_3$）俗名氯仿，能溶解许多高分子化合物，如油脂、有机玻璃、橡胶等，常用作有机溶剂。曾被用作外科手术的麻醉剂，但不安全，因为氯仿在日光下可被空气氧化成有剧毒的光气（$COCl_2$）。氯仿必须保存在密闭的棕色瓶中，常加入1‰乙醇以破坏可能生成的光气。氯乙烯（$CH_2=CHCl$）在常温下为无色有乙醚味的气体。氯乙烯的主要用途是合成聚氯乙烯。聚氯乙烯，简称PVC，为微黄色半透明状，有光泽，是目前我国产量最大的一种塑料，用作薄膜、管材、鞋底和电线外皮等。

三、卤代烷的性质

（一）物理性质

在室温下，除氟代烷外，低级的卤代烷如氯甲烷、溴甲烷和氯乙烷为气体，其他为无色液体，15 个碳原子以上的高级卤代烷为固体。碘代烷、溴代烷尤其是碘代烷，长期放置因分解产生游离碘和溴而有颜色。许多卤代烃具有强烈的气味，卤代烃有毒，对人的肝脏损害较大，使用时应避免吸入。

一卤代烷的沸点随碳原子数增加而增高；烷基相同时，沸点依氯代烷、溴代烷、碘代烷的次序而递增。卤代烃的相对密度随其分子中卤原子的数目增多而增大；除一氯代烃外，多数卤代烃像溴代烃、碘代烃的相对密度比水大。在同分异构体中，支链越多，沸点、相对密度越低。卤代烃均难溶于水，易溶于醇、醚等有机溶剂，二氯甲烷、氯仿、四氯化碳等是良好的有机溶剂。

（二）化学性质

在卤代烷中，C—X 键是极性共价键，比较容易断裂；同时，由于卤原子的电负性比碳原子大，产生 -I 可以通过诱导效应影响到 β-碳上的氢原子，从而使 β-H 表现出一定的活泼性，因此，卤代烃的化学性质比较活泼，易发生取代反应、消除反应及与金属反应等。在外界电场的影响下，C—X 键易被极化，极化性由强到弱的顺序为：C—I＞C—Br＞C—Cl。因此，当烃基相同时，卤代烃的反应活泼性顺序为：R—I＞R—Br＞R—Cl。

1. 亲核取代反应

由于卤原子具有较大的电负性，使 $\overset{\delta^+}{C}—\overset{\delta^-}{X}$ 键的共用电子对偏向于卤原子，卤原子带有部分负电荷，而碳原子带有部分正电荷，容易受到在反应中带负电荷或可提供一对未共用电子对的亲核试剂（简写为 Nu^-）进攻，C—X 键发生异裂，卤原子以负离子的形式离去，称为离去基团。由亲核试剂进攻带部分正电荷的碳原子而引起的取代反应，称为亲核取代反应，简写为 S_N 反应。亲核取代反应的通式为：

$$—\overset{\delta^+}{C}—\overset{\delta^-}{X} + Nu^- \longrightarrow —\overset{\delta^+}{C}—\overset{\delta^-}{Nu} + X^-$$

卤代烃　　亲核试剂 取代产物 离去基团

常见的亲核试剂有 OH^-、RO^-、CN^-、$RC\equiv C^-$、ONO_2^-、NH_3 等，对应的亲核取代反应如下：

$$R—X \begin{cases} \xrightarrow[NaOH]{H_2O} R—OH + NaX \quad \text{醇} \\ \xrightarrow{NaOR'} R—OR' + NaX \quad \text{醚} \\ \xrightarrow[\text{醇}]{NaCN} R—CN + NaX \quad \text{腈} \\ \xrightarrow{R'C\equiv CNa} RC\equiv CR' + NaX \quad \text{炔} \\ \xrightarrow{NH_3} R—NH_2 + HX \quad \text{胺} \\ \xrightarrow{AgNO_3} R—ONO_2 + AgX\downarrow \quad \text{酯} \end{cases}$$

（1）卤代烷的亲核取代反应　上述取代反应被广泛应用于有机合成。例如，卤代烷与 NaCN 的醇溶液反应生成腈，分子中增加一个碳原子，这是有机合成中增长碳链的常用方法之一，引入—CN 后还可以进一步转化成其他官能团，如—COOH、—CONH$_2$ 等。此外，卤代烷与炔钠作用生成炔，引入烷基，也是增长碳链、制备高级炔烃的重要方法之一。又如卤代烷与醇钠在相应的醇溶液中反应生成醚，称为威廉姆逊（Williamson）合成法，这是制备混合醚，尤其是芳香混合醚的主要方法之一。例如：

$$CH_3CH_2Br \begin{cases} \xrightarrow{CH_3C\equiv CNa} CH_3C\equiv CCH_2CH_3 \\ \xrightarrow[\text{醇}]{NaCN} CH_3CH_2CN \xrightarrow{H_3O^+} CH_3CH_2COOH \\ \xrightarrow{C_6H_5ONa} \end{cases}$$

丙腈　　　　丙酸

苯乙醚

卤代烷与硝酸银的醇溶液反应生成有色的卤化银沉淀，这是常用来鉴别卤代烃的方法。

$$CH_3CH_2Cl + AgNO_3 \xrightarrow[\triangle]{\text{醇溶液}} CH_3CH_2ONO_2 + AgCl\downarrow(\text{白色})$$

当卤原子相同时，卤代烷与硝酸银的醇溶液反应活性次序为：$3°>2°>1°$，其中，伯卤代烷通常需要加热才能进行反应。

阅读与提高

卤代烷的亲核取代反应机理

人们在研究反应物浓度及反应条件对水解速率的影响时，发现有些卤代烷的水解速率仅与卤代烷的浓度有关，而另一些卤代烷的水解速率与卤代烷和碱的浓度均有关。大量的事实说明，卤代烷的亲核取代反应是按照2种不同的反应机理进行的。

1. 单分子亲核取代反应机理（S_N1）

叔卤代烷的水解反应属于单分子亲核取代反应机理。例如，叔丁基溴的水解反应。

$$(CH_3)_3C-Br + OH^- \longrightarrow (CH_3)_3C-OH + Br^-$$

叔丁醇

其反应速率方程式为：$v=k_1[(CH_3)_3CBr]$，k_1 为单分子亲核取代反应的速率常数，可见，其水解反应速率只与叔丁基溴的浓度有关，而与亲核试剂的浓度无关，故称为单分子亲核取代反应，用 S_N1 表示，上述反应实际上是分两步完成的。

第一步，叔丁基溴的 C—Br 键发生异裂，生成叔丁基碳正离子和溴负离子，此步反应的反应速率很慢。

$$(CH_3)_3C-Br \xrightarrow{\text{慢}} (CH_3)_3C^+ + Br^-$$

第二步，生成的叔丁基碳正离子很快与进攻的亲核试剂（OH^-）结合生成叔丁醇。

$$(CH_3)_3C^+ -OH \xrightarrow{\text{快}} (CH_3)_3C + OH$$

S_N1 反应机理有两个特点：①旧键先断裂，新键再形成，有活泼的碳正离子生成；②反应速率只与反应物叔丁基溴的浓度有关，不受亲核试剂浓度的影响。对于多步反应，生成最后产物的速率是由速率最慢的一步来控制的，该步反应称为反应速率的控制步骤，叔丁基溴的水解反应中，C—Br 键的断裂需要较多的能量，反应速率比较慢，而生成的碳正离子具有高度的活泼性，立即与 OH^- 作用，所以整个反应速率仅与卤代烷的浓度有关。碳正离子是活性中间体，性质活泼，它的稳定性将决定整个反应的快慢。对于 S_N1 机理来说，各种卤代烷的反应速率大小顺序如下：

$$CH_3-\underset{\underset{CH_3}{|}}{\overset{\overset{CH_3}{|}}{C}}-X > \underset{\underset{CH_3}{|}}{\overset{\overset{CH_3}{|}}{CH}}-X > CH_3CH_2X > CH_3X$$

2. 双分子亲核取代反应机理（S_N2）

伯卤代烷的水解反应属于双分子亲核取代反应机理，例如，甲基溴的水解反应。

$$CH_3—Br + OH^- \longrightarrow CH_3OH + Br^-$$

其反应速率方程式为：$v=k_2[CH_3Br][OH^-]$，k_2 为双分子亲核取代反应的速率常数，由两种分子参与反应。其反应机理是通过过渡态一步来实现的，即卤代烷分子中 C—Br 键的断裂和醇分子中 C—O 键的形成同时进行。此反应的反应速率与卤代烷的浓度及亲核试剂的浓度乘积成正比，或者说有两种分子参与了过渡态的形成，所以称为双分子亲核取代反应，用 S_N2 表示。

$$OH^- + \overset{H}{\underset{H}{C}}—Br \xrightarrow{慢} \left[HO\cdots\overset{H}{\underset{H}{C}}\cdots Br \right] \xrightarrow{快} HO—\overset{H}{\underset{H}{C}} H + Br^-$$

过渡态

S_N2 反应机理的特点：①反应速率与卤代烃及亲核试剂的浓度均有关；②C—Br 键的断裂与 C—O 键的形成同时进行，反应一步完成。因为反应速率取决于过渡态的形成，亲核试剂从反应物离去基团溴原子的背面进攻 α-碳原子，α-碳原子上烷基的立体效应影响到它的反应速率，烷基增多，空间位阻愈大，S_N2 反应速率减小。所以，对于 S_N2 机理来说，各种卤代烷的反应速率大小顺序如下：

$$CH_3X > CH_3CH_2X > (CH_3)_2CH—X > (CH_3)_3C—X$$

亲核取代反应的两种机理，在反应中是同时存在、相互竞争的，只是在某一特定条件下哪种占优势的问题。影响亲核取代反应机理的因素很多，烷基的结构（数目和大小）、离去基团（卤原子）的性质、亲核试剂的亲核能力以及溶剂的极性等对反应机理都是有影响的，S_N1 反应机理受 α-碳原子上烷基数目的影响，主要是考虑电子效应；S_N2 反应机理受 α-碳原子上烷基的大小和数目的影响，主要是考虑空间效应。

（2）不同类型卤代烃的鉴别 实验证明，不同类型的卤代烃与硝酸银醇溶液反应，生成卤化银沉淀的快慢不同，卤代烃的结构对反应速率有较大的影响，卤原子的活性与卤代烃分子中卤原子所连的烃基结构有密切的关系，见表 5-1。

表 5-1 不同类型的卤代烃与硝酸银醇溶液的反应现象

卤代烃类型	与硝酸银醇溶液的反应现象	卤原子的活性
烯丙型卤代烃 $CH_2=CH—CH_2X$	室温下立即产生 AgX 沉淀	最活泼
叔卤代烷 $(CH_3)_3C—X$	室温下振荡产生 AgX 沉淀	活性次之
仲卤代烃 $(CH_3)_2CH—X$	加热后反应产生 AgX 沉淀	比较活泼
伯卤代烷或隔离型卤代烯 $CH_2=CH—(CH_2)_nX(n\geq2)$	加热后缓慢产生 AgX 沉淀	一般活泼
乙烯型卤代烃或多卤代烃 $CH_2=CHX$ 或 CHX_3	加热后也不产生 AgX 沉淀	最不活泼

由表 5-1 可见，烯丙型和苄基型卤代烃活性最高，乙烯型卤代烃最不活泼，隔离型卤代烯和卤代烷处于两者之间，它们的活性顺序如下：

烯丙型卤代烃＞叔卤代烃＞仲卤代烃＞伯卤代烃＞乙烯型卤代烃

根据卤代烃分子中卤原子与碳碳双键的相对位置不同，可将其划分为三类。

① 烯丙型或苄基型卤代烃 卤原子与不饱和键相隔一个碳原子。例如：

$$CH_2=CH-CH_2-X \qquad \text{〈苯〉}-CH_2-X$$

该类型卤代烃的卤原子最活泼，与硝酸银醇溶液反应，室温下立即产生 AgX 沉淀。烯丙型卤代烃分子中 C—X 键异裂后形成烯丙基碳正离子，烯丙基碳正离子的 p 空轨道与碳碳双键形成缺电子的 p-π 共轭效应，使正电荷得到分散，增强了碳正离子的稳定性，有利于取代反应的进行，因此，烯丙型卤代烃的卤原子比较活泼。它的 p-π 共轭体系如下所示：

$$CH_2=CH-\overset{+}{C}H_2$$

② 隔离型卤代烯或卤代烷　卤原子与不饱和键相隔两个及两个以上饱和碳原子，或卤原子直接与饱和烃基相连。例如：

$$CH_2=CH-(CH_2)_2-X \qquad \text{〈苯〉}-CH_2CH_2-X \qquad CH_3-X$$

该类型卤代烃的卤原子活性比烯丙型卤代烃稍差，3 种卤代烷与硝酸银醇溶液反应活性顺序为：3°卤代烷＞2°卤代烷＞1°卤代烷，叔卤代烷的卤原子活性最高，室温下能缓慢产生 AgX 沉淀，卤原子的活性是由它们的中间体碳正离子稳定性决定的，3 种卤代烷的碳正离子稳定性如下：

$$(CH_3)_3\overset{+}{C}>(CH_3)_2\overset{+}{C}H>CH_3\overset{+}{C}H_2>\overset{+}{C}H_3$$

如果烃基相同时，不同卤代烃活性顺序为：RI＞RBr＞RCl，这是因为碘原子半径最大，导致 C—I 键的电子云重叠程度最差，所以碘原子最容易离去。

③ 乙烯型卤代烯或多卤代烷　卤原子直接与不饱和键碳原子相连。例如：

$$CH_2=CH-X \qquad \text{〈苯〉}-X \qquad CHX_3$$

该类卤代烃的卤原子活性最差，与硝酸银醇溶液反应，加热后也不产生 AgX 沉淀。乙烯型卤代烃中卤原子的一对孤对电子的 p 轨道与不饱和键形成 p-π 共轭体系，导致 C—X 键的稳定性增强，卤原子的活泼性很弱，不易发生取代反应。氯乙烯 p-π 共轭体系如下：

$$\overset{\curvearrowleft}{CH_2}=\overset{\curvearrowleft}{CH}-\overset{..}{\underset{..}{C}}l$$

2. 消除反应

如前所述，伯卤代烷与稀强碱（NaOH、KOH 等）的水溶液共热时，主要发生取代反应生成醇。但当卤代烃与浓强碱的醇溶液共热时，分子内消去一个简单分子（如 HX），形成不饱和烃的反应称为消除反应。由于此类反应消除的是卤原子和 β-氢原子，因此，也称为 β-消除反应。例如：

$$-\overset{\overset{\beta}{|}}{\underset{H}{C}}-\overset{\overset{\alpha}{|}}{\underset{X}{C}}- \longrightarrow \hspace{0.2cm} \text{>}C=C\text{<} + HX$$

伯卤代烷分子中只有一种 β-H 脱 HX 不存在取向问题，消除反应只生成一种产物。例如，溴乙烷与 KOH 的醇溶液共热，脱 HX 产物生成乙烯。

$$\underset{\underset{\boxed{\text{H}\ \ \text{Br}}}{}}{\overset{\beta\quad\alpha}{\text{CH}_2\text{CH}_2}}\xrightarrow[\triangle]{\text{KOH/醇}}\text{CH}_2=\text{CH}_2+\text{NaBr}+\text{H}_2\text{O}$$

仲卤代烷、叔卤代烷脱 HX 时，由于分子中存在着两种不同的 β-H 和 β'-H，反应可以有不同的取向，得到不同的烯烃。例如，2-溴丁烷与 KOH 的醇溶液共热，脱 HX 产物得到 1-丁烯和 2-丁烯 2 种烯烃，而 2-丁烯是主要产物。

$$\underset{\underset{\boxed{\text{H}\ \ \text{Br}}}{}}{\overset{\beta\quad\alpha\quad\beta'}{\text{CH}_3\text{CH}\ \text{CHCH}_3}}\xrightarrow[\triangle]{\text{KOH/醇}}\begin{array}{l}\text{CH}_3\text{CH}=\text{CHCH}_3\quad81\%\\\text{CH}_3\text{CH}_2\text{CH}=\text{CH}_2\quad19\%\end{array}$$

大量实验表明，仲卤代烃、叔卤代烃脱去卤化氢时，主要脱去含氢较少的 β 碳上的氢原子，生成双键上连有较多烃基的烯烃。这一经验规律称为扎依采夫（Saytzeff）规则。

不同的卤代烷发生消除反应的难易程度是不一样的，3 种卤代烷脱 HX 的活性顺序为：

$$3° 卤代烷＞2° 卤代烷＞1° 卤代烷$$

在多数情况下，卤代烷的消除反应往往与亲核取代反应同时发生，而又相互竞争，究竟哪一种反应占优势，则与反应物的结构和反应的条件有关，浓碱、高温、弱极性溶剂中有利于消除反应，在稀碱的水溶液中，则有利于取代反应。

课堂互动

请大家想一想，比较 1-溴丁烷与 KOH 作用，在下列条件溶液中反应的产物是否不同？1. H_2O　2. CH_3CH_2OH

3. 与金属反应

卤代烷可与 Li、Na、K、Mg、Zn 等活泼金属反应，生成含有 C—M 键（M 代表金属原子）的金属有机化合物。例如，卤代烷在无水醚（或称干醚）中，与金属镁作用，生成格利雅（Grignard）试剂，简称格氏试剂，格氏试剂是由 R_2Mg、MgX_2、$(RMgX)_n$ 等多种成分形成的平衡体系混合物，一般用通式 RMgX 表示。例如：

$$\text{R—X}+\text{Mg}\xrightarrow{\text{无水乙醚}}\underset{\text{烷基卤化镁}}{\text{RMgX}}$$

无水乙醚是使格氏试剂稳定的溶剂，制备和应用格氏试剂时，宜隔绝空气，在无氧气、无二氧化碳和无水条件下进行反应。生成格氏试剂的反应速率与卤代烃的结构、种类及卤原子的类型有关，不同类型卤原子的卤代烃反应速率顺序为：碘代烷＞溴代烷＞氯代烷。其中氯代烷的活性最小，而碘代烷价格昂贵，实验室一般用溴代烷来制备格氏试剂。

格氏试剂中的 C—Mg 键（金属碳键）是极强的极性键，碳原子带有部分负电荷，所以其性质非常活泼，是有机合成中十分重要的亲核试剂。格氏试剂能与含有活泼氢的化合物如水、氨、卤化氢、醇、酸和末端炔等反应。例如：

$$\text{RMgX}+\text{CO}_2\xrightarrow{\text{无水乙醚}}\text{RCOOMgX}\xrightarrow{\text{H}_3\text{O}^+}\text{RCOOH 羧酸}$$
$$\text{RMgX}+\text{HG}\longrightarrow\text{RH}+\text{MgXG}$$
$$\text{HG: HOH、HNH}_2\text{、HX、HOR、HOOCR}'\text{、HC}\equiv\text{CR}'$$

格氏试剂也能与含羰基化合物如二氧化碳、醛、酮、酯等反应，得到烷烃、醇、羧酸等许多重要的有机化合物，这些反应也称格利雅反应。1912 年，法国化学家格利雅由于发明"格利雅试剂"和在"格利雅反应"的应用研究中所做的重大贡献而获得诺贝尔化学奖。

本章小结

卤代烃
- **分类**
  - 根据卤原子数目分为一卤代烃、二卤代烃和多卤代烃
  - 根据烃基不同分为脂肪族卤代烃、芳香族卤代烃
  - 根据碳原子类型分为伯卤代烃、仲卤代烃、叔卤代烃
- **命名**
  - 普通命名：以烃基或卤原子作取代基，称某卤烃或某烃基卤
  - 系统命名：以烃作母体，编号优先顺序不饱和键、烷基、卤原子
- **性质**
  - 取代反应：被—OH、—OR、—CN、—NH₂和—ONO₂取代
  - 消除反应：仲、叔卤代烷脱HX遵循扎依采夫规则
  - 与金属反应：与金属镁反应生成格式试剂RMgX
- **鉴别**
  - 与AgNO₃醇溶液析出AgX沉淀，活性顺序烯丙型(室温)＞卤代烷(加热)

❓ 目标检测

一、选择题

（一）单项选择题

1. 1-溴丁烷与氨反应的产物是（　　）。

A. 戊腈　　　　　B. 1-丁胺　　　　　C. 1-丁醇　　　　　D. 丁醚

2. 化合物①$CH_3CH=CHCH_2Cl$　②$CH_2=CHCH_2CH_2Cl$　③$CH_3CH=CClCH_3$ 中卤原子的活性由强到弱顺序排列的是（　　）。

A. ③＞①＞②　　B. ③＞②＞①　　C. ①＞②＞③　　D. ②＞①＞③

3. 仲卤烷和叔卤烷在消除脱 HX 生成烯烃时，遵循（　　）。

A. 马氏规则　　B. 休克尔规则　　C. 次序规则　　D. 扎依采夫规则

4. 下列化合物中，S_N1 反应活性最大的是（　　）。

A. 仲丁基溴　　B. 叔丁基溴　　C. 正丁基溴　　D. 异丁基溴

5. 用作制备格氏试剂的保护气体是（　　）。

A. O_2　　　　B. HCl　　　　C. N_2　　　　D. CO_2

6. 下列化合物与 $AgNO_3$ 乙醇溶液反应，室温下立即析出白色沉淀的是（　　）。

A. 氯苯　　　　B. 苄氯　　　　C. 氯乙烷　　　　D. 氯乙烯

7. 下列卤代烃与强碱共热时最容易发生消除反应的是（　　）。

A. 伯卤代烷　　　B. 仲卤代烷　　　C. 叔卤代烷　　　D. 乙烯型卤代烃

（二）多项选择题

1. 化合物

CH₂CH₂CHCH₃
　　　　|
　　　　Br

（苯环）

CH=CHCl

卤代烃的分类正确的是（　　）。

A. 伯卤代烷　　　B. 仲卤代烷　　　　　C. 饱和卤代烃

D. 不饱和卤代烃　E. 多卤代烃

2. 下列化合物与 $AgNO_3$（乙醇）反应，需要加热生成白色沉淀的是（　　　）。

A. β-氯乙苯　　　B. 苄氯　　　　　　C. 3-环己烯

D. 4-氯环己烯　　E. 氯环己烷

3. 有利于伯卤代烃发生消除反应的条件是（　　　）。

A. 高温　　　　　B. 强碱　　　　　　C. 极性溶剂

D. 低温　　　　　E. 弱极性溶剂

二、命名或写出下列化合物的结构式

1. $CH_3CHCH_2CHCH_2CHCH_3$ （带 C_2H_5、CH_3、Cl 取代基）

2. $(CH_3)(CH_3CH_2)C=C(Br)(CH_3)$

3. 苯环，CH_3、Br、Cl 取代

4. 1-甲基-2-氯萘　　5. 对氯苄基溴　　6. 氯仿

三、完成下列反应式

1. 对溴苯乙基氯 $\xrightarrow[\text{H}_2\text{O}]{\text{NaOH}}$

2. $CH_3CH_2CH_2Cl + 2NH_3 \xrightarrow[\triangle]{C_2H_5OH}$

3. $CH_3I + C_6H_5ONa \longrightarrow$

4. 1-溴丙基环己烯 $\xrightarrow[\text{醇}]{\text{KOH}}$

5. $C_6H_5CH_2Cl + Mg \xrightarrow{\text{无水乙醚}} \xrightarrow[(2) H_3O^+]{(1) CO_2}$

6. $CH_3CH_2CHCH_3$（带 Br）$+ AgNO_3 \xrightarrow{C_2H_5OH}$

四、鉴别下列各组化合物

1. 3-溴环己烯、氯代环己烷和碘代环己烷

2. 氯苯、苄氯和氯乙烷

五、选择合适的方法，无机试剂任选，合成下列化合物

1. 以正丁基溴为原料，合成 $CH_3CH_2CHCH_3$（带 OH）

2. 以丙烯为原料，合成 $CH_3CH_2CH_2COOH$

六、推测结构

化合物 A、B 的分子式均为 C_4H_9Cl，与 KOH 的醇溶液共热，生成化合物 C、D，分子式为 C_4H_8，C 氧化后只得到一种羧酸，而 D 氧化后得到一种羧酸和二氧化碳，C、D 与 HCl 作用可以得到 A 的同分异构体。推测 A、B 和 C、D 的结构式。

（利健文）

醇、酚、醚

知识目标

1. 掌握醇的分类、命名；醇的主要性质：取代反应、脱水反应、氧化反应。
2. 熟悉酚的分类、命名；酚的主要性质：弱酸性、与氯化铁反应。
3. 了解醚的分类、命名，醚的主要性质：锌盐的生成、醚键的断裂。

能力目标

1. 熟练应用醇、酚的命名法，能正确命名醇、酚、醚；能理解醇的取代反应、脱水反应、氧化反应的规律。
2. 能理解苯酚的弱酸性及其与Br_2/H_2O、$FeCl_3$的反应规律；能对伯醇、仲醇、叔醇、邻二醇和酚进行鉴别。

醇、酚、醚都是烃的含氧衍生物，从结构上可看作是水分子中的氢原子被脂肪烃基或芳香烃基取代而成的化合物。

醇和酚都含有相同的官能团羟基（—OH）。醇分子中羟基官能团与脂肪烃、脂环烃、芳香烃侧链的碳原子相连，其结构通式为 R—OH；酚分子中羟基官能团直接与芳环碳原子相连，其结构通式为 Ar—OH。

醚是由氧原子连接两个烃基而成的化合物，官能团为醚键（O—C—O），其结构通式为 R—O—R′ 或 Ar—O—R 或 Ar—O—Ar′。

有机化学与药学

许多药物中含有醇或酚的结构，例如具有利尿作用的甘露醇，消炎利胆和降低血胆固醇作用的柳胺酚。

甘露醇(利尿药)　　　柳胺酚(利胆药)

第一节
醇

一、醇的分类和命名

（一）醇的分类

根据分子中所含羟基的数目，可将醇分为一元醇、二元醇和多元醇。例如：

$$CH_3OH \qquad \underset{\underset{OH\ OH}{|\ \ |}}{CH_2CH_2} \qquad \underset{\underset{OH\ OHOH}{|\ \ |\ \ |}}{CH_2CHCH_2}$$

一元醇　　　　　　二元醇　　　　　　三元醇

根据与羟基相连烃基的不同，可将醇分为脂肪醇、脂环醇和芳香醇。脂肪醇又可分为饱和醇和不饱和醇。例如：

$$CH_3CH_2OH \qquad CH_2\!=\!CHCH_2OH$$

饱和醇　　　　　　不饱和醇　　　　　　脂环醇　　　　　芳香醇

根据与羟基相连碳原子的类型，可将醇分为伯醇、仲醇、叔醇。例如：

$$CH_3CH_2CH_2CH_2OH \qquad \underset{\underset{OH}{|}}{CH_3CH_2CHCH_3} \qquad (CH_3)_3C\!-\!OH$$

伯醇　　　　　　　　　仲醇　　　　　　　　　叔醇

（二）醇的命名

1. 普通命名法

结构比较简单的醇采用普通命名法，命名时在"醇"的前面加上烃基的名称，称为某醇。例如：

$$CH_3CH_2OH \qquad (CH_3)_2CHOH$$

乙醇　　　　　　异丙醇　　　　　　环己醇　　　　　苯甲醇(苄醇)

2. 系统命名法

系统命名法主要适用于结构比较复杂的醇，命名原则如下。

（1）选择含有羟基连接的碳原子在内的最长碳链作为主链，根据主链碳原子数称为"某醇"。

（2）从靠近羟基的一端开始对主链碳原子编号。

（3）将取代基的位次、数目、名称和羟基的位次依次写在"某醇"的前面。例如：

$$\underset{\underset{OH}{|}}{CH_3CH_2\overset{\overset{CH_3}{|}}{C}HCH_3} \qquad \qquad CH_3CH_2CH_2\overset{\overset{CH_2CH_3}{|}}{C}HCH_2OH$$

3-甲基-2-戊醇　　　　　　　　　3-乙基-1-己醇

不饱和醇命名时应选择包含不饱和键在内的连续最长碳链作为主链，从靠近羟基的一端开始编号。例如：

$$CH_3CH=CHCH_2OH \qquad CH\equiv CCH_2CH_2CH_2OH$$

2-丁烯-1-醇   4-戊炔-1-醇

芳香醇命名时将芳香烃基作为取代基，以脂肪醇为母体。例如：

3-苯基丙烯醇

多元醇命名时应尽可能选择包含多个羟基在内的最长碳链作为主链，并且在命名时标明羟基的位次和数目。例如：

$$\begin{matrix} CH_3CHCH_2 \\ |\quad | \\ OH\ OH \end{matrix} \qquad \begin{matrix} CH_2CHCH_2 \\ |\quad |\quad | \\ OH\ OH OH \end{matrix} \qquad \begin{matrix} \qquad CH_3 \\ \qquad | \\ CH_3CHCHCHCH_2CH_2OH \\ |\qquad | \\ OH\qquad OH \end{matrix}$$

1,2-丙二醇   丙三醇(甘油)   4-甲基-1,3,5-己三醇

知识链接

几种重要的醇

甲醇（CH_3OH）最初是从木材干馏得到的，因此俗称木醇或木精。甲醇能与水及许多有机溶剂混溶。甲醇有毒，饮用少量（10mL）可致人失明，多则致人死亡。乙醇（CH_3CH_2OH）俗称酒精，沸点78.4℃，能与水及多数有机溶剂混溶。95.6%的乙醇与4.4%的水形成恒沸混合物（沸点78.2℃），即为普通酒精。要除去酒精中的水，实验室通常采用加入生石灰回流的方法，使水分与石灰结合再蒸馏，可获得含量为99.5%的无水乙醇。乙醇是一种重要的有机溶剂，也是重要的有机合成原料。在医药上可作外用消毒剂，含量为70%~75%的酒精可用于皮肤和器械的消毒。工业用乙醇添加了少量甲醇变性，这种酒精不可饮用。丙三醇［$HOCH_2CH(OH)CH_2OH$］俗称甘油，是有甜味的黏稠液体，沸点290℃，可从油脂制肥皂的余液中提取。甘油能以任意比与水混溶，并具有很强的吸湿性，当水的含量达到20%以上时就不再吸水。甘油在轻工业、化妆品中可用作吸湿剂或保湿剂，在制剂工业中用作湿润剂、矫味剂和助悬剂，50%的甘油在医药上可用作轻泻剂。苯甲醇（$C_6H_5CH_2OH$），难溶于水，能与乙醇、乙醚等有机溶剂混溶。苯甲醇有微弱的麻醉和防腐作用，在医药上制备某些针剂时加入少量的苯甲醇作为添加剂可减轻疼痛。苯甲醇还在糖浆剂中用作防腐剂，膏药、洗剂中用作止痒剂。

二、醇的性质

（一）物理性质

在室温下，低级一元醇为无色液体，具有特殊的气味；11个碳原子以上的醇为固体，多数无臭无味。直链饱和一元醇的沸点随碳原子数的增加而上升，相同碳原子数的醇，支链越多，沸点越低。此外，低级醇的沸点比相对分子质量相近的烷烃要高得多。例如，甲醇（相对分子质量32）沸点64.5℃，乙烷（相对分子质量30）沸点−80.6℃。醇具有较高沸点的原因是醇分子中的羟基氢氧键具有较高的极性，一个醇分子的羟基上带部分正电荷的氢与另一个醇分子的羟基上带部分负电荷的氧相互作用形成氢键，这样要使醇由液态转变为气态，不仅要破坏分子间的范德华力，而且还必须消耗一定的能量破坏氢键。

C_4 以下的醇能与水混溶，也是因为醇分子与水分子间形成氢键的缘故。

一些无机物。例如，$CaCl_2$、$MgCl_2$ 等可与低级醇形成 $CaCl_2 \cdot 4C_2H_5OH$、$MgCl_2 \cdot 6CH_3OH$ 的结晶醇化合物，故无水氯化钙等不能用作干燥剂除去醇中的水分。

（二）化学性质

醇的化学性质主要由官能团羟基（—OH）决定，从化学键来看，C—O 键和 O—H 键都是极性键。醇的化学反应主要包括涉及碳氧键、氢氧键断裂的反应，还有由于 α-H 和 β-H 的活性引起的氧化反应、消除反应等。

1. 与活泼金属的反应

由于 O—H 键的极性，醇与水一样能与活泼金属 Na、Mg、K 等反应，放出氢气。例如：

$$2ROH + 2Na \longrightarrow 2NaOR + H_2\uparrow$$
$$醇钠$$
$$2HOH + 2Na \longrightarrow 2NaOH + H_2\uparrow$$

但是醇与金属钠的反应比水与金属钠的反应要缓慢得多，这说明醇分子中羟基的氢不如水分子中的氢活泼，也就是说醇的酸性比水弱，而醇与金属钠反应的产物 RONa（醇钠）的碱性则比 NaOH 要强。不同的醇与金属 Na 反应的活性大小顺序为：

$$水＞甲醇＞伯醇＞仲醇＞叔醇$$

2. 羟基的取代反应

（1）与氢卤酸反应　醇与氢卤酸反应生成卤代烃和水，这是制备卤代烃的重要方法。

$$ROH + HX \longrightarrow RX + H_2O \quad X=Cl、Br、I$$

醇与氢卤酸反应的快慢取决于醇的结构和氢卤酸的性质。氢卤酸的反应活性顺序为：HI＞HBr＞HCl；不同结构的醇的反应活性顺序为：烯丙醇＞叔醇＞仲醇＞伯醇。其中伯醇与浓盐酸的反应需用无水氯化锌作催化剂，由浓盐酸与无水氯化锌配成的溶液称为卢卡斯（Lucas）试剂。6 个碳以下的低级醇可溶解在卢卡斯试剂中，但反应后生成的卤代烃不溶于卢卡斯试剂而出现浑浊或分层现象的快慢顺序不同，叔醇在室温时立即反应，仲醇次之，仲醇则要在加热下才能反应。例如：

$$RCH_2OH + HCl \xrightarrow[\triangle]{ZnCl_2} RCH_2Cl + H_2O$$

因此可以利用卢卡斯试剂来区分 6 个碳以下的伯、仲、叔 3 种醇。

 课堂互动

你能区分 1-丁醇、2-丁醇和叔丁醇吗？

（2）与含氧无机酸反应　醇与含氧无机酸如硝酸、硫酸和磷酸等反应时，醇脱羟基，酸脱氢，分子间脱水生成无机酸酯。例如：

$$R—OH + HONO_2 \longrightarrow R—ONO_2 + H_2O$$
硝酸酯

知识链接

　　多数硝酸酯受热后能因猛烈分解而爆炸，因此某些硝酸酯可用作炸药。此外，丙三醇与硝酸反应生成的三硝酸甘油酯（又称硝化甘油）具有扩张冠状动脉的作用，可用做心绞痛的缓解药物。

$$\begin{matrix} CH_2—OH \\ | \\ CH—OH \\ | \\ CH_2—OH \end{matrix} + 3HONO_2 \xrightarrow{H_2SO_4} \begin{matrix} CH_2—ONO_2 \\ | \\ CH—ONO_2 \\ | \\ CH_2—ONO_2 \end{matrix} + 3H_2O$$

三硝酸甘油酯(心绞痛药)

3. 脱水反应

醇在脱水剂浓硫酸、无水氧化铝等的作用下加热可发生脱水反应。根据不同的反应条件，醇的脱水反应有两种方式。

（1）分子内脱水　在较高温度下，醇分子内脱水生成烯烃，与卤代烃脱卤化氢的消除反应机理相似。例如，乙醇与浓硫酸加热至 170℃ 经分子内脱水生成乙烯，若采用无水氧化铝作催化剂，则反应温度要求较高（360℃ 左右）。

$$\begin{matrix} CH_2—CH_2 \\ | \quad\quad | \\ H \quad\ OH \end{matrix} \xrightarrow[\text{或}Al_2O_3, 360℃]{H_2SO_4, 170℃} CH_2{=}CH_2 + H_2O$$

仲醇、叔醇发生分子内脱水反应可以形成两种烯烃产物时，主要产物为双键中含取代基较多的烯烃，与卤代烃脱卤化氢反应相似，生成遵循扎依采夫规则的产物。

$$\underset{\quad\quad OH}{CH_3CHCH_2CH_3} \xrightarrow[100℃]{66\%H_2SO_4} CH_3CH{=}CHCH_3 + H_2O$$

$$\underset{\quad\quad\quad OH}{CH_3{-}\underset{CH_3}{\overset{CH_3}{C}}{-}CH_2CH_3} \xrightarrow[87℃]{46\%H_2SO_4} CH_3{-}\overset{CH_3}{C}{=}CH{-}CH_3 + H_2O$$

由此可见，醇分子内脱水反应活性与醇的结构有关，与卤代烃脱卤化氢反应相似，醇的分子内脱水反应活性大小顺序为：叔醇＞仲醇＞伯醇。

（2）分子间脱水　在较低温度下，醇分子间脱水生成醚。例如，乙醇在硫酸存在下加热至 140℃，可经分子间脱水生成乙醚。例如：

$$CH_3CH_2{\vdots}OH + H{\vdots}OCH_2CH_3 \xrightarrow[140℃]{H_2SO_4} CH_3CH_2OCH_2CH_3 + H_2O$$
乙醚

4. 氧化反应

（1）加氧　醇分子中由于羟基的吸电子性影响，α-H 比较活泼，含有 α-H 的伯醇、仲醇易被氧化，而没有 α-H 的叔醇难以被氧化。常用的氧化剂有高锰酸钾溶液、重铬酸钾的硫酸溶液，反应前后溶液的颜色有明显的变化，因此可用此法将伯、仲、叔 3 种醇区分开来。伯醇首先被氧化生成醛，醛比醇更易被氧化，醛再被氧化生成羧酸。例如：

$$R-CH_2OH \xrightarrow[H^+]{K_2Cr_2O_7} R-CHO \xrightarrow[H^+]{K_2Cr_2O_7} R-COOH$$

$$\quad\;\;\text{伯醇}\qquad\qquad\quad\;\text{醛}\qquad\qquad\quad\;\text{羧酸}$$

仲醇被氧化生成酮，酮比较稳定，不易继续被氧化，因此可用该方法来制备酮。

$$\begin{matrix} R' \\ | \\ R \end{matrix} CH-OH \xrightarrow[H^+]{K_2Cr_2O_7} R-\underset{\underset{O}{\|}}{C}-R'$$

$$\qquad\qquad\text{仲醇}\qquad\qquad\quad\text{酮}$$

例如：

$$CH_3CH_2CH_2\underset{\underset{OH}{|}}{C}HCH_3 \xrightarrow[H^+]{K_2Cr_2O_7} CH_3CH_2CH_2-\underset{\underset{O}{\|}}{C}-CH_3$$

$$\qquad\quad\;\text{2-戊醇}\qquad\qquad\qquad\qquad\quad\text{2-戊酮}$$

（2）脱氢　伯醇或仲醇的蒸气在高温下在活性铜或银、镍等催化剂的作用下发生脱氢反应，被氧化分别生成醛或酮；而叔醇分子中没有 α-H，不能发生反应。例如：

$$CH_3CH_2OH \xrightarrow[250\sim350\text{℃}]{Cu} CH_3CHO + H_2$$

$$\qquad\qquad\qquad\qquad\quad\text{乙醛}$$

$$CH_3\underset{\underset{OH}{|}}{C}HCH_3 \xrightarrow[500\text{℃, }0.3MPa]{Cu} CH_3-\underset{\underset{O}{\|}}{C}-CH_3 + H_2$$

$$\qquad\qquad\qquad\qquad\qquad\quad\text{丙酮}$$

知识链接

判定司机是否酒后驾车的检测方法

交警检测司机是否酒后驾车用到呼气式酒精分析仪，其原理是：置于酒精分析仪的特殊设计小瓶中的重铬酸钾和硫酸的混合物与司机呼出气体中的乙醇发生氧化反应，小瓶中混合物的颜色由橙色变为绿色（$Cr_2O_7^{2-}$ 被乙醇还原为 Cr^{3+}），酒精分析仪中铬离子颜色的变化通过电子传感元件转换成电信号，从而精确标示出呼气中酒精的浓度。

三、邻二醇的特性

两个羟基与相邻 2 个碳原子直接相连的二元醇称为邻二醇。邻二醇除了能够发生一元醇的反应外，还具有一些特殊的性质。例如，甘油与新鲜的氢氧化铜溶液反应生成深蓝色的甘油铜配合物，此反应可用来鉴别含有邻二羟基结构的多元醇。

$$\begin{matrix} CH_2OH \\ | \\ CHOH \\ | \\ CH_2OH \end{matrix} + Cu(OH)_2 \longrightarrow \begin{matrix} CH_2O \\ | \\ CHO \\ | \\ CH_2OH \end{matrix}\!\!\!\diagdown Cu + H_2O$$

$$\qquad\text{甘油}\qquad\qquad\qquad\quad\text{甘油铜(深蓝色)}$$

第二节
酚

一、酚的分类和命名

根据酚羟基的数目可将酚分为一元酚和多元酚。酚的命名一般是在芳环的名称后面加上酚字。当芳环上连有取代基时，以酚作为母体，将取代基的位次、数目和名称写在酚前面。结构比较复杂的酚也可以芳香烃作为母体来命名。例如：

一元酚：

OH	OH　CH$_3$	OH
苯酚	邻甲苯酚(2-甲基苯酚)	α-萘酚(1-萘酚)

多元酚：

OH　　OH	OH　　OH　CH$_3$	OH　OH　OH
间苯二酚	4-甲基-1,3-苯二酚	连苯三酚或1,2,3-苯三酚

知识链接

几种重要的酚

　　苯酚（C_6H_5OH）俗称石炭酸，为无色针状结晶，苯酚易被氧化，部分苯酚为黄色或红色液体。苯酚能凝固蛋白质，有杀菌作用，但对皮肤有腐蚀性。在医药上用作消毒剂和防腐剂，3%～5%的苯酚水溶液可用于手术器械消毒。甲苯酚［$C_6H_4(CH_3)(OH)$］简称甲酚，来源于煤焦油，又俗称煤酚。将甲酚配成47%～53%的肥皂溶液，称为煤酚皂溶液，商品名来苏尔。临用时加水稀释可用于皮肤和器械消毒。

　　苯二酚有邻、间、对三种同分异构体。邻苯二酚又名儿茶酚，其重要衍生物肾上腺素有收缩血管、扩张支气管和兴奋心肌作用，常用作升压药、平喘药和心肌兴奋药。此外，人体代谢中间体3,4-二羟基苯丙氨酸又称多巴（DOPA）中也含有儿茶酚结构。

HO　　HO—CHCH$_2$NHCH$_3$　　OH	HO　　HO—CH$_2$CHCOOH　　NH$_2$
肾上腺素	多巴

　　间苯二酚又称雷锁辛，具有杀灭细菌和真菌的能力，在医药上用于治疗皮肤病。对苯二酚又名氢醌，很容易被氧化，故常用作抗氧化剂和照相上的显影剂。维生素E又叫生育酚，小麦胚芽油、豆类、蔬菜中含量丰富。维生素E有抗不孕及促进肌肉正常发育的作用，临床上用于治疗先兆性流产和习惯性流产，胃、十二指肠溃疡及肌肉萎缩等。维生素E是脂质过氧化作用的阻断剂，具有延缓衰老的作用。

维生素E

二、酚的性质

（一）物理性质

大多数酚为无色结晶固体，但由于酚极易在空气中被氧化往往呈现出一定程度的黄色或红色。酚分子间由于氢键的形成，故熔点、沸点比相对分子质量相近的芳香烃要高。酚分子与水分子间也能形成氢键，因此酚在水中有一定的溶解度，羟基越多，该酚在水中的溶解度也越大。

（二）化学性质

酚分子在结构上包括酚羟基和芳环两部分，酚的化学性质应具有羟基和芳环的化学性质。但由于在酚分子中羟基和芳环直接相连，二者相互影响，酚的化学性质比起醇或芳香烃具有一定的特殊性。

1. 酚羟基的反应

（1）弱酸性　酚分子中氧原子上的一对未共用电子所在的 p 轨道与芳环的大 π 键轨道重叠，形成了 p-π 共轭体系（见图 6-1），p-π 共轭体系的形成和芳环吸电子的诱导效应降低了 O—H 键间的电子云密度，O—H 键的极性增强，导致了 O—H 键上的氢原子容易解离成质子离去，形成的苯基氧负离子由于共轭效应作用使电荷分散苯环更加稳定，故表现出弱酸性。

酚具有酸性，酚羟基上的氢原子可以被碱金属取代，酚还能溶于氢氧化钠水溶液，生成易溶于水的苯酚钠，加入盐酸，酚类化合物不溶或微溶于水，又从碱溶液中析出来。例如：

图 6-1　苯基氧负离子的 p-π 共轭

苯酚钠

通常苯酚（$pK_a = 10.0$）的酸性比水（$pK_a = 15.7$）、醇（$pK_a = 16 \sim 19$）要强，但比碳酸（$pK_a = 6.37$）要弱，因此苯酚不能溶于碳酸氢钠溶液。相反，若酚钠的水溶液通入二氧化碳，酚就能游离出来。例如：

利用酚的酸性可分离和提纯酚类化合物。对于取代酚，其酸性与环上取代基的位置、性质有关。一般来说，吸电子基（如硝基）使酸性增加，尤其是在邻、对位，而给电子基（如甲基）使酸性降低，见表 6-1。这是因为邻、对位上的吸电子基可使苯氧负离子上的负电荷得到分散，稳定性增加，酸性增强；反之，苯氧负离子的稳定性减弱，酸性降低。

表 6-1　一些取代酚的 pK_a

化合物	pK_a	化合物	pK_a
苯酚	10.00	2,4,6-三硝基苯酚	0.25
邻硝基苯酚	7.21	邻氯苯酚	9.71
间硝基苯酚	8.39	间氯苯酚	9.02
对硝基苯酚	7.15	对氯苯酚	9.31
2,4-二硝基苯酚	4.00	邻甲苯酚	10.29

课堂互动

请你将下列化合物按酸性由强到弱排列成序。

1. 苯酚　　2. 对硝基苯酚　　3. 对甲苯酚　　4. 2,4,6-三硝基苯酚

（2）与氯化铁的反应　多数含有酚羟基的化合物都能和氯化铁发生显色反应。例如，苯酚、间苯二酚、1,3,5-苯三酚呈紫色；对苯二酚、邻苯二酚呈绿色；1,2,3-苯三酚呈红色。酚与氯化铁的显色反应的作用机制尚不十分清楚，一般认为是生成了有颜色的配合物。

$$6C_6H_5OH + Fe^{3+} \longrightarrow Fe(C_6H_5O)_6^{3-} + 6H^+$$
有色配合物

其他含有烯醇式（$-\overset{\underset{|}{OH}}{C}=C-$）结构的化合物都可以和氯化铁发生同样的显色反应，因此在《中国药典》上，常利用这一显色反应来鉴别酚和烯醇式结构的化合物。

2. 苯环上的亲电取代反应

酚羟基与苯环形成的 p-π 共轭体系，使苯环上碳原子的电子云密度增加，尤其是酚羟基的邻、对位，因此，有利于芳环上发生亲电取代反应。

（1）卤代反应　苯酚与溴水在常温下反应立即产生 2,4,6-三溴苯酚的白色沉淀。

2,4,6-三溴苯酚(白色)

这类反应很灵敏，现象明显且定量进行，可用于酚类化合物的定性鉴别和定量测定。

低温下，苯酚与适量的溴在非极性溶剂（如二硫化碳、四氯化碳）中反应可以得到主要产物对位一溴代物。

（2）硝化反应　苯酚与稀硝酸在常温下反应生成邻硝基苯酚和对硝基苯酚的混合物。

邻硝基苯酚　　对硝基苯酚

对硝基苯酚（沸点 279℃）和邻硝基苯酚（沸点 214℃）的沸点不同，可用水蒸气蒸馏法分离。对硝基苯酚通过分子间氢键形成缔合体，难挥发，不能随水蒸气蒸出；而邻硝基苯酚通过分子内氢键形成六元螯合环，易挥发，可随水蒸气蒸馏出来。

（3）**磺化反应** 苯酚与浓硫酸在低温（15～25℃）下很容易进行磺化反应，主要生成邻羟基苯磺酸；在高温（100℃）时则主要生成对羟基苯磺酸。

（三）氧化反应

酚类化合物很容易被氧化，不但能与重铬酸钾等强氧化剂发生氧化反应，而且与空气长时间接触，也可以被空气中的氧所氧化而颜色逐渐加深。因为酚类化合物容易被氧化，可作为抗氧剂，保护其他物质不被氧化。多元酚更容易被氧化，可以被氧化银、溴化银等弱氧化剂氧化。例如，对苯二酚能将曝光活化了的溴化银还原成金属银，常用作照相显影剂。

第三节
醚

一、醚的分类和命名

根据醚分子中氧原子两边所连烃基的不同分为简单醚和混合醚，两个烃基相同为简单醚，两个烃基不同为混合醚；此外，醚又可分为脂肪醚和芳香醚，两个烃基都是脂肪烃基为脂肪醚，其中至少有 1 个芳香烃基为芳香醚；具有环状结构称为环醚。

简单醚命名时，在醚前加上烃基的名称，可省略"基"和"二"字。脂肪混合醚命名时，把较小的烃基名称放在前面；芳香混合醚命名时，则将芳香基名称放在烃基前面。环醚的命名通常称为环氧某烷。

简单醚：　　　　　$C_2H_5OC_2H_5$　　　　　$CH_2=CH-O-CH=CH_2$
　　　　　　　　　　　乙醚　　　　　　　　　　　乙烯醚

混合醚：　　　　　$CH_3OC_2H_5$

　　　　　　　　　　甲乙醚　　　　　　　　　苯甲醚

环醚：

　　　　　　　　　　　　环氧乙烷

对于结构复杂的醚，采用系统命名法，以烷氧基（RO—）作为取代基来命名。例如：

　　　　　　对甲氧基苯甲酸　　　　　　　　　　2-甲基-3-乙氧基戊烷

知识链接

重要的醚

乙醚（$CH_3CH_2OCH_2CH_3$）是最常见的一种醚。乙醚易燃易爆，制备和使用时应注意远离火源。乙醚微溶于水，能溶解多种有机物，其性质稳定，无水乙醚是药物合成、中草药有效成分提取常用的有机溶剂。普通乙醚中常混有少量乙醇和水，用固体氯化钙和金属钠处理后可得到无水乙醚。

环氧乙烷是最简单的环醚，能与水混溶，也能溶于乙醇、乙醚等有机溶剂中。环氧乙烷的三元环结构不稳定，容易开环，其性质非常活泼。在酸或碱的催化作用下，可与许多含有活泼氢的物质或亲核试剂发生开环加成反应。环氧乙烷是一种广谱灭菌剂，可在常温下杀灭各种微生物，常用于医疗器械、内镜、透析器和一次性使用的诊疗用品的消毒。

二、醚的性质

（一）物理性质

除甲醚、环氧乙烷等，大多数的醚类化合物在常温下是液体，有特殊气味。醚分子间不能形成氢键，无缔合现象，其沸点比相同碳原子数的醇低得多。例如，乙醇的沸点为78.4℃，而甲醚的沸点为−24.5℃。但醚分子中的氧原子仍能与水分子中的氢原子形成氢键，故醚在水中有一定的溶解性。醚易溶于许多有机物，因此醚常用作有机溶剂。

（二）化学性质

由于醚分子中氧原子与两个烃基相连，醚的极性很小，醚键稳定不易断裂。醚的化学性质不活泼，通常情况下不与氧化剂、还原剂及碱作用。但在一定条件下，醚还是可以发生一些特殊的反应。

1. 锌盐的生成

醚分子中氧原子上有一对未共用电子对，能接受质子，以配位键结合生成锌盐。

$$R-\ddot{O}-R' + HCl \longrightarrow [R-\overset{H}{\underset{}{\ddot{O}}}-R']^+Cl^-$$

由于氧原子的电负性大，结合质子能力较弱，形成的配位键不稳定，所以锌盐在低温和浓酸中稳定，加水稀释则会游离出原来的醚。利用醚形成锌盐后溶于浓酸这一特性，可以将醚与烷烃或卤代烃的混合物分离开来。常用于分离或鉴别。

2. 醚键的断裂

高温下氢卤酸能使醚键断裂，生成卤代烃和醇（或酚），若氢卤酸过量则生成的醇进一步转变成卤代烃。例如：

$$CH_3CH_2OCH_2CH_3 + HBr \overset{\triangle}{\longrightarrow} CH_3CH_2Br + CH_3CH_2OH$$
$$\underset{\overset{|}{\underset{HBr}{\longrightarrow}} CH_3CH_2Br}{}$$

脂肪混合醚与氢卤酸共热时，一般是较小的烃基生成卤代烃，较大的脂肪烃基生成醇；芳基烷基醚断裂时，芳基生成酚，烷基生成卤代烃。例如：

$$CH_3CH_2-O-CH_3 + HI \longrightarrow CH_3I + CH_3CH_2OH$$

$$\text{〇}-OCH_3 + HI \longrightarrow \text{〇}-OH + CH_3I$$

3. 过氧化物的生成

醚与空气长期接触，逐渐生成过氧化物。过氧化反应发生在 α-碳氢键上，过氧化物沸点比醚高，不稳定，受热易分解，发生爆炸，故蒸馏乙醚时不能蒸干，以免发生危险。醚类化合物应保存在密闭的棕色瓶中，并加入一些抗氧化剂。对久置的醚在使用前应用淀粉-碘化钾试纸或 $FeSO_4$、$KCNS$ 混合液检查醚中是否含有过氧化物杂质。若加入适量还原剂（如 $FeSO_4$ 或 Na_2SO_3 溶液）并振摇可除去醚中的过氧化物。

本章小结

目标检测

一、选择题

（一）单项选择题

1. 下列化合物中酸性最强的是（　　）。

A. 苯酚　　　　　　B. 对甲苯酚　　　　　C. 对硝基苯酚　　　　D. 2,4,6-三硝基苯酚

2. 可用来鉴别 1-丁醇、2-丁醇和叔丁醇的试剂是（　　）。

A. $KMnO_4/H^+$ 溶液　　B. 溴水　　　　　　C. Lucas 试剂　　　　D. $AgNO_3$ 的醇溶液

3. 下列化合物沸点最高的是（　　）。

A. $CH_3CH_2CH_3$

B. $HOCH_2CH(OH)CH_2OH$

C. $HOCH_2CH(OH)CH_3$

D. $CH_3CH(OH)CH_3$

4. 下列化合物不与 $FeCl_3$ 发生显色反应的是（　　）。

A. CH_3O——OH

B. Br——OH

C. ——CH_2OH

D. $CH_3COCH=CCH_3$ 中 OH

5. 下列说法正确的是（　　）。

A. 低级醇能与水无限混溶，随分子量增大溶解度降低

B. 所有醇都能使 $K_2Cr_2O_7/H^+$ 溶液变色

C. 乙醚是乙醇的同分异构体

D. 凡含有 2 个或 2 个以上羟基的化合物都能与 $Cu(OH)_2$ 反应显深蓝色

（二）多项选择题

1. 下列化合物能使酸性高锰酸钾溶液褪色的是（　　）。

A. 甲苯　　　　　　B. 2-戊醇　　　　　　C. 叔丁醇

D. 对甲苯酚　　　　E. 1-戊醇

2. 下列化合物与 $FeCl_3$ 发生显色反应的是（　　）。

A. 甘油　　　　　　B. 苯酚　　　　　　　C. 乙醚

D. 乙醇　　　　　　E. 对苯二酚

3. 下列各组物质中，能用 $Cu(OH)_2$ 试剂来鉴别的是（　　）。

A. 乙醇和乙二醇　　B. 乙二醇和丙三醇　　C. 丙醇和丙三醇

D. 乙醇和乙醚　　　E. 1,2-丙二醇和 1,3-丙二醇

二、命名或写出下列化合物的结构式

1. $CH_3CH_2CHCH_2CHCH_2OH$ （上 CH_3，下 OH）

2. $CH\equiv C-CH=CH-CH_2OH$

3. $CH_3CH_2OCH(CH_3)_2$

4. ——$CHCH_2CH_3$ 中 OH

5. OH ——NO_2

6. 苯醚

7. 4-甲基-2-戊醇

8. 对硝基苯酚钠

三、完成下列反应式

1. $\underset{\underset{OH}{|}}{CH_3CHCH_2CH_3} \xrightarrow{HBr} \xrightarrow[C_2H_5OH]{NaOH}$

2. $\underset{\underset{OH}{|}}{CH_3CHCH_3} \xrightarrow[H^+]{K_2Cr_2O_7}$

3. $CH_3O\text{—}\bigcirc\text{—}CH_3 \xrightarrow{HI}$

4. $CH_3O\text{—}\bigcirc\text{—}OH \xrightarrow{NaOH}$

5. $\bigcirc\text{—}OH \xrightarrow{稀HNO_3}$

四、鉴别下列各组化合物

1. 1-戊醇、2-戊醇和 2-甲基-2-丁醇

2. 甲苯和苯酚

3. 1,3-丁二醇和 2,3-丁二醇

五、推测结构

某化合物 A 分子式为 $C_9H_{12}O$，室温下不与氢氧化钠、高锰酸钾反应，遇 HI 作用生成 B 和 C；B 与溴水反应生成白色沉淀，C 与氢氧化钠水解反应生成 D，D 与卢卡斯试剂在室温下作用放置一段时间有浑浊现象，试推测 A、B、C、D 的结构式。

（石晓）

醛、酮、醌

知识目标

1. 掌握醛、酮和醌的分类、命名；醛、酮的主要性质：亲核加成反应、还原反应、α-活泼氢的反应和氧化反应。
2. 熟悉醛、酮的结构与性质差异的关系；醛、酮的鉴别方法。
3. 了解电子效应、空间效应对羰基活性的影响；醛、酮的亲核加成反应机理。

能力目标

1. 能熟练应用醛、酮和醌的命名法，命名重要的醛、酮和醌；能理解醛、酮的相似反应：醛、酮的亲核加成反应、还原反应、α-活泼氢的反应等；醛、酮的不同反应：醛的歧化反应、氧化反应等。
2. 熟练应用醛、酮的性质差异，能鉴别常见的醛、酮。

✒ 有机化学与药学

许多药物或药物体内代谢的中间体具有醛、酮的结构。例如，香草醛，又称香英兰醛，常用作香料或药物制剂的矫味剂；视黄醛是构成细胞内感光物质的化合物，用于防治夜盲症，维生素 A 能在体内代谢转变成一种视黄醛（11-顺视黄醛）而发挥治疗作用；中药材麝香，其有效成分为麝香酮，具有芳香开窍、醒神、活血通淤等功效。

香草醛　　　　　　　11-顺视黄醛　　　　　　　麝香酮

广泛存在于自然界中的维生素 K_1、维生素 K_2 与人工合成方法制得的维生素 K_3，它们具有促凝血功能，含有萘醌的结构，医药上维生素 K_3 制剂是它的亚硫酸氢钠加成物。

维生素K_1　　　　　　　　　　维生素K_3

一、醛、酮、醌的分类和命名

碳原子以双键和氧原子相连接的基团称为羰基。醛和酮分子中都含有羰基，统称为羰基化合物。其中，羰基的两端至少有一端与氢原子相连的羰基化合物称为醛，而羰基的两端都与烃基相连的羰基化合物则称为酮。

（其中 R、R′代表脂肪烃基；Ar、Ar′代表芳香烃基）

醛分子的官能团是醛基，可简写为—CHO；酮分子的官能团是羰基，也称为酮基，可简写为—CO—。

醌是具有共轭结构的 α,β-不饱和环二酮化合物，有邻位、对位两种基本结构。

对位结构的醌　　　邻位结构的醌

（一）醛、酮的分类、命名

醛、酮化合物根据烃基的不同，可分为脂肪醛、酮，芳香醛、酮和脂环酮，分别可以用下列结构通式表示。

脂肪醛或酮　　　芳香醛或酮　　　脂环酮

此外，根据烃基中是否含有不饱和键，将醛、酮分为饱和醛或酮与不饱和醛或酮。酮还可分成单酮和混酮，酮分子中羰基连接的两个烃基相同的称为单酮，两个烃基不相同的称为混酮。若分子中含有多个醛基或酮基，则称为多元醛或酮。例如：

脂肪醛、酮：

CH₃CHO　　CH₃CCH₃
饱和醛、酮

CH₃CH=CHCHO　　CH₃CH=CHCCH₃
不饱和醛、酮

芳香醛、酮，脂环酮：

芳香醛　　　　芳香酮　　　　脂环酮

一元、多元醛酮：

HCHO　　CH₃CH₂COCH₃　　OHCCH₂CH₂CH₂CHO　　CH₃COCH₂COCH₃
一元醛、酮　　　　　　　　多元醛、酮

简单结构的醛、酮可采用普通命名法，根据碳原子数称为某醛、酮，酮也可根据酮基所连接的两个烃基，参照简单或混合醚的命名法来命名。例如：

<table>
<tr><td>CH₃CH₂CHO
丙醛</td><td>苯甲醛</td><td>环己酮</td></tr>
<tr><td>CH₃COCH₃
丙酮(二甲基酮)</td><td>CH₃COCH₂CH₃
丁酮(甲基乙基酮)</td><td>苯乙酮</td></tr>
</table>

CH_3CH_2CHO 丙醛

苯甲醛（CHO附于苯环）

环己酮

CH_3COCH_3 丙酮(二甲基酮)

$CH_3COCH_2CH_3$ 丁酮(甲基乙基酮)

苯乙酮（COCH₃附于苯环）

用系统命名法命名脂肪醛、酮时，应按以下步骤进行：①选主链，选择含有羰基的最长碳链作为主链，称为某醛或某酮；②编号，由靠近羰基的碳原子一端开始；③命名，需标出酮基位置，而醛基可省去不用标出。

含有芳香环的醛、酮，则应将芳香环当作取代基来命名。脂环酮命名时。若脂环上还有其他取代基，则需要从酮基碳原子开始对成环的碳原子进行编号。多元醛、酮命名只需在"某醛（或某酮）"两字中间用中文表示醛基或酮基的数目。例如：

3-甲基丁醛(β-甲基丁醛)　　　3-甲基-2-戊酮　　　(E)-3-苯基-2-丁烯醛

1-戊烯-3-酮　　　3-甲基环戊酮　　　1,4-环己二酮

在系统命名法中，有时也为标明取代基的位置，规定与醛基相连的碳为 α-碳，然后依次为 β、γ、δ 等进行命名。例如，上述化合物中的 3-甲基丁醛也可以称为 β-甲基丁醛。此外，醛、酮也可根据其来源或性质的俗名来命名。例如，3-苯基丙烯醛、3-甲氧基-4-羟基苯甲醛、3-甲基环十五烷酮分别又称肉桂醛、香草醛、麝香酮等。

（二）醌的分类和命名

醌通常以芳烃的衍生物作为母体来命名，由苯衍生而来的醌称为苯醌，萘、蒽和菲相应的衍生物称为萘醌、蒽醌、菲醌等。例如：

1,2-苯醌(邻苯醌)　　　1,4-苯醌(对苯醌)　　　1,4-萘醌(α-萘醌)

1,2-萘醌(β-萘醌)　　　9,10-蒽醌　　　9,10-菲醌

若芳环上有其他取代基，则应从羰基所在的碳原子开始对成环碳原子编号用阿拉伯数字表示或以 α、β、γ 等符号表示取代基位置。

重要的醛、酮

甲醛（HCHO）又称为蚁醛，为无色气体，对黏膜有刺激作用。甲醛有凝固蛋白质的作用，因而有杀菌和防腐的能力。甲醛易溶于水，常用来保存动物标本的福尔马林液即为含有40%甲醛的水溶液。甲醛容易聚合，甲醛的浓溶液经长期放置便会产生白色沉淀，这是由于醛聚合生成多聚甲醛。为防止甲醛聚合需在福尔马林中加入少量甲醇。多聚甲醛可以用作仓库的熏蒸剂，用来进行杀菌消毒。甲醛与氨共热，可生成环六亚甲基四胺 $[(CH_2)_6N_4]$，又叫乌洛托品。乌洛托品为白色结晶粉末，熔点263℃，易溶于水，在医药上用作利尿剂及尿道消毒剂。

$$6HCHO + 4NH_3 \longrightarrow \text{乌洛托品} + 6H_2O$$

乙醛（CH_3CHO）易溶于水、乙醇、乙醚等有机溶剂中。由于乙醛的沸点很低，并且容易被氧化，常以三聚乙醛（沸点124℃）的形式保存乙醛，使用前可将三聚乙醛在稀硫酸中加热解聚而放出乙醛。乙醛是有机合成的重要原料，可用于制备乙酸、乙酸乙酯、乙酸酐等。乙醛的3个 α-H 被氯原子取代后的衍生物称为三氯乙醛（CCl_3CHO），三氯乙醛可通过氯氧化乙醇来制得。三氯乙醛分子很容易与水形成稳定的水合物结晶，俗称水合氯醛。水合氯醛为无色晶体，有刺激性臭味，能溶于水、乙醇、乙醚，具有快速催眠的作用，临床上用于治疗失眠、烦躁不安及惊厥。在工业上，三氯乙醛是制备医药、农药等的重要原料。

苯甲醛（C_6H_5CHO）是最简单的芳香醛，是一种有苦杏仁味的无色油状液体，微溶于水，易溶于乙醇、乙醚中。它和糖类物质结合存在于杏仁、桃仁等许多果实和种子中，工业上也叫苦杏仁油。苯甲醛在空气中长期放置易被氧化，析出苯甲酸晶体，因此保存时可加入少量对苯二酚作为抗氧剂。苯甲醛多用于制造香料及制备其他芳香族化合物，也是药物合成的重要原料。如可由苯甲醛为原料合成抗癫痫药苯妥英钠。

丙酮（CH_3COCH_3）不仅能与水混溶，还能溶解多种有机物。在生物体内，丙酮是糖类物质的分解产物，正常人的血液中丙酮的含量很低，但当人体代谢出现紊乱时（如糖尿病患者），体内丙酮含量增加，并随呼吸或尿液排出。临床上检查患者尿液中是否含有丙酮，常用亚硝酰铁氰化钠溶液和氨水，若有丙酮存在，即呈紫红色。

课堂互动

试命名下列化合物。

1. CH_3CHCH_2CHO
   $|$
   CH_2CH_3

2. $CH_3CH{=}CH{-}\overset{O}{\overset{\|}{C}}{-}CH_3$

3. 环戊酮 =O

4. 邻羟基苯甲醛 (OH, CHO)

5. 二苯甲酮 CO

6. 2-甲基对苯醌

二、醛、酮的结构

醛、酮分子中羰基的碳原子为 sp^2 杂化，3 个 sp^2 杂化轨道在同一平面上，夹角近似为

图 7-1　羰基中碳氧
双键的成键

120°。碳原子的 1 个 sp^2 杂化轨道与氧原子的 1 个 p 轨道之间"头碰头"正面重叠形成一个 σ 键，未参与杂化的 1 个 p 轨道与氧原子的另 1 个 p 轨道之间"肩并肩"侧面重叠形成一个 π 键。因此，羰基的碳氧双键由 σ 键和 π 键构成，成键情形与烯烃的碳碳双键有些类似，但由于氧原子的电负性比碳原子要大得多，成键电子偏向于氧原子，氧原子上的电子云密度较高，碳原子上的电子云密度较低，分别用 δ^+ 及 δ^- 来表示，因此羰基是一个极性基团（见图 7-1）。此外，醛分子中羰基分别与氢原子和烃基相连接，而与酮分子中的羰基相连接的均为烃基，醛、酮结构的差异，性质也存在一定的异同点，见表 7-1。

表 7-1　醛、酮羰基结构的比较

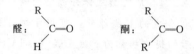

电子效应	由于烃基的给电子效应,使得羰基中碳原子的电负性不同:醛羰基<酮羰基
空间效应	由于烃基较大的空间位阻,使得亲核试剂(Nu^-)的进攻难度不同:醛羰基<酮羰基
结论	酮羰基的亲电性比醛弱,发生亲核加成能力差

三、醛、酮的性质

（一）物理性质

在常温下除甲醛是气体外，12 个碳原子以下的脂肪醛、酮均为液体，高级脂肪醛、酮和芳香酮多为固体。醛、酮没有缔合作用，所以脂肪醛、酮的沸点比相应的醇低很多。醛、酮易溶于有机溶剂，低级醛、酮可以与水混溶，某些中级醛、酮如壬醛、麝香酮和一些芳香醛如肉桂醛、苯甲醛有特殊的香气，可用作调制化妆品和食品的香精。

（二）化学性质

1. 羰基的亲核加成反应

由于羰基中氧原子的电负性比碳原子大，共用电子对偏向氧原子，使得氧原子带上部分负电荷，而碳原子带上部分正电荷，因此在羰基上发生加成反应时，由亲核试剂中带负电的部分进攻带正电的羰基碳原子，同时形成氧负离子的中间体，然后亲核试剂中带正电的部分加到带负电的氧负离子上，这种由亲核试剂进攻而引起的加成反应称为亲核加成反应。与羰基发生加成反应的亲核试剂很多。例如，氢氰酸（HCN）、亚硫酸氢钠（$NaHSO_3$）、醇（ROH）、格氏试剂（RMgX）、氨的衍生物（$H_2N—R$），它们与羰基发生亲核加成反应规律如下：

$$\overset{\delta^+}{C}=\overset{\delta^-}{O} + Nu^- \longrightarrow \left[\underset{Nu}{C-O^-} \right] \overset{H^+}{\longrightarrow} \underset{Nu}{C}\overset{OH}{\diagup}$$

亲核试剂

与醛酮发生加成反应的亲核试剂见表 7-2。

表 7-2　与醛酮发生加成反应的亲核试剂

亲核试剂	正电荷部分	负电荷部分（Nu⁻）
氢氰酸（HCN）	H^+	CN^-
饱和亚硫酸氢钠（NaHSO₃）	—H	—SO₃Na
醇（ROH）	—H	—OR
格氏试剂（RMgX）	—MgX	—R
氨的衍生物（H₂N—R）	—H	—NHR

（1）与 HCN 的加成　在少量碱存在下，醛、脂肪族甲基酮及 8 个碳以下的环酮能与氢氰酸发生加成反应生成 α-羟基腈。例如：

醛或脂肪族甲基酮　　　　　α-羟基腈

（2）与饱和 NaHSO₃ 的加成　醛、脂肪族甲基酮及 8 个碳以下的环酮可与亚硫酸氢钠饱和溶液发生加成反应，生成 α-羟基磺酸钠，由于它不溶于饱和亚硫酸氢钠溶液而形成白色晶体析出。因此可利用此反应把醛、酮从其他不溶于水的有机化合物中分离出来。例如：

醛或脂肪族甲基酮　　　　α-羟基磺酸钠

由于该反应为可逆反应，可将存在于体系中微量的亚硫酸氢钠用酸或碱不断地除去，加成产物 α-羟基磺酸钠又分解为原来的醛、酮。因此常可利用此可逆反应来分离、精制醛和酮。

（3）与格氏试剂加成　格氏试剂（R—MgX）是强的亲核试剂，易与羰基发生加成反应，利用此反应可制备不同结构的醇。例如：

由此可见，醛、酮与格氏试剂反应的结果生成了碳链比原来加长了的醇。格氏试剂与甲醛反应时可制得伯醇，与其他醛反应可制得仲醇，与酮反应可制得叔醇。药物合成中经常利用此反应来制备增长碳链的醇。

💡 **课堂互动**

分别写出甲醛、乙醛和丙酮与格氏试剂（如甲基溴化镁）的反应式。

（4）与氨的衍生物的加成缩合　醛、酮可与氨的衍生物发生加成反应，反应并不停留在第一步，加成产物继续发生脱水缩合得到含碳氮双键（—C＝N—）的化合物。例如：

与醛、酮发生加成反应的氨的衍生物有伯胺、羟胺、肼、苯肼、2,4-二硝基苯肼以及氨基脲等亲核试剂。氨的衍生物及其与醛、酮的加成反应产物见表 7-3。

表 7-3　氨的衍生物及其与醛、酮的加成反应产物

氨的衍生物	加成产物
H₂N—OH 羟胺	 肟
H₂N—NH₂ 肼	 腙
H₂N—NH—⟨苯⟩ 苯肼	 苯腙
H₂N—NH—⟨2,4-二硝基苯⟩ 2,4-二硝基苯肼	 2,4-二硝基苯腙
H₂N—NH—C(=O)—NH₂ 氨基脲	 缩氨脲

　　羰基化合物与羟胺、肼等试剂反应能生成很好的结晶，并具有特定的熔点。因此这些试剂经常被用来检查羰基的存在，它们又叫做羰基试剂。特别是 2,4-二硝基苯肼，由于与醛、酮反应产物为橙黄色或橙红色的 2,4-二硝基苯腙晶体，易于观察，《中国药典》中常用它来鉴别含羰基的药物及临床鉴别糖尿病人的尿液中是否含有丙酮。例如：

2,4-二硝基苯肼　　　　2,4-二硝基苯腙(橙黄或橙红色晶体)

　　（5）与醇加成　醇是一个较弱的亲核试剂，在干燥氯化氢的催化下，1 分子醛能与 1 分子醇发生亲核加成反应，生成半缩醛；半缩醛分子中新生成的羟基称为半缩醛羟基。由于半缩醛羟基很活泼，半缩醛一般不稳定，会继续与另一分子醇作用，脱去一分子水，生成稳定的缩醛。

半缩醛

缩醛

　　例如，乙醛与甲醇可以在干燥氯化氢作用下，生成缩醛。

$$CH_3-\overset{O}{\overset{\|}{C}}-H+CH_3OH \underset{H_3O^+}{\overset{干燥HCl}{\rightleftharpoons}} CH_3-\overset{OH}{\underset{OCH_3}{\overset{|}{\underset{|}{C}}}}-H \underset{H_3O^+}{\overset{CH_3OH,干燥HCl}{\rightleftharpoons}} CH_3-\overset{OCH_3}{\underset{OCH_3}{\overset{|}{\underset{|}{C}}}}-H+H_2O$$

乙醛缩二甲醇

缩醛在碱性溶液中比较稳定，而在稀酸溶液中则易水解为原来的醛和醇，故生成缩醛的反应必须在无水条件下进行。酮也可以发生类似的反应，生成缩酮，但比醛困难。羰基是相当活泼的基团，当分子具有羰基及其他官能团时，如果只希望其他官能团反应，而羰基不受影响，则可以先将羰基转变为缩醛（缩酮），再进行其他官能团的反应，反应完成后将其水解，重新得到含羰基结构的醛、酮，因此可常利用生成缩醛（缩酮）反应来保护羰基，此方法常应用于药物合成中。

2. 碘仿反应

碘仿反应是一种醛、酮分子中 α-H 的卤代反应。乙醛和甲基酮类化合物的 α-H 易被卤素（Cl_2、Br_2、I_2）取代，特别是在氢氧化钠水溶液中，卤素可迅速将醛、酮的 3 个 α-H 全部取代得到三卤代物，在碱性溶液不稳定，三卤代物被分解生成卤仿，由于反应中有卤仿生成，故此反应也称为卤仿反应。因为氯仿和溴仿都是液体，不宜鉴别，而碘仿则是不溶于水的淡黄色晶体，且有特殊气味，因此常用此反应鉴别乙醛或甲基酮类化合物。

$$CH_3\overset{O}{\overset{\|}{C}}-H(R) \underset{或NaOI}{\overset{I_2,\ NaOH}{\longrightarrow}} CI_3\overset{O}{\overset{\|}{C}}-H(R) \overset{NaOH}{\longrightarrow} CHI_3\downarrow +(R)HCOONa$$

由于次碘酸钠具有氧化性，能将乙醇和结构为 $CH_3CH(OH)-$ 的醇分别氧化成相应的乙醛或甲基酮，所以它们也可发生碘仿反应。例如：

$$CH_3\underset{OH}{\overset{|}{\underset{|}{C}}H}-H(R) \overset{NaOI}{\longrightarrow} CH_3\overset{O}{\overset{\|}{C}}-H(R) \overset{NaOI}{\longrightarrow} CHI_3\downarrow +(R)HCOONa$$

碘仿反应所得到的羧酸比相应的醛、酮或醇减少一个碳原子，是缩短碳链的一种方法，同时，利用碘仿反应也可鉴别乙醇（或甲基醇）、乙醛和甲基酮等化合物。

💡**课堂互动**

请判断下列化合物是否能发生碘仿反应？
1. 乙醛　　2. 丙酮　　3. 苯甲醛　　4. 2-戊醇　　5. 3-戊酮

---

3. 羟醛缩合反应

在碱的催化作用下，两分子含 α-H 的醛，其中一分子以 α 碳负离子与另一分子羰基发生加成反应，生成 β-羟基醛。若得到的 β-羟基醛上仍有 α-H，受热或在酸作用下 α-H 能与羟基发生分子内脱水反应，生成 α,β 不饱和醛，这种反应称为羟醛缩合或醇醛缩合反应。例如：

$$CH_3-\overset{O}{\overset{\|}{C}}-H+H-\overset{\alpha}{C}H_2CHO \overset{OH^-}{\longrightarrow} CH_3\overset{\beta}{C}H-\overset{\alpha}{C}HCHO \overset{\triangle}{\longrightarrow} CH_3CH=CHCHO+H_2O$$

β-羟基丁醛

含 α-H 的酮在同样条件下也能发生羟醛（酮）缩合反应，羟醛（酮）缩合反应也是增长碳链的重要方法之一。

4. 羰基的还原反应

醛、酮分子中的羰基可以被还原，还原剂不同，形成的产物也不同。

（1）催化氢化　在镍或铂的催化作用下，醛、酮分子分别被氢气还原为伯醇或仲醇，若分子中的不饱和键除羰基外，还有碳碳双键，则碳碳双键也可以被还原。例如：

$$R-\overset{\overset{\displaystyle O}{\|}}{C}-H + H_2 \xrightarrow[\text{高温}]{\text{Ni}} RCH_2OH$$

$$R-\overset{\overset{\displaystyle O}{\|}}{C}-R' + H_2 \xrightarrow[\text{高温}]{\text{Ni}} R\underset{\overset{\displaystyle |}{OH}}{C}HR'$$

（2）金属氢化物还原　硼氢化钠（$NaBH_4$）、氢化锂铝（$LiAlH_4$）是选择性的还原剂，可以将醛还原为伯醇，酮还原为仲醇，而不饱和的醛或酮分子中所含碳碳双键却不被还原。例如：

　　2-丁烯醛（巴豆醛）是中药巴豆中的主要成分，请写出巴豆醛在铂或氢化锂铝催化下的反应式。

（3）克莱门森还原　醛、酮与锌汞齐和浓盐酸共热回流，羰基还原为亚甲基的反应称为克莱门森（clemmensen）还原。例如：

阅读与提高

乌尔夫-凯惜纳尔-黄鸣龙还原法

　　黄鸣龙是我国著名的有机化学家，乌尔夫-凯惜纳尔-黄鸣龙反应是有机化学中唯一用中国人名字命名的有机反应，在有机化学发展史上占有显著地位。与克莱门森还原的酸性条件不同，乌尔夫-凯惜纳尔-黄鸣龙还原，适合于对酸不稳定，而对碱稳定的醛、酮，将醛或酮与无水肼作用生成腙，然后将腙、醇钠和无水乙醇在封闭钢管或高压釜中加热反应，得到烷烃的反应称为乌尔夫-凯惜纳尔反应。例如：

　　该反应温度高，操作不方便，黄鸣龙对反应条件作了改进，用氢氧化钠（或氢氧化钾），85%水合肼代替醇钠和无水肼，在高沸点溶剂如聚乙二醇中，常压下即可进行反应，改良后的方法称为乌尔夫-凯惜纳尔-黄鸣龙反应还原法。例如：

5. 歧化反应

当两种不含 α-H 的醛在浓碱的作用下，一分子醛被氧化成羧酸，另一分子醛被还原为醇，此反应称为歧化反应，也称为康尼查罗反应。如果两种醛其中一种是甲醛，由于甲醛的还原性比其他醛强，所以总是甲醛被氧化成酸，而另一种醛被还原成醇。

$$2 \,\text{—CHO} \xrightarrow{40\%\ NaOH} \text{—COONa} + \text{—CH}_2\text{OH}$$

$$HCHO + \text{—CHO} \xrightarrow{40\%\ NaOH} HCOONa + \text{—CH}_2\text{OH}$$

这一特性常用于药物合成中，例如在合成血管扩张药季戊醇四硝酸酯的中间体季戊四醇过程中，其最后一步就利用了这一歧化反应。

6. 醛与弱氧化剂的反应

醛比酮的还原性强，不仅能被强氧化剂如高锰酸钾、重铬酸钾或硝酸等氧化，还能够被弱的氧化剂所氧化，常用的弱氧化剂有托伦试剂与斐林试剂。

托伦（Tollens）试剂是由硝酸银溶液与过量氨水配制成的无色溶液，醛与托伦试剂反应形成金属银，附着在试管内壁上形成光亮的银镜，此反应称为银镜反应，利用此方法可鉴别醛与酮。

$$(Ar)RCHO + 2[Ag(NH_3)_2]^+ + 2OH^- \xrightarrow{\triangle} (Ar)RCOONH_4 + 2Ag\downarrow + H_2O + 3NH_3\uparrow$$

斐林（Fehling）试剂由两种溶液组成，A 液为硫酸铜溶液；B 液为氢氧化钠和酒石酸钾钠。使用时将 A 液与 B 液等量混合，得到深蓝色溶液。醛与斐林试剂反应生成砖红色氧化亚铜沉淀，甲醛比其他醛的还原能力强，与斐林试剂作用析出铜镜，又称铜镜反应。例如：

$$RCHO + 2Cu^{2+}(配离子) + 5OH^- \xrightarrow{\triangle} RCOO^- + Cu_2O\downarrow + 3H_2O$$

$$HCHO + Cu^{2+}(配离子) + 3OH^- \xrightarrow{\triangle} HCOO^- + Cu\downarrow + 2H_2O$$

芳香醛如苯甲醛等不能与斐林试剂反应，据此可将脂肪醛和芳香醛区分开来。

7. 与希夫试剂的显色反应

把二氧化硫通入红色的品红水溶液中，至红色刚好消失，得到品红的亚硫酸溶液，又称为希夫（Schiff）试剂。醛与希夫试剂作用显紫红色，酮则不显色，故可用希夫试剂区别醛和酮。如果试验中，有碱性物质、氧化剂存在，或加热都会使希夫试剂恢复品红的颜色而干扰实验结果，应特别注意避免。

甲醛与希夫试剂所显的颜色加硫酸后不消失，而其他醛反应所显示的颜色遇硫酸会褪色，此方法可鉴别甲醛与其他醛。

课堂互动

1. 请利用托伦试剂、斐林试剂或碘仿试剂区分下列化合物。

（1）甲醛和苯甲醛　　（2）乙醛和丙酮　　（3）丙醛和丙酮

2. 比较醛和酮在化学性质有哪些异同点？你能用几种化学方法区分甲醛和丙酮？

本章小结

分类
- 根据烃基不同, 分为脂肪醛、酮,芳香醛、酮以及脂环酮
- 数据羰基数目, 分为二元醛(酮)、多元醛(酮)
- 根据烃基的饱和性, 分为饱和、不饱和醛(酮)

命名
- 与醇命名相似称为某醛(酮)，编号优先醛(酮)基 → 双键

醛、酮 — 性质
- 相似反应
  - 加成反应: 加HCN、NaHSO₃、ROH等
  - α-H反应: 羟醛缩合和碘仿反应
  - 还原反应：催化或氢化铝锂、锌汞齐还原
- 不同反应
  - 康尼查罗反应：条件浓碱，产物酸和醇
  - 氧化反应：托伦试剂、斐林试剂
  - 显色反应：醛与希夫试剂显紫红色

鉴定
- 用亚硫酸氢钠或苯肼、碘仿试剂、托伦试剂、斐林试剂

醌
- 分类：分苯醌、萘醌和蒽醌
- 命名：称为苯醌、萘醌和蒽醌
- 性质：与醛酮反应规律相似

目标检测

一、选择题

（一）单项选择题

1. 脂肪酮的通式表示为 （   ）。

A. RCHO   B. RCH₂OH   C. ROR′   D. RCOR′

2. 下列物质中，属于芳香醛的是 （   ）。

A. 苯醌结构   B. 环己酮   C. 苯甲醛   D. 环己基CHO

3. 能与醛发生银镜反应的试剂是 （   ）。

A. 希夫试剂   B. 斐林试剂   C. FeCl₃   D. 托伦试剂

4. 能将甲醛、乙醛和苯甲醛区别开的试剂是 （   ）。

A. Tollens 试剂   B. Fehling 试剂   C. 羰基试剂   D. Schiff 试剂

5. 醛与 HCN 的反应属于（　　）。

A. 亲电加成反应　　　B. 亲核加成反应　　　C. 亲电取代反应　　　D. 亲核取代反应

6. 在药物分析中，用来鉴别醛和酮的羟胺、苯肼等氮的衍生物被称为（　　）。

A. Lucas 试剂　　　　B. Tollens 试剂　　　　C. 羰基试剂　　　　D. Fehling 试剂

7. 常用来保护某些醛、酮羰基的试剂是（　　）。

A. 格氏试剂　　　　B. 醇　　　　C. 酚　　　　D. 醚

8. 在稀碱的作用下，含 α-H 的醛分子之间发生加成反应，生成 β-羟基醛再脱水得到 α,β-不饱和醛的反应称为（　　）。

A. 银镜反应　　　　B. 缩醛反应　　　　C. 碘仿反应　　　　D. 羟醛缩合反应

9. 甲醛与丙基溴化镁作用后，水解得到（　　）。

A. 正丙醇　　　　B. 正丁醇　　　　C. 异丁醇　　　　D. 仲丁醇

10. 属于醌类化合物的是（　　）。

A.　　　　B.　　　　C.　　　　D.

（二）多项选择题

1. 能与碘的 NaOH 溶液发生碘仿反应的是（　　）。

A. C_6H_5CHO　　　　B. CH_3COCH_3　　　　C. CH_3CHO

D. CH_3CH_2OH　　　　E. HCHO

2. 能将甲醛与丙酮区别开的试剂是（　　）。

A. Schiff 试剂　　　　B. I_2/NaOH　　　　C. Fehling 试剂

D. Tollens 试剂　　　　E. 2,4-二硝基苯肼

3. 下列说法错误的是（　　）。

A. 醛和酮都可以发生催化加氢反应

B. 在盐酸催化下，醛与醇发生羟醛缩合反应

C. 醛和脂肪族甲基酮都能与氢氰酸发生加成反应

D. 所有的醛都可以发生碘仿反应

E. 醛和酮不仅能被强氧化剂（如高锰酸钾等）氧化，还能被弱氧化剂（如托伦试剂）氧化

4. 下列化合物中，能把 2-丁醛还原为伯醇的试剂是（　　）。

A. H_2/Ni　　　　B. $LiAlH_4$　　　　C. $NaBH_4$

D. $FeCl_3$　　　　E. Zn-Hg/HCl

5. 能与希夫试剂作用显紫红色的是（　　）。

A. C_6H_5CHO　　　　B. CH_3COCH_3　　　　C. CH_3CHO

D. CH_3CH_2OH　　　　E. HCHO

二、写出下列化合物的名称或结构式

1. $CH_3CHCH_2COCH_3$
　　　|
　　CH_2CH_3

2. $CH_3CH=CH-CO-CH_3$

3. （结构式：苯环带 CHO 和 OCH_3）

4. （环己二酮结构式）

5. （萘醌结构式）

6. 丙烯醛

7. 苯乙醛   8. 2,4-己二酮   9. 3-甲基戊醛   10. 二苯酮

三、完成下列反应式

1. $\xrightarrow{\text{HCN}}$

2. CH_2CHO $\xrightarrow[\triangle]{[\text{Ag(NH}_3)_2]^+}$

3. CH_3COCH_3 $\xrightarrow[\text{NaOH}]{\text{I}_2}$

4. $\text{CH}_3\text{CH}_2\text{CHO} + \text{H}_2\text{NHN}$— $\longrightarrow$

5. CH_3CHO $\xrightarrow[\text{无水乙醚}]{\text{CH}_3\text{MgCl}}$ $\xrightarrow{\text{H}_3\text{O}^+}$

6. $\text{HCHO} + $ —CHO $\xrightarrow{40\%\text{NaOH}}$

四、鉴别下列各组化合物

1. 己醛、2-己酮、环己酮

2. 丙醛、丙酮、丙醇、异丙醇

五、合成下列化合物

1. 由相应的羰基化合物及格氏试剂合成 2-丁醇

2. 由乙炔合成 1-丁醇

六、推测结构

分子式为 $\text{C}_5\text{H}_{12}\text{O}$ 的化合物 A，氧化后可得到化合物 B（$\text{C}_5\text{H}_{10}\text{O}$），B 能与 2,4-二硝基苯肼反应，并与碘的碱溶液共热时生成黄色沉淀。A 与浓硫酸共热可得到化合物 C（C_5H_{10}），C 经高锰酸钾氧化得到丙酮和乙酸（CH_3COOH），推测 A、B、C 的结构式。

（邱红）

羧酸及取代羧酸

分子中含有官能团羧基 $\overset{\overset{O}{\|}}{-C-OH}$ 或—COOH的化合物称为羧酸，除甲酸外，其他的羧酸可以看作是烃分子中的氢原子被羧基取代或醇、醛分子中羟基、醛基被氧化生成的化合物，结构通式为 $\overset{\overset{O}{\|}}{(Ar)R-C-OH}$ 或(Ar)RCOOH。羧酸分子中烃基上的氢原子被其他原子或原子团取代的化合物称为取代羧酸，重要的取代羧酸包括卤代酸、羟基酸和酮酸等。

有机化学与药学

羧酸及取代羧酸广泛分布于自然界中，它们在动植物的生长、繁殖、新陈代谢等都是十分重要的物质，许多羧酸及取代羧酸都具有明显的生物活性，临床上使用的药物中许多就是羧酸或取代羧酸。例如，抗高血压药卡托普利；广谱的β内酰胺类抗生素药头孢氨苄。

卡托普利(抗高血压药)　　　　头孢氨苄(β-内酰胺类抗生素药)

第一节
羧　酸

一、羧酸的分类和命名

1. 羧酸的分类

根据羧酸分子中羧基所连接烃基的种类不同，羧酸分为脂肪酸、脂环酸和芳香酸，根据烃基的饱和度不同，脂肪酸可分为饱和酸、不饱和酸；根据羧酸分子中所含羧基的数目不同，羧酸又可分为一元酸和多元酸。见表 8-1。

表 8-1　羧酸的分类

	饱和酸	不饱和酸	脂环酸	芳香酸
一元酸	CH_3COOH	$CH_3CH=CHCOOH$	⬠—CH_2COOH	⬡—COOH
二元酸	COOH | COOH	CHCOOH || CHCOOH	⬡〈COOH COOH	⬡〈COOH COOH

2. 羧酸的命名

简单结构的羧酸与醛的命名原则相似，命名时只需将醛字改为酸字即可，饱和一元酸、不饱和一元酸分别称为"某酸"或"某烯酸"。例如：

$$HCOOH \qquad CH_3COOH \qquad \underset{\underset{CH_3}{|}}{CH_3CHCH_2COOH} \qquad CH_2=CHCOOH$$

甲酸　　　　　　乙酸　　　　　　　异戊酸　　　　　　　丙烯酸

命名饱和二元酸、不饱和二元酸时，根据包含两个羧基在内的碳原子数目分别称为"某二酸"或"某烯二酸"。例如：

$$HOOC-COOH \qquad HOOCCH_2COOH \qquad HOOCCH=CHCOOH$$

乙二酸　　　　　　　　丙二酸　　　　　　　　丁烯二酸

命名含有碳环的羧酸时，将碳环（芳环或脂环）看作取代基，以脂肪羧酸作为母体加以命名。例如：

苯甲酸　　2-萘甲酸(β-萘甲酸)　　环戊基乙酸　　邻苯二甲酸

复杂结构的羧酸则采用系统命名法，饱和脂肪酸命名时选择包含羧基的最长碳链作为主链；从羧基碳原子开始用阿拉伯数字编号，或用希腊字母标明取代基的位次，即与羧基直接相连的碳原子位置为 α，依次为 β、γ、δ 等，最末端碳原子位置为 ω。例如：

$$\underset{CH_3}{\overset{\overset{\delta}{5}\ \overset{\gamma}{4}\ \overset{\beta}{3}\ \overset{\alpha}{2}\ \overset{}{1}}{CH_3CHCH_2CH_2COOH}} \qquad \underset{CH_3}{\overset{\overset{CH_3}{|}}{\underset{}{\overset{4\ 3\ 2\ 1}{CH_3CHCHCOOH}}}} \qquad \underset{CH_3\ \ CH_3}{\overset{5\ 4\ 3\ 2\ 1}{HOOCCHCH_2CHCOOH}}$$

4-甲基戊酸(或 γ-甲基戊酸)　　2,3-二甲基丁酸(或 α,β-二甲基丁酸)　　2,4-二甲基戊二酸

不饱和脂肪羧酸命名时，应选择包含羧基和不饱和键在内的最长碳链作为主链；编号仍从羧基碳原子开始，将不饱和键的位次写在某烯酸或某炔酸名称前面，应特别注意，当主链

碳原子数大于 10 时，需在表示主链碳原子数的中文后加"碳"字，以避免与表示碳原子数与不饱和键数目混淆。例如：

$CH_3(CH_2)_4CH=CHCH_2CH=CH(CH_2)_7COOH$

9,12-十八碳二烯酸(亚油酸)　　　　　　3-甲基-3-丁烯酸　　　　(Z)-2-甲基丁烯二酸

不饱和羧酸的双键也可用"Δ"来表示，双键的位次写在"Δ"的右上角。如上面 9,12-十八碳二烯酸也可以表示为 $\Delta^{9,12}$-十八碳二烯酸。

许多羧酸最初是从天然产物中得到，故常根据其来源而采用俗名。例如，甲酸俗称蚁酸，它最初从蒸馏蚂蚁中得到；乙酸是食醋的主要成分，俗称为醋酸；乙二酸俗称草酸，因为大多数植物和草中都含有草酸盐；其他如苹果酸、巴豆酸、安息香酸等都是根据其来源而得俗名。许多高级一元羧酸，因最初是从水解脂肪得到的又称为脂肪酸。例如，十六碳酸称为软脂酸，十八碳酸称为硬脂酸。

知识链接

几种重要羧酸在医药、食品领域中的应用

甲酸（HCOOH）俗名蚁酸，具有较强的腐蚀性。蚂蚁或蜂类蜇伤引起皮肤红肿和疼痛，就是由甲酸刺激引起的。$12.5g \cdot L^{-1}$ 的甲酸水溶液称为蚁精，可用于治疗风湿症；在药物合成中常作为中间体。

乙酸（CH_3COOH）俗名醋酸，乙酸的稀溶液（$5\sim20g \cdot L^{-1}$）可用作消毒防腐剂，如用于烫伤或灼伤感染的创面洗涤，乙酸还有消肿治疣、预防感冒等作用。在食品工业方面，乙酸是食醋的主要成分，是食品添加剂中规定的一种酸度调节剂。

苯甲酸（C_6H_5COOH）俗名安息香酸，在医药上，苯甲酸还可用作治疗真菌感染（如疥疮及各种癣）。苯甲酸及其钠盐具有抑菌、防腐作用，对人体毒性很小，常用作食品、饮料和药物的防腐剂，但肝功能不佳者慎用。

乙二酸（HOOCCOOH）俗名草酸，具有还原性，可被高锰酸钾氧化为二氧化碳和水，在分析化学上常用草酸作为基准物，标定高锰酸钾溶液。在医药工业常用作还原剂合成一些药物。

二、羧酸的结构

羧基是羧酸的官能团，羧基中的羰基碳原子为 sp^2 杂化，3 个 sp^2 轨道与 2 个氧原子和 1 个碳原子（甲酸分子中是氢原子）形成 3 个 σ 键，未参与杂化的 p 轨道与羰基氧原子的 p 轨道形成 π 键，因此羧基是平面结构，这 3 个 σ 键的键角大约为 120°。羧基中的羟基氧原子含未共用电子对的 p 轨道与羰基 π 键形成 p-π 共轭，如图 8-1 所示。

p-π 共轭使碳氧双键和碳氧单键的键长趋于平均化，故羧酸的化学性质不是羟基和羰基性质的简单加合，而是具有它自身独特的性质，例如，具有酸

图 8-1　羧基的结构

性、不与羰基试剂加成等。

三、羧酸的性质

（一）物理性质

饱和一元羧酸中，$C_1 \sim C_3$ 的羧酸是有刺鼻气味的液体，可与水混溶；$C_4 \sim C_9$ 的羧酸是具有令人不愉快气味的液体，随着羧酸相对分子质量的增加，在水中的溶解度降低，C_{10} 以上的高级羧酸则是无味无臭的固体，不溶于水；脂肪族二元酸和芳香酸都是结晶性固体，不溶于水。羧酸的沸点比相对分子质量相近的醇要高。例如，乙酸和正丙醇的相对分子质量相同，但乙酸的沸点 118℃，正丙醇的沸点 97℃。这是由于羧酸分子间通过 2 个氢键彼此发生缔合形成二聚体，由液态变为气态需要破坏 2 个氢键的能量。

$$R-C\underset{O-H\cdots O}{\overset{O\cdots H-O}{}}C-R$$

饱和一元羧酸的熔点随分子中碳原子数目的增加呈锯齿状变化，含偶数碳原子的羧酸比其相邻的 2 个含奇数碳原子的羧酸熔点高，这种现象被认为与分子的对称性有关。二元酸分子中含 2 个羧基，分子间引力强，熔点比相对分子质量相近的一元酸要高得多。

（二）化学性质

羧酸的化学性质主要发生在官能团羧基上，羧基的结构决定了羧酸主要的化学性质，如下所示：

课堂互动

请写出甲酸的结构式，分析甲酸分子中含有哪些官能团？根据以下羧酸性质的介绍，推测它与其他羧酸分子在化学性质方面的不同之处。

---

1. 酸性

由于 p-π 共轭体系，使羧基中羟基氧的电子云向羰基方向转移，氢氧键电子云更偏向氧原子，氢氧键极性增强，在水溶液中更容易解离出 H^+ 而显示酸性。

$$R-COOH + H_2O \rightleftharpoons R-COO^- + H_3O^+ \qquad pK_a$$

大多数羧酸是弱酸，羧酸的 pK_a 一般都在 3～5 之间。一元羧酸的酸性比盐酸、硫酸等无机强酸的酸性弱，但比碳酸（$pK_a=6.37$）、酚类（$pK_a=10.0$）、醇的酸性要强。

$$H_2SO_4 \text{ 或 } HCl > RCOOH > H_2CO_3 > ArOH > H_2O > ROH$$

因此，羧酸不仅能与 NaOH 反应，还可以与 Na_2CO_3、$NaHCO_3$ 反应。而苯酚的酸性比碳酸弱，不能与 $NaHCO_3$ 反应，利用这个性质可以分离、区分羧酸和酚类化合物。

$$RCOOH + NaOH \longrightarrow RCOONa + H_2O$$

$$RCOOH + Na_2CO_3 \longrightarrow RCOONa + CO_2\uparrow + H_2O$$
$$RCOOH + NaHCO_3 \longrightarrow RCOONa + CO_2\uparrow + H_2O$$
$$\text{羧酸钠盐}$$

羧酸盐用强的无机酸酸化，又可以游离出原来的羧酸，这是分离和纯化羧酸或从动植物体中提取含羧基的有效成分的有效途径。

$$RCOONa + HCl \longrightarrow RCOOH + NaCl$$

知识链接

羧酸在酸性条件下成盐在制药工业中的应用

利用羧酸与碱的中和成盐反应，可以测定药物中羧基的数目和羧酸类化合物的含量；羧酸成钠、钾、铵盐后，在水中的溶解度很大，制药工业常将一些含羧基难溶于水的药物制成羧酸盐，以便配制水剂或注射液供临床使用。如常用的青霉素 G 钾盐或钠盐。

羧酸的酸性强弱与结构有关。在饱和一元羧酸中，甲酸（$pK_a = 3.75$）比其他羧酸（$pK_a = 4.7 \sim 5.0$）的酸性强，这是因为其他羧酸分子中烷基的给电子诱导效应不利于氢离子的解离，使酸性减弱。一般情况下，饱和脂肪酸的酸性随着烃基碳原子数的增加和给电子能力的增强而减弱。例如：

$$HCOOH > CH_3COOH > CH_3CH_2COOH > (CH_3)_3CCOOH$$

pK_a　　　3.75　　　4.75　　　　4.87　　　　5.05

羧基与芳环直接相连的芳香酸比甲酸的酸性弱，但比其他饱和一元羧酸酸性强。如苯甲酸的 pK_a 为 4.19，这是因为虽然苯环是吸电子基，但苯环的大 π 键与羧基形成了 π-π 共轭体系，使环上的电子云向羧基转移，减弱了氢氧键极性，H^+ 的解离能力降低，所以苯甲酸酸性较甲酸弱。

低级二元羧酸的酸性一般比饱和一元羧酸强。特别是乙二酸，其分子是由 2 个羧基直接相连而成，由于 1 个羧基对另 1 个羧基所产生的吸电子诱导效应，使乙二酸的酸性（$pK_a = 1.19$）比一元羧酸强得多。但随着二元羧酸碳原子数的增加，羧基间距离的增大，羧基之间的相互影响逐渐减弱，酸性逐渐降低。

2. 羧基中羟基的取代反应

羧酸分子中羟基不易被取代，但在一定条件下，可以被卤素（—X）、酰氧基（—OCOR）、烷氧基（—OR）、氨基（—NH₂）取代，生成酰卤、酸酐、酯和酰胺等羧酸衍生物。

（1）酰卤的生成　羧基中的羟基被卤素取代生成的产物称为酰卤。其中最重要的是酰氯，它可以由羧酸与三氯化磷、五氯化磷或亚硫酰氯反应得到。例如：

$$RCOOH \begin{cases} \xrightarrow{PCl_3} R-\overset{\displaystyle O}{\overset{\|}{C}}-Cl + H_3PO_3 \\[2mm] \xrightarrow{PCl_5} R-\overset{\displaystyle O}{\overset{\|}{C}}-Cl + POCl_3 + HCl\uparrow \\[2mm] \xrightarrow{SOCl_2} R-\overset{\displaystyle O}{\overset{\|}{C}}-Cl + SO_2\uparrow + HCl\uparrow \end{cases}$$

$$\text{酰氯}$$

实验室制备酰氯常用的试剂是亚硫酰氯，因为除了酰氯外，其他产物都是气体，易于分离，酰氯很活泼，是一类反应活性很高的化合物，常作为酰基化试剂应用于药物合成中。

（2）酸酐的生成　羧酸（除甲酸外）在脱水剂（如乙酸酐、P_2O_5）存在下加热，2 个羧基间脱水生成的产物称为酸酐。例如：

$$R-\overset{O}{\overset{\|}{C}}-OH+HO-\overset{O}{\overset{\|}{C}}-R \xrightarrow[\triangle]{脱水剂} R-\overset{O}{\overset{\|}{C}}-O-\overset{O}{\overset{\|}{C}}-R + H_2O$$
酸酐

1,4-二元酸或 1,5-二元酸受热分子内脱水形成五元或六元的环状酸酐（环酐）。例如，由邻苯二甲酸受热分子内脱水可得到邻苯二甲酸酐。

$$\text{（结构式）} \xrightarrow{\triangle} \text{（结构式）} + H_2O$$
邻苯二甲酸酐

（3）酯的生成　羧酸和醇在强酸（常用浓硫酸）的催化作用下生成酯和水，该反应称为酯化反应。在同样条件下，酯和水也可以作用生成羧酸和醇，称为酯的水解反应，因此酯化反应属于可逆反应。

$$RCOOH + R'OH \underset{\triangle}{\overset{浓H_2SO_4}{\rightleftharpoons}} R-\overset{O}{\overset{\|}{C}}-OR' + H_2O$$
酯

课堂互动

　　酯化反应是可逆反应，请同学们利用化学平衡移动原理，说出提高酯的产率的方法有哪些？

利用 ^{18}O 的醇和羧酸进行酯化反应，生成了含有 ^{18}O 的酯，实验事实说明，酯化反应是羧酸的酰氧键发生了断裂，羧酸羟基被醇中的烃氧基取代，生成酯和水，而不是醇的烃氧键断裂。显而易见，酯化反应规律为羧酸脱羟基，醇脱氢，得到酯和水的反应。例如：

$$CH_3\overset{O}{\overset{\|}{C}}-OH+H-^{18}OCH_2CH_3 \underset{\triangle}{\overset{H^+}{\rightleftharpoons}} CH_3\overset{O}{\overset{\|}{C}}-^{18}OCH_2CH_3 + H_2O$$
乙酸乙酯

（4）酰胺的生成　向羧酸中通入氨生成羧酸的铵盐，加热分子内脱水生成酰胺。例如：

$$RCOOH + NH_3 \longrightarrow RCOONH_4 \xrightarrow{\triangle} R-\overset{O}{\overset{\|}{C}}-NH_2 + H_2O$$
酰胺

3. 还原反应

羧基中含有羰基，由于受到羟基的影响，使它失去了典型羰基的性质，难以用催化氢化法还原，但用选择性还原剂氢化铝锂（$LiAlH_4$）却能顺利将羧酸还原成伯醇。例如：

$$RCOOH \xrightarrow{LiAlH_4}{Et_2O} \xrightarrow{H_3O^+} RCH_2OH$$

氢化铝锂是一种选择性较强的还原剂，它只还原羧基，而对碳碳双键或三键无影响，可以由不饱和的含羧基化合物（如烯醛或烯酸）制备不饱和伯醇。例如：

$$CH_3CH=CHCOOH \xrightarrow{LiAlH_4}{Et_2O} \xrightarrow{H_3O^+} CH_3CH=CHCH_2OH$$

4. α-H 的卤代反应

由于受羧基吸电子效应的影响，羧酸分子中 α-H 有一定的活性（比醛、酮的 α-H 活性弱），在少量红磷或三卤化磷的存在下，能发生卤代反应而生成卤代酸。例如：

$$RCH_2COOH + X_2 \xrightarrow[\text{或}PX_3]{P} \underset{\underset{\text{卤代酸}}{|}}{R\overset{}{C}HCOOH}$$

5. 脱羧反应

羧酸分子失去羧基中 CO_2 的反应称为脱羧反应。饱和一元羧酸对热稳定，通常不易发生脱羧反应。但羧酸钠盐与碱石灰（NaOH，CaO）混合加强热，也可以发生脱羧反应，生成少一个碳原子的烃，实验室中用于制备低级烷烃。例如：

$$CH_3COONa + NaOH \xrightarrow[\text{加热}]{CaO} CH_4 + Na_2CO_3$$

当羧酸 α-碳上连有吸电子基（如硝基、卤素、酰基等）、2 个羧基直接相连或连在同一个碳原子上时受热容易发生脱羧反应。

$$G \overset{\alpha}{-}CH_2COOH \xrightarrow{\triangle} G-CH_3 + CO_2\uparrow (G=-NO_2、-X、-COR)$$

例如：

$$\underset{\text{酮酸}}{R\overset{\overset{\displaystyle O}{\|}}{C}\overset{\alpha}{C}H_2COOH} \xrightarrow{\triangle} \underset{\text{酮}}{R\overset{\overset{\displaystyle O}{\|}}{C}CH_3} + CO_2\uparrow$$

$$HOOC-COOH \xrightarrow{\triangle} HCOOH + CO_2\uparrow$$

$$HOOCCH_2COOH \xrightarrow{\triangle} CH_3COOH + CO_2\uparrow$$

脱羧反应在生物体内的许多生化变化中占重要地位。在人体正常体温下，体内的脱羧反应在脱羧酶的催化作用下可顺利进行。

第二节
取代酸

取代酸分子中既含羧基，又含卤原子、羟基和羰基等其他官能团，因此，取代酸的性质除各官能团的一般性质外，又由于不同官能团之间的相互影响而表现出一些特殊性质，这里主要讨论卤代酸、羟基酸和酮酸。

一、卤代酸

（一）卤代酸的分类和命名

羧酸分子中烃基上的氢原子被卤素取代的化合物称为卤代酸。根据卤原子与羧基的相对位置不同，卤代酸可分为 α-卤代酸、β-卤代酸、γ-卤代酸；根据卤原子的数目不同，卤代酸又可分为一卤代酸、二卤代酸和多卤代酸。卤代酸的命名是以羧酸为母体，将卤素原子看作取代基。选择含羧基和卤原子相连接的碳原子在内的最长碳链为主链，从羧基碳原子开始用阿拉伯数字或希腊字母依次编号，称为"某酸"，卤素原子和取代基的位次、数目和名称写在"某酸"之前。例如：

氯乙酸

3-溴苯甲酸(间溴苯甲酸)

（二）卤代酸的性质

卤代酸分子中含有卤原子和羧基两种官能团，卤代酸具有卤代烃和羧酸的一般性质，又具有 2 个官能团相互影响而产生的特殊性质。

1. 酸性

卤代酸的酸性由于卤原子的吸电子效应而增强，其酸性的强弱与卤原子的种类、数目及卤原子与羧基之间的相对位置有关。在卤原子数目和取代位置相同的情况下，卤原子的电负性越大卤代酸的酸性越强；在卤素原子种类和取代位置相同的情况下，卤原子数目越多卤代酸的酸性越强；在卤原子种类和数目相同的情况下，卤原子离羧基越近卤代酸的酸性就越强。

$$FCH_2COOH > ClCH_2COOH > BrCH_2COOH > ICH_2COOH$$

| pK_a | 2.66 | 2.86 | 4.90 | 3.18 |

$$Cl_3CCOOH > Cl_2CHCOOH > ClCH_2COOH > CH_3COOH$$

| pK_a | 0.65 | 1.29 | 2.86 | 4.75 |

$$\underset{\underset{Cl}{|}}{CH_3CH_2CHCOOH} \qquad \underset{\underset{Cl}{|}}{CH_3CHCH_2COOH} \qquad \underset{\underset{Cl}{|}}{CH_2CH_2CH_2COOH}$$

| pK_a | 2.80 | 4.06 | 4.52 |

2. 取代反应

α-卤代酸可与各种亲核试剂发生亲核取代反应。例如：

3. 消除反应

β-卤代酸在碱性水溶液中容易脱去卤化氢生成 α,β-不饱和酸。例如：

$$\underset{\underset{Br}{|}}{RCHCH_2COOH} \xrightarrow[H_2O]{NaOH} RCH=CHCOONa \xrightarrow{H^+} RCH=CHCOOH$$

二、羟基酸

（一）羟基酸的分类和命名

羟基酸是羧酸分子中烃基上的氢原子被羟基取代的化合物或分子中既有羟基又有羧基的化合物。羟基酸广泛存在于动植物体内，并在生物体的生命活动中起着重要的作用，如人体代谢中产生的乳酸；水果中的苹果酸、柠檬酸等。羟基酸也可作为药物合成的原料及食品的调味剂。

羟基有醇羟基和酚羟基，所以羟基酸可分为醇酸和酚酸两类：羟基与脂肪烃基直接相连的称为醇酸；羟基与芳环相连的称为酚酸。根据羟基和羧基的相对位置不同，醇酸可分为 α-醇酸、β-醇酸、γ-醇酸等。

羟基酸的命名是以羧酸作为母体，羟基为取代基来命名，取代基的位次用阿拉伯数字或希腊字母表示。许多羟基酸是天然产物，常据其来源而采用俗名。例如：

醇酸：

$$CH_3CHCOOH \qquad HOOCCHCHCOOH$$
$$\qquad | \qquad\qquad\qquad | \;\; |$$
$$\qquad OH \qquad\qquad\quad OH\,OH$$

α-羟基丙酸(乳酸)　　　　2,3-二羟基丁二酸(酒石酸)

酚酸：

COOH　　　　　　　COOH

邻羟基苯甲酸(水杨酸)　　　3,4,5-三羟基苯甲酸(没食子酸)

知识链接

乳酸和阿司匹林在医药中的应用

　　α-羟基丙酸俗名为乳酸，其蒸气能有效杀灭空气中的细菌，可用于病房、手术室等场所消毒。乳酸聚合得到聚乳酸，聚乳酸抽成丝纺成线后是良好的手术缝线，缝口愈合后不用拆线，能自动降解成乳酸被人体吸收，没有不良反应；另外，这种高分子化合物还可做成粘接剂在器官移植和接骨中应用。

乙酰水杨酸的结构式为 ，商品名为阿司匹林（Aspirin）。阿司匹林具有解热、镇痛、抗血栓形成及抗风湿的作用，刺激性较小，是内服退热镇痛药。近年来，阿司匹林多用于治疗和预防心脑血管疾病，是典型老药新用的例子。它在干燥空气中较稳定，在潮湿空气中易水解为水杨酸和乙酸，故应密闭储藏于干燥处。

（二）羟基酸的性质

　　羟基酸分子中含有羟基和羧基两种官能团，因此具有羟基和羧基的一般性质，如醇羟基可以酯化、氧化、脱水等；酚羟基具有酸性并能与氯化铁溶液显色；羧基可成盐、成酯等。又由于羟基和羧基间的相互影响，而使得羟基酸表现出一些特殊的性质。

1. 酸性

　　与卤代酸相似，羟基也为吸电子基团，吸电子诱导效应沿着碳链传递，影响羧酸的酸性，使醇酸的酸性比相应的羧酸强。但随着羟基和羧基距离的增大，这种影响依次减小，酸性逐渐减弱。例如：

$$CH_3CHCOOH \qquad CH_2CH_2COOH \qquad CH_3CH_2COOH$$
$$\qquad | \qquad\qquad\qquad\quad |$$
$$\qquad OH \qquad\qquad\qquad OH$$

pK_a　　　　3.87　　　　　　4.51　　　　　　4.86

　　在酚酸中，由于酚羟基与芳环之间既有吸电子诱导效应又有给电子的共轭效应，所以几种酚酸异构体的酸性强弱不同。例如：

pK_a	3.00	4.12	4.17	4.54

2. 脱水反应

醇酸对热敏感，加热时容易发生脱水反应。羟基和羧基的相对位置不同，它们的脱水方式和脱水产物也不同。

（1）α-醇酸　α-醇酸受热时，两分子间交叉脱水，生成六元环的交酯。例如：

交酯

（2）β-醇酸　β-醇酸受热时，发生分子内脱水反应，生成α,β-不饱和酸。例如：

$$RCHCH_2COOH \xrightarrow{\triangle} RCH=CHCOOH$$
$$|$$
$$OH$$

（3）γ-醇酸或δ-醇酸　γ-醇酸或δ-醇酸易发生分子内脱水，而生成稳定的五元环或六元环内酯。其中γ-醇酸比δ-醇酸更易脱水，在室温下即可进行，所以γ-醇酸很难游离存在，只有成盐后才稳定。例如：

γ-丁内酯

δ-戊内酯

内酯难溶于水，在酸或碱的存在下能发生水解反应，若在碱存在下水解则生成稳定的醇酸盐。例如：

$$\xrightarrow[H_2O]{NaOH} HOCH_2CH_2CH_2COONa$$

γ-羟基丁酸钠

💡**课堂互动**

请分析：硝酸毛果芸香碱是治疗青光眼的滴眼剂，在 pH＝4～5 时稳定，碱性时失效，为什么？

三、酮酸

（一）酮酸的分类和命名

分子中既含有酮基又含有羧基的化合物称为酮酸。根据分子中酮基和羧基的相对位置，

酮酸可分为 α-酮酸、β-酮酸及 γ-酮酸等。其中以 α-酮酸、β-酮酸较为重要，它们是动物体内糖、脂肪和蛋白质代谢过程中产生的中间产物，这些中间产物在酶的作用下可发生一系列化学反应，为生命活动提供物质基础。因此，酮酸与医药密切相关。

酮酸命名时可选择含有羧基和酮基在内的最长碳链作主链，称为某酮酸，编号从羧基开始，用阿拉伯数字或希腊字母表示酮基的位次。例如：

$$\underset{\text{丙酮酸}}{CH_3\overset{\displaystyle O}{\overset{\|}{C}}COOH} \qquad \underset{\text{3-丁酮酸}(\beta\text{-丁酮酸})}{CH_3\overset{\displaystyle O}{\overset{\|}{C}}CH_2COOH}$$

（二）酮酸的性质

酮酸分子中含有酮基和羧基，既具有酮基的性质又具有羧基的性质，例如，酮基可被还原成仲醇羟基，可与羰基试剂反应生成肟、腙等；羧基可成盐和成酯等。又由于酮基和羧基相互影响及两者相对距离的不同，酮酸还表现出一些特殊性质。

1. 酸性

由于羰基的吸电子诱导效应，使羧基中氧氢键的极性增强，因此，酮酸的酸性增强。例如：

$$\begin{array}{ccc} & CH_3COCOOH & CH_3CH_2COOH \\ pK_a & 2.5 & 4.87 \end{array}$$

2. 脱羧反应

α-酮酸与稀硫酸共热或被弱氧化剂（如托伦试剂）氧化，可失去二氧化碳而生成减少一个碳原子的醛。例如：

$$CH_3\overset{\displaystyle O}{\overset{\|}{C}}COOH \xrightarrow[150\,℃]{\text{稀}H_2SO_4} CH_3CHO + CO_2\uparrow$$

β-酮酸只有在低温下稳定，受热更易脱羧。生物体内 β-酮酸在脱羧酶的催化下也能发生类似的脱羧反应。例如：

$$HOOCCH_2\overset{\displaystyle O}{\overset{\|}{C}}COOH \xrightarrow[\text{或}\triangle]{\text{脱羧酶}} CH_3\overset{\displaystyle O}{\overset{\|}{C}}COOH + CO_2\uparrow$$

$$CH_3\overset{\displaystyle O}{\overset{\|}{C}}CH_2COOH \xrightarrow{\triangle} CH_3\overset{\displaystyle O}{\overset{\|}{C}}CH_3 + CO_2\uparrow$$

通常将 β-酮酸脱羧后生成酮的反应称为酮式分解，酮式分解反应在有机合成中有重要的应用。

知识链接

人体中的酮体

　　β-丁酮酸、β-羟基丁酸和丙酮三者在医学上统称为酮体。酮体是脂肪酸在人体内不能完全被氧化成二氧化碳和水的中间产物，正常情况下能进一步分解，一般正常人血液中只含微量的酮体（一般低于 $10\,mg\cdot L^{-1}$）。但是糖尿病患者因糖代谢发生障碍，使血液中酮体含量可升高至 $3\sim4\,g\cdot L^{-1}$ 以上，从尿中排出。因此，临床上通过检查患者尿液中的葡萄糖含量及是否存在酮体来诊断病人是否患有糖尿病。

本章小结

羧酸

- 定义：官能团—COOH，结构通式：(Ar)R—COOH
- 分类：
  - 脂肪酸(饱和酸、不饱和酸)、脂环酸、芳香酸
  - 一元酸、多元酸
- 命名：普通和系统命名法与醛相似，俗名(根据来源或性状)
- 性质：
  - 酸性：盐酸＞乙二酸＞甲酸＞苯甲酸＞乙酸＞碳酸
  - 羟基的取代反应：生成酰氯、酸酐、酯和酰胺
  - 脱羧反应：α-吸电子基的羧酸或乙二酸、丙二酸

取代羧酸

- 卤代酸
  - 定义：分子中既有卤素又有羧基
  - 命名：以羧酸为母体，卤素为取代基
  - 特性：酸性；取代反应
- 羟基酸
  - 定义：分子中既有羟基又有羧基
  - 命名：俗名、系统命名(以酸为母体，羟基为取代基)
  - 特性：酸性；脱水反应
- 酮酸
  - 定义：分子中既有酮基又有羧基
  - 命名：以羧酸为母体，酮基作为取代基
  - 特性：酸性；脱羧反应(酮式分解)

目标检测

一、选择题

（一）单项选择题

1. 不能与 2,4-二硝基苯肼产生沉淀的是（　　）。

A. $CH_3CCH_2CH_3$（含羰基O）
B. CH_3CCH_2COOH（含羰基O）
C. CH_3CH_2COOH
D. 苯环-CCH_3（含羰基O）

2. 能与托伦试剂反应产生银镜的是（　　）。

A. 丙醇　　　　B. 丙酮　　　　C. 甲酸　　　　D. 丙酸

3. 既能溶于氢氧化钠又能溶于碳酸氢钠的是（　　）。

A. 苯甲酸　　　　　B. 苯酚　　　　　C. 苯甲醇　　　　　D. 苯甲醚

4. 能形成内酯的化合物是（　　）。

A. $CH_3CH_2CH_2COOH$　B. $CH_3CH_2\underset{\underset{OH}{|}}{C}HCOOH$　C. $CH_3\underset{\underset{OH}{|}}{C}HCH_2COOH$　D. $\underset{\underset{OH}{|}}{C}H_2CH_2CH_2COOH$

5. 下列化合物互为同分异构的是（　　）。

A. $\underset{CH_3}{\overset{O}{\parallel}}CCOOH$ 和 $OCHCH_2COOH$　　B. $CH_3\overset{O}{\overset{\parallel}{C}}COOH$ 和 $HOCH_2CH_2COOH$

C. (OH)—COOH 和 (OH)—COOH　　D. (OH) 和 (CH_2OH)

6. 下列药物易潮解失效的是（　　）。

A. (COOH)(OH)　B. (CHO)(NO_2)　C. (COOH)(OCOCH_3)　D. O_2N—()—$COCH_3$

7. 下列相对分子质量相近的化合物沸点最高的是（　　）。

A. 醇　　　　　B. 烷烃　　　　　C. 羧酸　　　　　D. 醛

8. 下列化合物酸性最强的是（　　）。

A. $CH_3CH_2\underset{\underset{Cl}{|}}{C}HCOOH$　B. $CH_3CH_2CH_2COOH$　C. $CH_3\underset{\underset{Cl}{|}}{C}HCH_2COOH$　D. $CH_3CH_2\underset{\underset{OH}{|}}{C}HCOOH$

9. 遇 $FeCl_3$ 显色的化合物是（　　）。

A. (COOH)(CH_2OH)　B. (COOH)(OH)　C. (COOH)(OH)　D. (COOH)

10. 受热不能发生脱羧反应的是（　　）。

A. $R\overset{O}{\overset{\parallel}{C}}CH_2COOH$　B. CH_3CH_2COOH　C. $\underset{COOH}{\overset{COOH}{|}}$　D. $HOOCCH_2COOH$

（二）多项选择题

1. 与托伦试剂反应产生银镜的化合物是（　　）。

A. 甲酸　　　　　B. 乙酸　　　　　C. 甲醛

D. 甲醇　　　　　E. 乙二酸

2. 能与 NaOH 发生酸碱中和反应的化合物是（　　）。

A. 对甲苯甲酸　　B. 对甲苯酚　　　C. 水杨酸

D. 苯甲醇　　　　E. 阿司匹林

3. 能被酸性高锰酸钾氧化最终产物是羧酸的是（　　）。

A. 乙醇　　　　　B. 乙醛　　　　　C. 乙烯

D. 甲苯　　　　　E. 乙二酸

4. 能与 $LiAlH_4$ 发生还原反应的化合物是（　　）。

A. CH_3CHO　　　B. CH_3COOH　　C. $CH_3CH=CH_2$

D. CH_3COCH_3　　E. CH_3CH_2OH

二、写出下列化合物的名称或结构式

1. $CH_3\underset{\underset{C_2H_5}{|}}{C}HCH_2\underset{\underset{CH_3}{|}}{C}HCOOH$　　2. $H_3C—\underset{\underset{CH_2COOH}{|}}{C}HCH_2COOH$

3.

4.

5. CH₃CHCH₂CHCOOH
   　　|Br　　|OH

$$CH_3\underset{\underset{Br}{|}}{C}H CH_2 \underset{\underset{OH}{|}}{C}H COOH$$

6. $$CH_3\underset{\underset{CH_3}{|}}{C}HCCH_2COOH$$ （含羰基O）

7. α-萘乙酸

8. 2,4-二甲基-3-戊酮酸

9. 邻苯二甲酸

10. 水杨酸

三、完成下列反应式

1. + NaOH ⟶

2. + CH₃CH₂OH $\underset{}{\overset{H^+}{\rightleftharpoons}}$

3. $$CH_3\underset{\underset{CH_3}{|}}{C}HCH_2COOH + Cl_2 \xrightarrow{P}$$

4. BrCH₂COOH $\xrightarrow[\text{②}H^+]{\text{①}NaOH, H_2O}$

5. $$CH_3\underset{\underset{OH}{|}}{C}HCH_2COOH \xrightarrow{\triangle}$$

6.

四、鉴别下列各组化合物

1. 甲酸、乙酸、乙二酸

2. 水杨酸、苯甲醛、苯甲酸

五、合成下列化合物

1. 以乙炔为原料，无机试剂任选，合成乙酸乙酯

2. 以甲苯为原料，合成苯甲酰胺

六、推测结构

某化合物 A 分子式为 $C_7H_{10}O_3$，能与 2,4-二硝基苯肼反应产生沉淀；A 加热后生成环酮 B 并放出 CO_2 气体，B 与肼反应生成环己酮腙，试推测 A、B 的结构式。

（卫月琴）

羧酸衍生物

知识目标

1. 掌握羧酸衍生物(包括腈)的命名，羧酸衍生物的水解、醇解和氨解反应，酰胺的酸碱性及霍夫曼降解反应。
2. 熟悉乙酰乙酸乙酯结构与性质关系及其特性，酮式分解和酸式分解。
3. 了解脲、硫脲和胍等碳酸衍生物在医药上的应用。

能力目标

1. 熟练应用酰卤、酸酐、酯、酰胺和腈的命名法能说出其名称。
2. 学会判断羧酸衍生物的水解、醇解、氨解反应和还原反应的产物，乙酰乙酸乙酯反应规律。

羧酸分子中羧基上的羟基（—OH）被其他原子或基团取代后所生成的化合物称为羧酸衍生物。这是一类含有可以通过简单的酸或碱水解而产生羧酸官能团的化合物。主要有酰卤、酸酐、酯和酰胺，尽管腈不含有羧基中的羰基，但它水解能形成羧酸且可通过酰胺脱水得到，在性质上也与上述化合物相似，故也归为羧酸衍生物来讨论。

$$
\underset{\text{酰卤}}{R-\overset{\overset{\displaystyle O}{\|}}{C}-X} \quad \underset{\text{酸酐}}{R-\overset{\overset{\displaystyle O}{\|}}{C}-O-\overset{\overset{\displaystyle O}{\|}}{C}-R'} \quad \underset{\text{酯}}{R-\overset{\overset{\displaystyle O}{\|}}{C}-OR'} \quad \underset{\text{酰胺}}{R-\overset{\overset{\displaystyle O}{\|}}{C}-NH_2(R')} \quad \underset{\text{腈}}{R-C\equiv N}
$$

✎ 有机化学与药学

羧酸衍生物的反应性能很强，可转变成多种化合物，被广泛用于药物的合成。酰卤和酸酐性质比较活泼，在自然界中几乎不存在，而酯和酰胺广泛存在于动植物中，并有着重要的生理作用。蛋白质即是由酰胺官能团键合而来的，化学家已经合成出一些可以效仿蛋白质某些特殊性质的酰胺类物质。例如，制造登山绳所用的尼龙就是一种合成的酰胺类物质；乙酸异戊酯可使成熟的香蕉具有特殊的气味，乙酸香叶草酯存在于玫瑰、天竺葵和很多花类的油中。N,N-二乙基间甲基苯甲酰胺（DEET）是最好的驱虫剂之一，盘尼西林 G 是一种使现代医学发生革命性变化的抗生素。

乙酸异戊酯
(香蕉油)

乙酸香叶草酯
(香叶油)

N, N-二乙基间甲基苯甲酰胺
(驱虫剂)

盘尼西林G
(抗生素)

第一节
羧酸衍生物

一、羧酸衍生物的分类和命名

酰卤、酸酐、酯和酰胺是羧酸的衍生物，分子中都含有酰基，酰基是羧酸分子去掉羟基后余下的基团，而酰基的命名是将相应羧酸的名称"某酸"改为"某酰基"。例如：

乙酰基　　　　　苯甲酰基　　　　　氯甲酰基

1. 酰卤

酰卤又称为酰基卤化物，是一类活性衍生物，作为酰基化试剂，常用于合成其他的酰基化合物如酯、酰胺和酰基苯。酰卤根据酰基的名称命名，称为某酰卤。例如：

$$CH_3-\overset{O}{\underset{}{C}}-Cl$$ 　　　　 苯甲酰氯 　　　　 $$CH_3CHCH_2-\overset{O}{\underset{}{C}}-Br$$

乙酰氯　　　　　苯甲酰氯　　　　3-氯丁酰溴

2. 酸酐

酸酐是羧酸脱水的产物，分为单（酸）酐和混（酸）酐，可以根据相应的羧酸来命名酸酐，单酐直接在羧酸的后面加"酐"字即可，称为某酸酐；命名混酐时，小的羧酸在前，大的羧酸在后（如有芳香酸时，则芳香酸在前），称为某某酸酐。例如：

乙酸酐(醋酸酐)　　丁烯二酸酐　　邻苯二甲酸酐　　苯甲酸丙酸酐

3. 酯

酯的名称是根据酯水解生成的羧酸和醇命名的。由一元醇和羧酸形成的酯，羧酸的名称在前，醇的名称在后，须把"醇"改为"酯"，称为某酸某酯。例如：

$$H-\overset{O}{\underset{}{C}}-OCH_2CH_3$$ 　　　 $$CH_3COOC_6H_5$$ 　　　 $$\begin{array}{l} COOCH_3 \\ COOCH_3 \end{array}$$

甲酸乙酯　　　　乙酸苯酯　　　邻苯二甲酸二甲酯

若由多元醇和羧酸形成的酯，则醇的名称在前，羧酸的名称在后，称为某醇某酸酯。例如：

$$CH_2O-\overset{\overset{O}{\|}}{C}-CH_3$$
$$CH_2O-\overset{\underset{\|}{O}}{C}-CH_3$$

$$CH_2OCO(CH_2)_{14}CH_3$$
$$CHOCO(CH_2)_{14}CH_3$$
$$CH_2OCO(CH_2)_{14}CH_3$$

乙二醇二乙酸酯　　　　丙三醇三软脂酸酯

环状酯即为内酯，命名内酯时将相应的"酸"变为"内酯"，用希腊字母 γ、δ 等标明成环羟基所连的碳原子的位次，取代基按照其所在母体酸的取代基来命名。例如：

γ-戊内酯　　　　δ-己内酯　　　　γ-甲基-δ-戊内酯

4. 酰胺

酰胺的命名与酰卤相似，也是根据所含的酰基名称来命名的，称为某酰胺。当氮原子上氢原子被烃基取代时，可用"N"表示取代酰胺中烃基的位次。例如：

$$CH_3CH_2-\overset{\overset{O}{\|}}{C}-NH_2$$

$$CH_3O-\text{〈苯环〉}-\overset{\overset{O}{\|}}{C}-NH_2$$

$$H-\overset{\overset{O}{\|}}{C}-N\overset{\diagup CH_3}{\diagdown CH_3}$$

丙酰胺　　　　对甲氧基苯甲酰胺　　　　N,N-二甲基甲酰胺(DMF)

环状酰胺称为内酰胺，内酰胺的命名与内酯相似。例如：

δ-己内酰胺

5. 腈

腈中含有氰基，即—$C\equiv N$。它的名称是根据主链碳原子数（包括氰基中的碳）称为某腈。例如：

$$CH_3CN$$

$$\text{〈苯环〉}-CN$$

$$CH_3CH_2\overset{\overset{CH_3}{|}}{CH}CH_2CN$$

乙腈　　　　苯甲腈　　　　3-甲基戊腈

是白色结晶或结晶性粉末，在空气中较为稳定，微溶于水，易溶于热水，毒性和副作用小。

对氨基苯磺酰胺 $\left(H_2N-\text{〇}-SO_2NH_2\right)$ 简称磺胺，是磺胺类药物的基本结构。对氨基苯磺酰胺本身有抑菌作用，是磺胺类药物中最简单的一种，其副作用大，现仅供外用。当氨基上的氢原子被某些基团取代时如磺胺嘧啶和磺胺甲基异噁唑，能增强其抑菌作用，有较好的疗效和较低的毒副作用。

磺胺嘧啶　　　　　　　　　磺胺甲基异噁唑(SMZ)

二、羧酸衍生物的性质

（一）物理性质

低级的酰卤和酸酐是有刺激性气味的无色液体，高级酯为蜡状固体，低级的酯是易挥发并有芳香气味的无色液体。例如，乙酸异戊酯有香蕉香味，苯甲酸甲酯有茉莉香味，正戊酸异戊酯有苹果香味，故许多低级酯可用作香料，用于调制食品或化妆品。甲酰胺和脂肪族 N-烃基取代酰胺、N,N-二烃基取代酰胺为无色有氨味的液体，其他酰胺通常均为固体。

羧酸衍生物均易溶于有机溶剂，如乙醚、氯仿、丙酮和苯，液态酰胺是有机物和无机物的优良溶剂。例如，低级酰胺 N,N-二甲基甲酰胺（DMF）、乙腈能与水和大多数有机溶剂及无机溶剂互溶，它们是良好的非质子极性溶剂；N,N-二甲基乙酰胺（DMAC）比 DMF 稳定，也是一种优良溶剂。酯在水中的溶解度较小，常用于从水溶液中提取有机物，而酸酐和酰氯在水中基本不溶，但低级的酰氯和酸酐在水中容易发生水解反应。

酰卤和酯的分子间没有氢键缔合，故酰卤和酯的沸点比相应羧酸的沸点低；酸酐的沸点比相应羧酸的沸点高，但比相对分子质量接近的羧酸低；酯的沸点比相应的酸或醇都要低，而与相同碳原子数的醛、酮比较接近。酰胺分子中氨基上的氢原子可以形成氢键，因此酰胺的熔点和沸点较相应羧酸的高。N-取代酰胺或 N,N-二取代酰胺分子中氨基上的氢被取代，使氢键缔合作用减弱或无氢键生成，使其熔点、沸点降低。

腈分子中—C≡N 键的极性较大，沸点比酰卤和酯都要高，但由于分子间不能形成氢键，故沸点比羧酸低。

（二）化学性质

羧酸衍生物（除腈外）的结构中都含有相同的官能团酰基，因而表现出相似的化学性质，其反应机理也大致相同。羧酸衍生物的化学性质主要表现为带部分正电荷的羰基碳易受亲核试剂的进攻，发生水解、醇解、氨解反应；受羰基的影响，能发生 α-H 的反应。另外，羧酸衍生物的羰基也能发生还原反应。由于与羰基相连的卤原子、氧或氮原子的电负性不同，p-π 共轭的程度不一样，羰基中碳的正电性也不同，使得羧酸衍生物在化学反应性能上有一定的差异，有些羧酸衍生物还表现出特殊的化学性质。

1. 水解、醇解和氨解

在酸或碱催化下，羧酸衍生物与水、醇或氨（胺）反应，酰基所连的官能团被羟基、烷氧基或氨（胺）基所取代，称为羧酸衍生物的水解、醇解和氨解。腈在特定条件下具有同样的反应而得到相应的衍生物。反应通式如下：

$$\text{R—C(=O)—L} + :Nu \longrightarrow \text{R—C(=O)—Nu} + :L$$

$$L = —X、—OCOR'、—OR'、—NH_2$$
$$:Nu = H_2O、R'OH、NH_3、R'NH_2$$

各类羧酸衍生物亲核取代反应活性顺序为：酰卤＞酸酐＞酯＞酰胺≈腈。酰卤、酸酐的醇解、氨解又称为酰化反应，酯的醇解又称为酯交换反应。

（1）水解　酰卤、酸酐、酯和酰胺发生水解反应，得到相同的产物羧酸。

$$
\begin{array}{l}
\text{R—C(=O)—X} \\
\text{R—C(=O)—O—C(=O)—R'} \\
\text{R—C(=O)—OR'} \\
\text{R—C(=O)—NH}_2
\end{array}
+ \text{H—OH} \longrightarrow
\begin{array}{l}
\text{R—C(=O)—OH} +
\end{array}
\begin{array}{l}
\text{HX} \\
\text{R'—C(=O)—OH} \\
\text{R'OH} \\
\text{NH}_3
\end{array}
$$

其中酰卤、酸酐容易水解，酯、酰胺水解则需要酸或碱催化。酯的酸催化水解是酯化反应的逆反应，所以水解不完全；在碱催化下水解，水解则完全。例如：

$$(CH_3)_2CHCH_2\text{—C(=O)—Cl} + H_2O \xrightarrow[0℃]{Na_2CO_3} (CH_3)_2CHCH_2\text{—C(=O)—OH} + HCl$$

$$CH_3\text{—C(=O)—OCH}_2CH_3 + NaOH \longrightarrow CH_3\text{—C(=O)—ONa} + CH_3CH_2OH$$

酰胺在酸性条件下水解得到羧酸和铵盐，在碱性条件下水解则得到羧酸盐并放出氨气。例如：

$$
CH_3\text{—C(=O)—NH}_2 + H_2O
\begin{cases}
\xrightarrow[\text{回流}]{HCl} CH_3\text{—C(=O)—OH} + NH_4Cl \\
\xrightarrow[\text{回流}]{NaOH} CH_3\text{—C(=O)—ONa} + NH_3\uparrow
\end{cases}
$$

腈在酸或碱性催化剂作用下水解，首先生成酰胺，进一步水解可生成羧酸。温和的条件下只能使腈水解为酰胺，剧烈条件下能使腈彻底水解生成羧酸。

$$R\text{—C}\equiv N \xrightarrow[H_2O]{H^+\text{或}OH^-} R\text{—C(=O)—NH}_2 \xrightarrow[H_2O]{H^+\text{或}OH^-} R\text{—C(=O)—OH}$$

羧酸衍生物容易发生水解反应，许多前体药物正是利用了这一性质，但在生产、使用和保存这类药物时应注意防止水解。

课堂互动

请同学们分析：为什么阿司匹林片剂、青霉素类药物（含酰胺结构）容易水解而失效？

（2）醇解　酰氯、酸酐和酯可以发生醇解反应，得到相同的产物酯。

酰氯和酸酐可以直接和醇作用生成相应的酯和酸。例如，乙酰氯或乙酸酐与水杨酸能发生类似醇解反应，得到药物阿司匹林。

乙酰水杨酸(阿司匹林)

酰氯和酸酐性质比较活泼，一般难以制备的酯和酰胺，可通过酰氯或酸酐来合成。例如，酚酯不能直接用羧酸与酚酯化制备，但用酰氯或酸酐则反应可顺利进行。例如：

酯与醇作用需在盐酸或在醇钠催化下，可生成另一种醇和另一种酯，这类反应又称为酯交换反应。利用酯交换反应，可以用廉价易得的低级醇制取另一种酯或高级醇。例如：

酯交换反应常用于药物及其中间体的合成，当合成的酯结构复杂，直接酯化有困难时，可先制成简单易得的甲酯或乙酯，通过酯交换，利用乙醇沸点低，不断从反应体系中蒸发出去，可提高产率。例如，局部麻醉药普鲁卡因的合成。

普鲁卡因

（3）氨解　羧酸衍生物与氨（或胺）作用生成酰胺，这是制备酰胺的常用方法。

酰胺的氨解反应是酰胺的交换反应，反应时，作为反应物胺的碱性应比离去胺的碱性强，且需过量。因此，酰胺的氨解在有机合成中较少应用。

酰卤、酸酐的醇解或氨解，可看成在醇或氨分子中引入酰基的反应。像这种在化合物分子中引入酰基的反应称为酰基化反应。像酰卤、酸酐能提供酰基的化合物常称为酰基化试剂。酰基化反应在药物合成中应用广泛，通过酰基化反应可保护氨基，防止其硝化或氧化等反应过程受破坏；可用于合成药物中间体；有时可在药物分子中引入酰基可增加药物的稳定性和脂溶性，以改善体内吸收，延长疗效，降低毒性。例如，解热镇痛药扑热息痛就是一个例子。

$$HO—\!\!\!\bigcirc\!\!\!—NH_2 + (CH_3CO)_2O \xrightarrow{CH_3COOH} HO—\!\!\!\bigcirc\!\!\!—NHCOCH_3 + CH_3COOH$$

对氨基苯酚(毒性大)　　　　　　　　　　　扑热息痛(低毒,稳定性好)

异氰酸甲酯和博帕尔惨案

异氰酸甲酯和不同的醇及胺的反应，已用于工业上制备几个重要的除草剂和杀虫剂。

$$CH_3N\!=\!C\!=\!O + \text{α-萘酚} \longrightarrow \text{N-甲基氨基甲酸-α-萘酯}$$

异氰酸甲酯　　α-萘酚　　N-甲基氨基甲酸-α-萘酯
(Sevin, 杀虫剂)

在美国，异氰酸甲酯的消耗量每年都在 3 千多万磅。1984 年底，在印度的博帕尔市，用于生产杀虫剂 Sevin 的异氰酸甲酯大量泄漏，导致了 2 千多人死亡，至少 30 万人中毒，这次灾难是历史上最糟糕的一次化工事故，它让人们对使用大量有毒化学品的安全措施进行了彻底的反思。异氰酸甲酯的毒性源于它能够与生物分子中的亲核部位迅速反应，肽和蛋白质中的羟基、氨基和巯基都可以与异氰酸甲酯反应，从而丧失它们的生物功能。

2. 与格氏试剂反应

各类羧酸衍生物均能与格氏试剂反应，首先进行加成-消除反应生成酮，酮与格氏试剂进一步反应生成叔醇。

$$R\overset{O}{\underset{}{C}}\!\!-\!\!L \xrightarrow[\text{干醚}]{R'MgX} \left[R\overset{O}{\underset{}{C}}\!\!-\!\!R'\right] \xrightarrow[\text{干醚}]{R'MgX} \xrightarrow{H_3O^+} R\!\!-\!\!\underset{R'}{\overset{OH}{\underset{|}{C}}}\!\!-\!\!R'$$

酮　　　　　　　　　　　　叔醇

酯与格氏试剂的反应，常用于制备羟基 α-碳原子上至少连有两个相同取代基的叔醇；若甲酸酯与格氏试剂反应，则生成对称的仲醇。例如：

$$CH_3\overset{O}{\underset{}{C}}\!\!-\!\!OC_2H_5 + 2C_6H_5MgBr \xrightarrow[\text{干醚}]{} \xrightarrow{H_3O^+} C_6H_5\!\!-\!\!\underset{CH_3}{\overset{OH}{\underset{|}{C}}}\!\!-\!\!C_6H_5$$

$$H\overset{O}{\underset{}{C}}\!\!-\!\!OC_2H_5 + 2CH_3CH_2MgBr \xrightarrow[\text{干醚}]{} \xrightarrow{H_3O^+} CH_3CH_2\!\!-\!\!\underset{}{\overset{OH}{\underset{|}{C}}}H\!\!-\!\!CH_2CH_3$$

如果用 1mol 格氏试剂在低温下慢慢滴入含 1mol 酰氯的溶液中，可以使反应停留在生成酮的一步。

$$RCOCl + R'MgX \xrightarrow{\text{干醚}} R-\underset{\underset{R'}{|}}{\overset{\overset{OMgX}{|}}{C}}-Cl \xrightarrow{H_3O^+} R-\overset{\overset{O}{\parallel}}{C}-R'$$

3. 还原反应

羧酸衍生物中的羰基比羧酸中的羰基活泼，因此它们的还原反应比羧酸容易进行，通常，发生还原反应由易到难的顺序为：酰卤＞酸酐＞酯＞羧酸。

酰卤在不同的还原剂的作用下，可以还原成醛或伯醇。例如：

$$R-\overset{\overset{O}{\parallel}}{C}-Cl \begin{cases} \xrightarrow[\text{Pd/BaSO}_4]{\text{H}_2} R-\overset{\overset{O}{\parallel}}{C}-H + HCl \\ \xrightarrow{\text{LiAlH}_4} RCH_2OH \end{cases}$$

酸酐在氢化铝锂作用下被还原，生成两分子伯醇。例如：

$$R-\overset{\overset{O}{\parallel}}{C}-O-\overset{\overset{O}{\parallel}}{C}-R' \xrightarrow{\text{LiAlH}_4} RCH_2OH + RCH_2OH$$

酯的还原常用催化氢化或用金属钠和醇、氢化铝锂等为还原剂进行还原，这些还原剂均不影响分子中的碳碳双键。例如：

$$\text{C}_6\text{H}_5-\overset{\overset{O}{\parallel}}{C}-OC_2H_5+H_2 \xrightarrow[\text{加热,加压}]{\text{CuO,CuCrO}_4} \text{C}_6\text{H}_5-CH_2OH + C_2H_5OH$$

$$CH_2=CH-\overset{\overset{O}{\parallel}}{C}-OC_2H_5 \xrightarrow{\text{Na+C}_2\text{O}_5\text{OH}} CH_2=CHCH_2OH + C_2H_5OH$$

$$\text{（十氢萘衍生物）}-COOCH_3 \xrightarrow{\text{LiAlH}_4} \text{（十氢萘衍生物）}-CH_2OH + CH_3OH$$

酰胺还原生成伯胺，若是 N-取代酰胺则被还原生成仲胺或叔胺。例如：

$$CH_3-\overset{\overset{O}{\parallel}}{C}-NHCH_3 \xrightarrow{\text{LiAlH}_4} CH_3CH_2NHCH_3$$

腈可催化氢化还原生成伯胺。例如：

$$\text{C}_6\text{H}_5-CH_2CN + H_2 \xrightarrow[120℃,13MPa]{\text{Ni/液氨}} \text{C}_6\text{H}_5-CH_2CH_2NH_2$$

4. 酰胺的特性

（1）**酸碱性** 酰胺分子中的氮原子与酰基直接相连，受酰基的影响，氮原子上的未共用电子对离域，电子云向酰基偏移，使得它与质子结合成盐的能力低于氨或胺，因而碱性减弱。同时，氢氧键极性减小，键易断裂使质子化倾向增大，酸性增强，因此酰胺呈中性；如果氨分子中的两个氢原子都被酰基取代，得到的酰亚胺甚至显弱酸性。

$$NH_3 \qquad R-\overset{\overset{O}{\parallel}}{C}-NH_2 \qquad R-\overset{\overset{O}{\parallel}}{C}-NH-\overset{\overset{O}{\parallel}}{C}-R'$$

弱碱性 　　　　中性　　　　　　酰亚胺(弱酸性)

酰亚胺具有弱酸性，可以与强碱反应生成盐。例如：

邻苯二甲酰亚胺钾盐

（2）脱水反应　酰胺与强的脱水剂（如 P_2O_5、$SOCl_2$ 等）共热或高温加热作用下，发生分子内脱水生成腈，这是合成腈最常用的方法之一。例如：

$$(CH_3)_2CH-\overset{O}{\overset{\|}{C}}-NH_2 \xrightarrow[200℃]{P_2O_5} (CH_3)_2CH-CN+H_2O$$

羧酸与铵盐、酰胺和腈的关系如下：

$$RCOOH \underset{H^+}{\overset{NH_3}{\rightleftharpoons}} RCOONH_4 \underset{+H_2O}{\overset{-H_2O}{\rightleftharpoons}} RCOONH_2 \underset{+H_2O}{\overset{-H_2O}{\rightleftharpoons}} RCN$$

（3）霍夫曼降解反应　酰伯胺（*N*-取代、*N,N*-取代酰胺不反应）在碱性溶液中与卤素（Cl_2 或 Br_2）作用，脱去羰基生成减少了一个碳原子伯胺的反应称为霍夫曼（Hofmann）降解反应，也称为霍夫曼重排反应。利用这个反应，可以由羧酸制备碳链少一个碳原子的伯胺。例如：

$$R-\overset{O}{\overset{\|}{C}}-NH_2+NaOX+2NaOH \longrightarrow RNH_2+Na_2CO_3+NaX+H_2O$$

5. 乙酰乙酸乙酯的特性

乙酰乙酸乙酯为无色具有水果香味的液体，沸点181℃，微溶于水，可溶于乙醇、乙醚等有机溶剂。乙酰乙酸乙酯又称为 β-丁酮酸乙酯，是由乙酸乙酯在醇钠作用下经克莱森（claisen）酯缩合制得。例如：

乙酰乙酸乙酯或 β-丁酮酸乙酯

乙酰乙酸乙酯分子中含有酮基和酯基两种官能团，属于 β-二羰基化合物，特殊的结构决定它具有双重官能团的反应性能，既能与羟胺、2,4-二硝基苯肼等反应生成肟或腙，能发生碘仿反应，显示出酮的性质；又能发生水解反应，表现出酯的性质。

（1）互变异构现象　乙酰乙酸乙酯的酮式结构中亚甲基的 α-H 在一定程度上有质子化的倾向，α-H 与羰基的氧原子相结合，就形成了烯醇式结构，并且酮式和烯醇式两种异构体可以不断地相互转变，并以一定比例呈动态平衡同时共存。

酮式92.5%　　　　烯醇式7.5%

因此，乙酰乙酸乙酯能使溴水或溴的四氯化碳溶液褪色，使氯化铁显紫色，表现出烯醇的性质。像上述两种或两种以上异构体相互转变，并以动态平衡同时共存的现象称为互变异构现象，酮式和烯醇式称为互变异构体。酮式-烯醇式互变异构现象在羰基化合物中较为普遍，但它们烯醇式的含量随结构的不同表现出明显的差异（见表 9-1）。

（2）酮式分解反应 乙酰乙酸乙酯分子中酮基与酯基中间的亚甲基碳原子上电子云密度较低，因此亚甲基碳原子与相邻的两个碳原子之间的键容易断裂，在不同反应条件下，能

表 9-1 几种化合物中烯醇式的相对含量

化合物名称	酮式-烯醇式互变异构	烯醇式含量/%
丙酮	$CH_3-\overset{O}{\overset{\|}{C}}-CH_3 \rightleftharpoons CH_2=\overset{OH}{\overset{\|}{C}}-CH_3$	0.00015
丙二酸二乙酯	$H_5C_2O-\overset{O}{\overset{\|}{C}}CH_2-\overset{O}{\overset{\|}{C}}-OC_2H_5 \rightleftharpoons H_5C_2O-\overset{O}{\overset{\|}{C}}-\overset{OH}{\overset{\|}{C}}-OC_2H_5$	0.1
乙酰乙酸乙酯	$CH_3-\overset{O}{\overset{\|}{C}}CH_2-\overset{O}{\overset{\|}{C}}OC_2H_5 \rightleftharpoons CH_3-\overset{OH}{\overset{\|}{C}}-\overset{O}{\overset{\|}{C}}OC_2H_5$	7.5
乙酰丙酮	$CH_3-\overset{O}{\overset{\|}{C}}-CH_2-\overset{O}{\overset{\|}{C}}-CH_3 \rightleftharpoons CH_3-\overset{O}{\overset{\|}{C}}-\overset{OH}{\overset{\|}{C}}-CH_3$	80
苯乙酰丙酮	（见图） $\rightleftharpoons$ （见图）	90

发生不同方式的分解反应。乙酰乙酸乙酯在稀的碱液作用下水解生成盐，酸化得到乙酰乙酸，再加热脱羧生成丙酮，称为酮式分解。

$$CH_3-\overset{O}{\overset{\|}{C}}-CH_2-\overset{O}{\overset{\|}{C}}-OC_2H_5 \xrightarrow[\text{② } H_3O^+]{\text{① 5\%NaOH}} CH_3-\overset{O}{\overset{\|}{C}}-CH_2+\overset{O}{\overset{\|}{C}}-OH \xrightarrow[\triangle]{-CO_2} CH_3-\overset{O}{\overset{\|}{C}}-CH_3$$

（3）酸式分解 乙酰乙酸乙酯与浓的碱液（40%NaOH）共热，酯基水解的同时发生碳碳键断裂，生成两分子乙酸盐，酸化得到乙酸，称为酸式分解。

$$CH_3-\overset{O}{\overset{\|}{C}}+CH_2-\overset{O}{\overset{\|}{C}}-OC_2H_5 \xrightarrow{40\%NaOH} 2CH_3-\overset{O}{\overset{\|}{C}}-ONa \xrightarrow{H_3O^+} 2CH_3-\overset{O}{\overset{\|}{C}}-OH$$

第二节
碳酸衍生物

碳酸衍生物可看作碳酸分子中的 1 个或 2 个羟基被其他原子或原子团（如—X、—OR、—NH₂ 等）取代后的化合物，它们是合成有机物和药物的重要原料。碳酸衍生物可以分为酸性衍生物和中性衍生物，其酸性衍生物不稳定，易分解，实用价值不大；其中性衍生物是稳定的，并且有应用价值，较重要的是碳酰氯和碳酰胺。常见的碳酸衍生物如下：

$$Cl-\underset{\displaystyle O}{\overset{\displaystyle O}{C}}-Cl \qquad H_2N-\underset{\displaystyle O}{\overset{\displaystyle O}{C}}-NH_2 \qquad H_2N-\underset{\displaystyle S}{\overset{\displaystyle S}{C}}-NH_2 \qquad H_2N-\underset{\displaystyle NH}{\overset{\displaystyle NH}{C}}-NH_2$$

碳酰氯(光气)　　碳酰胺(脲)　　硫代碳酰胺(硫脲)　　亚氨基脲(胍)

一、碳酰氯

碳酰氯俗称光气，在室温下为无色有甜味的气体，沸点 8.2℃，低温时为黄绿色液体，剧毒。工业上，通常以活性炭为催化剂，一氧化碳与氯气的加热反应制备得到光气。

$$CO + Cl_2 \xrightarrow[200℃]{活性炭} Cl-\overset{\displaystyle O}{\overset{\|}{C}}-Cl$$

光气有酰氯的典型性质，是有机合成上的一种重要的原料，可用来生产染料、安眠药、泡沫塑料和聚碳酸酯塑料等。

$$Cl-\overset{O}{\overset{\|}{C}}-Cl \begin{cases} \xrightarrow{H_2O} Cl-\overset{O}{\overset{\|}{C}}-OH \xrightarrow{H_2O} CO_2+HCl \\ \xrightarrow{NH_3} H_2N-\overset{O}{\overset{\|}{C}}-NH_2 \\ \xrightarrow{C_2H_5OH} Cl-\overset{O}{\overset{\|}{C}}-OC_2H_2 \xrightarrow{C_2H_5OH} C_2H_5O-\overset{O}{\overset{\|}{C}}-OC_2H_5 \end{cases}$$

二、碳酰胺

碳酰胺俗称尿素，也称为脲，脲是人类及哺乳动物体内蛋白质代谢的最终产物，存在于尿液中。脲为白色晶体，熔点132℃，易溶于水和乙醇，不溶于乙醚。脲在农业上是重要的氮肥，在工业上是合成一些塑料和药物的重要原料，在医药上，可用于治疗急性青光眼和脑外伤引起的脑水肿等症。

脲除具有酰胺的化学性质外，由于其结构特点还具有一些特殊性质。

（1）水解反应　脲在酸、碱或尿素酶的存在下，可水解生成氨（或铵盐），故可用作氮肥。例如：

$$H_2N-\overset{O}{\overset{\|}{C}}-NH_2 + H_2O \begin{cases} \xrightarrow[\triangle]{NaOH} NH_3\uparrow + Na_2CO_3 \\ \xrightarrow[\triangle]{HCl} NH_4Cl + CO_2\uparrow \\ \xrightarrow{尿素酶} NH_3\uparrow + CO_2\uparrow \end{cases}$$

（2）弱碱性　脲由于存在两个氨基，因此呈弱碱性，其碱性比酰胺强，能与强酸生成盐。脲与硝酸反应生成硝酸脲，它不溶于水和浓硝酸，利用这一性质可从尿中提取脲。

$$CO(NH_2)_2 + HNO_3 \longrightarrow CO(NH_2)_2HNO_3\downarrow$$

（3）与亚硝酸反应　脲与亚硝酸反应立即放出氮气和二氧化碳，反应可定量进行，利用此反应可以测定脲的含量或用来除去某些反应中残留的过量亚硝酸。

$$H_2N-\overset{O}{\overset{\|}{C}}-NH_2 + 2HNO_2 \longrightarrow 2N_2\uparrow + CO_2\uparrow + 2H_2O$$

（4）缩二脲反应　将固体脲慢慢加热到150～160℃，则尿素分子间失去一分子氨，生成缩二脲。例如：

$$2H_2N-\overset{O}{\overset{\|}{C}}-NH_2 \xrightarrow{\triangle} H_2N-\overset{O}{\overset{\|}{C}}-NH-\overset{O}{\overset{\|}{C}}-HN_2 + NH_3\uparrow$$

缩二脲

　　缩二脲为无色结晶固体，难溶于水，可溶于碱。缩二脲在碱性溶液中与极稀的硫酸铜溶液作用显紫红色，此颜色反应称为缩二脲反应。除缩二脲外，凡是分子中含有 2 个或 2 个以上酰胺键或肽键的化合物，例如，多肽、蛋白质等，都有此颜色反应。

$$-\overset{\displaystyle O}{\overset{\|}{C}}-NH-$$
$$\text{酰胺键(肽键)}$$

三、硫脲

　　硫脲可看作是脲分子中的氧原子被硫原子取代所生成的化合物。它可由硫氰酸铵加热制得，为白色菱形结晶，熔点 180℃，能溶于水，呈中性。

$$NH_4SCN \xrightarrow{170\sim180℃} H_2N-\overset{\displaystyle S}{\overset{\|}{C}}-NH_2$$

　　硫脲性质与脲相似，具有弱碱性，易发生水解反应等。但硫脲水解的产物除了氨和二氧化碳外还有硫化氢。

$$H_2N-\overset{\displaystyle S}{\overset{\|}{C}}-NH_2 \xrightarrow{H^+或OH^-} CO_2+NH_3+H_2S$$

　　硫脲与脲的不同之处是可发生互变异构为烯醇式的异硫脲，化学性质较为活泼。

$$H_2N-\overset{\displaystyle S}{\overset{\|}{C}}-NH_2 \Longleftrightarrow H_2N-\overset{\displaystyle SH}{\overset{|}{C}}=NH$$
$$\text{异硫脲}$$

四、胍

　　脲分子中氧原子被亚胺基（=N—H）取代后生成的化合物称为胍。胍分子去掉氨基上一个氢原子后剩下的基团称为胍基，去掉一个氨基后剩下的基团称为脒基。

$$H_2N-\overset{\displaystyle NH}{\overset{\|}{C}}-NH_2 \qquad H_2N-\overset{\displaystyle NH}{\overset{\|}{C}}-NH- \qquad H_2N-\overset{\displaystyle NH}{\overset{\|}{C}}=$$
$$\text{胍} \qquad\qquad\qquad \text{胍基} \qquad\qquad\qquad \text{脒基}$$

　　胍是无色结晶，熔点 50℃，吸湿性极强，易溶于水。胍是极强的碱，其碱性与苛性碱相似，能吸收空气中的二氧化碳和水分生成碳酸盐。

$$2H_2N-\overset{\displaystyle NH}{\overset{\|}{C}}-NH_2 + H_2O + CO_2 \longrightarrow (H_2N-\overset{\displaystyle NH}{\overset{\|}{C}}-NH_2)_2\cdot H_2CO_3$$

　　胍容易水解生成脲和氨。

$$H_2N-\overset{\displaystyle NH}{\overset{\|}{C}}-NH_2 + H_2O \longrightarrow H_2N-\overset{\displaystyle O}{\overset{\|}{C}}-NH_2 + NH_3$$

　　在医药上含有胍基的药物很多，通常制成各种盐类。例如：

$$\text{Ph}-CH_2CH_2HN-\overset{\displaystyle NH}{\overset{\|}{C}}-NH-\overset{\displaystyle NH}{\overset{\|}{C}}-NH_2\cdot HCl$$

$$(\text{2,6-Cl}_2\text{C}_6\text{H}_3-OCH_2CH_2HN-\overset{\displaystyle NH}{\overset{\|}{C}}-NH_2)_2\cdot H_2SO_4$$

　　　盐酸苯乙双胍(降糖灵)　　　　　　　硫酸胍氯酚(降血压药)

本章小结

羧酸衍生物
- 定义——羧酸分子中的羟基(—OH)被其他原子或基团取代的化合物
- 命名
  - 酰卤：根据酰基名称命名，称为某酰卤
  - 酸酐：根据生成酸酐的酸命名，称为某酸酐
  - 酯：根据酸和醇称为某酸某酯或某醇某酸酯
  - 酰胺：根据酰基名称命名，称为某酰胺
  - 腈：根据包含氰基的碳原子数称为某腈
- 性质
  - 水解：产物为羧酸，活性：酰卤＞酸酐＞酯＞酰胺≈腈
  - 醇解：产物为酯，酯的醇解又称为酯交换反应
  - 氨解：产物为酰胺，酰氯、酸酐的氨解又称为酰化反应
  - 与格氏试剂反应：加成-消除生成酮，再加成得到叔醇
  - 还原反应：产物因还原剂而不同，活性：酰卤＞酸酐＞酯＞羧酸
  - 酰胺特性：酸碱性(中性)、脱水反应、霍夫曼降解反应
  - 乙酰乙酸乙酯的特性：互变异构现象、酮式分解、酸式分解

碳酸衍生物
- 碳酰氯
  - 定义：碳酸分子中的2个羟基均被氯取代，俗称光气
  - 特性：水解、醇解、氨解
- 碳酰胺
  - 定义：碳酸分子中的2个羟基均被氨基取代，俗称尿素(脲)
  - 特性：水解、弱碱性、与亚硝酸反应、缩二脲反应
- 硫脲
  - 定义：脲分子中的氧原子被硫原子取代的化合物
  - 特性：弱碱性、水解反应
- 胍
  - 定义：脲分子中氧原子被亚胺基(═N—H)取代的化合物
  - 特性：碱性与苛性碱相似、水解反应
  - 应用：脒基、含胍基药物

目标检测

一、选择题

（一）单项选择题

1. 下列化合物与 1-丁醇反应活泼性最大的是（　　　）。

A. 乙酸乙酯　　　　B. 乙酰氯　　　　C. 乙酸酐　　　　D. 乙酰胺

2. 下列化合物，水解反应速率最慢的是（   ）。

A. 丁酸乙酯　　　　　B. 2-丁烯酸乙酯　　　　C. 丙酸乙酯　　　　D. 乙酸乙酯

3. 下列羧酸酐与氨反应速率最慢的是（   ）。

A. 乙酸酐　　　　　　B. 丁二酸酐　　　　　　C. 丁烯二酸酐　　　　D. 邻苯二甲酸酐

4. 下列羧酸衍生物具有愉快的香味的是（   ）。

A. 酸酐　　　　　　　B. 酰胺　　　　　　　　C. 酯　　　　　　　　D. 酰氯

5. 酰氯（Ⅰ），酸酐（Ⅱ），酯（Ⅲ），酰胺（Ⅳ）中能被 $LiAlH_4$ 还原的化合物是（   ）。

A. 全都可以　　　　　B.（Ⅰ）（Ⅱ）（Ⅲ）　C.（Ⅰ）（Ⅱ）　D.（Ⅰ）

6. 乙酰乙酸乙酯用稀碱水解，酸化后加热的产物是（   ）。

A. 乙酰乙酸　　　　　B. 乙酸乙酯　　　　　　C. 丙酮　　　　　　　D. 乙酸

7. 2010 年版《中国药典》鉴别阿司匹林的方法之一："取本品适量加水煮沸，放冷后加入 $FeCl_3$ 试液 1 滴，即显紫色"。解释该法的原因是（   ）。

A. 阿司匹林分子中羧基与 Fe^{3+} 生成紫色配合物

B. 阿司匹林分子中乙酰氧基与 Fe^{3+} 生成紫色配合物

C. 阿司匹林水解后生成的乙酸与 Fe^{3+} 生成紫色配合物

D. 阿司匹林水解后生成的水杨酸与 Fe^{3+} 生成紫色配合物

（二）多项选择题

1. 下列化合物存在酮式-烯醇式互变异构现象的是（   ）。

A. CH_3COOCH_3　　　　　　　　　　B. $CH_3COCH_2COOCH_3$

C. $CH_3COCH_2COCH_3$　　　　　　　　D. $C_6H_5COCH_2COCH_3$

E. $CH_3OCOCH_2COOCH_3$

2. 能与氯化铁试剂发生颜色反应的化合物是（   ）。

A. 水杨酸　　　　　　B. 阿司匹林　　　　　　C. 苯甲酸

D. 乙酰乙酸乙酯　　　　　　　　　　　　E. 石炭酸

F. $C_6H_5COCH_2COCH_3$　　　　　　　　G. $CH_3OCOCH_2COOCH_3$

3. 能溶于水的化合物是（   ）。

A. 乙酸乙酯　　　　　B. 硬脂酸　　　　　　　C. 乙酰胺

D. 乙酸　　　　　　　E. 酒精

二、命名或写出下列化合物的结构式

1. （结构式：苯环连 COBr）

2. （结构式：丁二酸酐环状）

3. $CH_3COCH_2COOCH_2CH_3$

4. （结构式：苯环邻位连 OPh 酯基和乙酰基）

5. （结构式：$Cl-C(=O)-O-C_6H_5$）

6. （结构式：$COOCH_3$ / $CHOH$ / $CHOH$ / $COOCH_3$）

7. （结构式：$COOCH_2CH_3$ / $COOCH_2CH_3$）

8. （结构式：$CH_3CH_2-C(=O)-NHBr$）

9. 乙酰水杨酸

10. 乙酸丙酸酐

11. γ-戊内酯

12. N,N-二乙基丙酰胺

三、完成下列反应式

1. + HN$\bigcirc$ →

2. $\xrightarrow{\triangle}$ $\xrightarrow{\text{LiAlH}_4}$

3. $PhCH_2CONH_2$ $\xrightarrow[\text{NaOH}]{\text{Br}_2}$

4. $\xrightarrow[\text{Pd/BaSO}_4]{\text{H}_2}$

5. $\xrightarrow[\text{② H}_3\text{O}^+]{\text{①LiAlH}_4}$

6. $COOH$ $\xrightarrow{\text{SOCl}_2}$ $\xrightarrow{\text{C}_2\text{H}_5\text{OH}}$

四、鉴别下列各组化合物

1. 乙酸、乙酸乙酯和苯甲酰氯

2. 丁酸、丁酰氯和丁酰胺

3. 乙酐和丁醇

五、分离、提纯下列各组化合物

1. 苯甲酸和苯甲酸乙酯

2. 2,5-二甲基苯酚、苯甲酸苯酯和间甲基苯甲酸

六、合成下列化合物

1. →

2. →

七、推测结构

分子式为 $C_7H_6O_3$ 的化合物 A，能溶于碳酸氢钠溶液，与 $FeCl_3$ 溶液显色。与乙酐作用生成化合物 B（$C_9H_8O_4$），A 与甲醇作用生成有香味的化合物 C（$C_8H_8O_3$），将 C 硝化，得到 2 种一硝基的产物。试推测 A、B、C 的结构式。

（詹海莺）

模块 Ⅱ
应用拓展

第十章　CHAPTER 10

含氮有机化合物

知识目标

1. 掌握胺的分类、命名和化学性质；重氮化反应和偶联反应。
2. 熟悉重氮、偶氮化合物的结构特征。
3. 了解常见的偶氮化合物。

能力目标

1. 熟练应用胺、重氮和偶氮化合物的命名法能说出其名称。
2. 学会判断胺的碱性、酰化反应和重氮盐的重氮化、偶联反应规律。
3. 能应用胺与亚硝酸反应或兴斯堡反应，鉴别伯、仲、叔3种胺。

含氮有机化合物是指分子中含氮元素的有机化合物，含氮有机化合物广泛存在于自然界中，是一类重要的有机化合物。本章主要讨论胺、重氮和偶氮化合物。

✔ 有机化学与药学

胺类、重氮和偶氮化合物等作为医药、食品和一些精细化工产品在日常生活中已经得到了广泛的应用。例如，苯胺是合成药物、染料等的重要原料；临床上，治疗心律失常、心绞痛药物盐酸普萘洛尔（心得安）；局部麻醉药和手术后镇痛药盐酸布比卡因等都是含氮化合物。

盐酸普萘洛尔(心得安，心绞痛药)　　　　盐酸布比卡因(麻醉药)

第一节
胺

一、胺的分类和命名

氨分子中的氢原子被烃基取代后的化合物，称为胺。用通式 RNH_2 或 $ArNH_2$ 表示。

（一）胺的分类

（1）根据氮原子所连烃基的种类不同，胺可分为脂肪胺（含芳脂胺）、脂环胺和芳香胺。例如：

脂肪胺：CH_3NH_2　　　　　—CH_2NH_2　　　　脂环胺：　—NH_2

芳香胺：　—NH_2　　　　　　—NH_2

（2）根据胺分子中氨基的数目，可分为一元胺、二元胺和多元胺。例如：

　　　　$CH_3CH_2NH_2$　　　　　　　　　$H_2NCH_2CH_2NH_2$
　　　　　　一元胺　　　　　　　　　　　　　二元胺

（3）胺可以看做氨的含烃基衍生物，氨中的氢原子分别被 1 个、2 个和 3 个烃基取代，分别得到伯胺（1°胺）、仲胺（2°胺）和叔胺（3°胺）。例如：

NH_3　　　　　R—NH_2　　　　　R_2NH　　　　　R_3N
　氨　　　　　　伯胺　　　　　　　　仲胺　　　　　　　叔胺

课堂互动

　　在有机化合物的分类中,醇或卤代烃可以分为伯、仲、叔醇或卤代烃;胺也可以分为伯、仲和叔胺,你知道这 3 种化合物的分类方法是否相同？有何差异呢？

　　胺的分类方法与醇或卤代烃不同，伯、仲、叔醇或卤代烃是根据羟基或卤原子连接的碳原子的类型（伯、仲、叔碳原子）来分类，而伯、仲、叔胺则是由氮原子所连接的烃基数目而定的。例如：

　　　CH_3　　　　　　CH_3　　　　　　CH_3
H_3C—C—CH_3　　H_3C—C—CH_3　　H_3C—C—CH_3
　　　Cl　　　　　　　OH　　　　　　　NH_2
　叔卤代烃　　　　　　叔醇　　　　　　　伯胺

（4）当 NH_4^+ 的 4 个氢原子被烃基取代时，氮带正电荷，形成的化合物与无机铵盐的结构相似时，分别称为季铵盐和季铵碱。例如：

$$R_4N^+X^-$$
季铵盐

$$R_4N^+OH^-$$
季铵碱

（二）胺的命名

（1）简单的胺命名时，以胺为母体，烃基作为取代基，称为某胺。例如：

$CH_3CH_2NH_2$

CH_3CHNH_2 (with CH_3 above)

环己胺 —NH_2

苯胺 —NH_2

乙胺　　　　　异丙胺　　　　　环己胺　　　　　苯胺

如果氮原子上的烃基相同时，用二、三等数字表示其数目；烃基不同时，按次序规则确定其基团的优先顺序，小的烃基在前，大的烃基在后。例如：

CH_3NHCH_3　　　　　$(CH_3CH_2)_3N$　　　　　$CH_3NHCH_2CH_3$

二甲胺　　　　　三乙胺　　　　　甲乙胺

对于芳香仲胺或叔胺，则以芳香胺为母体，在脂肪烃基名称前面冠以"N"字，以表示氮原子上取代基的位次。例如：

—$NHCH_3$

—N (with CH_3 and C_2H_5)

N-甲基苯胺　　　　　N-甲基-N-乙基苯胺

（2）复杂的胺采用系统命名法命名，以烃基为母体，氨基作为取代基，编号时使氨基的位次最小。例如：

$CH_3CH_2CHCH_2CH_2CH_2C_2H_5$ (with CH_3 above and NH_2 below)

H_2N—⬡—$COOH$

5-甲基-3-氨基庚烷　　　　　对氨基苯甲酸

多元胺的命名类似于多元醇。例如：

$H_2NCH_2CH_2NH_2$

⬡ (with NH_2 top and NH_2 bottom)

乙二胺　　　　　间苯二胺

（3）季铵类化合物的命名则与铵盐或氢氧化铵相似。例如：

$[(CH_3CH_2)_4N]^+Br^-$　　　　　$[(CH_3)_4N]^+OH^-$

溴化四乙基铵　　　　　氢氧化四甲铵

🔖**知识链接**

胺类主要用作合成药物、染料、炸药的原料

甲胺（CH_3NH_2）、二甲胺 $[(CH_3)_2NH]$、三甲胺 $[(CH_3)_3N]$，它们在常温下都是无色易液化的气体，并有特殊气味，刺激皮肤黏膜，极易溶于水、乙醚等溶剂。水溶液呈碱性，能与酸成盐。是医药、食品、染料等工业的重要原料。例如，三甲胺与 1,2-二氯乙烷生成的矮壮素$[(CH_3)_3N^+CH_2CH_2Cl]Cl^-$（CCC）是一种植物生长调节剂，它可以防止高秆作物的疯长与倒伏，使枝叶粗壮、肥厚。

苯胺（$C_6H_5NH_2$）存在于煤焦油中，无色油状液体，微溶于水，沸点184℃，易溶于有机溶剂，可随水蒸气挥发，所以合成苯胺可用水蒸气蒸馏方法进行纯化。苯胺有毒，应避免接触皮肤或吸入蒸气。主要用于合成药物、染料、炸药等。苯胺可由硝基苯还原制备。

乙二胺（$H_2NCH_2CH_2NH_2$）是最简单的二元胺，它是无色液体，沸点116.5℃，溶于水和乙醇，不溶于乙醚和苯。乙二胺和氯乙酸在碱性溶液中可缩合生成乙二胺四乙酸（EDTA），在分析化学中最常用的是EDTA二钠盐，常用于金属离子的络合配位滴定，其结构式如下：

$$\begin{array}{c} HOOCH_2C \\ \quad\quad\quad N-CH_2CH_2-N \\ HOOCH_2C \end{array} \begin{array}{c} CH_2COONa \\ \\ CH_2COONa \end{array}$$

多巴胺又称为3,4-二羟基苯乙胺，由脑内分泌，可影响一个人的情绪。是人体最重要的中枢神经传导物质，是下丘脑和脑垂体腺中的一种关键神经传递质。某些中、老年人患有头和四肢抖动不停的"帕金森症"，其原因之一就是中枢神经系统缺少多巴胺。瑞士科学家Arvid Carlsson确定多巴胺为脑内信息传递者的角色使他赢得了2000年诺贝尔医学奖。

胆碱$[HOCH_2CH_2N^+(CH_3)_3]OH^-$又称氢氧化三甲基羟乙基铵，是广泛分布于动植物体内的季铵碱类化合物，具有碱性，因其最初是在胆汁中发现的，故名胆碱。胆碱是易吸湿的白色结晶，易溶于水和醇，不溶于乙醚、氯仿等。胆碱是B族维生素之一，能调节肝中脂肪的代谢，有抗脂肪肝的作用。

二、胺的结构

胺分子中的官能团是氨基（—NH_2），胺的化学性质主要取决于氮原子上的未共用电子对。胺的结构与氨相似，分子呈三角锥形，氮原子上的基团不同，键角也有些差异。脂肪胺分子中的氮原子为sp^3杂化，4个杂化轨道中，有一个被一对未共用电子所占据，其他3个则与氢或碳原子生成σ键。芳香胺分子中氮原子介于sp^3和sp^2杂化之间，更接近于sp^2杂化，氮原子上一对未共用电子具有较多的p轨道成分，与芳环上的π电子轨道可以部分重叠产生给电子性的p-π共轭。因此胺具有碱性，但芳香胺的碱性弱于脂肪胺，同时能发生伯胺、仲胺分子中氮上氢原子的亲核取代反应及芳环的亲电取代反应。

氨　　　　甲胺　　　　苯胺

三、胺的性质

（一）物理性质

常温下低级脂肪胺如甲胺、二甲胺、三甲胺和乙胺都是气体，丙胺以上的为液体，十二胺以上的是固体。低级脂肪胺具有氨味，三甲胺有鱼腥味，二元胺如丁二胺和戊二胺等有动物尸体腐败后的气味。芳香胺是无色高沸点的液体或低熔点的固体，有难闻的气味，并有毒性。例如，苯胺的蒸气可透过皮肤被人体吸收而导致中毒。某些芳胺有致癌作用，如联苯胺、萘胺等。

胺和氨一样是极性分子，伯胺、仲胺都形成分子间氢键而相互缔合，因此沸点较相应的烷烃高，但比相应的醇和羧酸低。低级胺能与水分子形成氢键而易溶于水，随着相对分子质量的增加，溶解性降低。芳胺一般微溶或难溶于水。

课堂互动

丙胺、甲乙胺和三甲胺的沸点分别为 47.8℃、37℃和 2.9℃，三甲胺的沸点比丙胺和甲乙胺低得多，你能明白原因吗？

（二）化学性质

1. 碱性

胺与氨相似，胺中氮原子有未共用电子对，可接受质子呈碱性。用其解离常数 K_b 或其负对数 pK_b 表示胺的碱性强弱，K_b 值越大或 pK_b 值越小，则碱性越强。

$$RNH_2 + H_2O \rightleftharpoons RNH_3^+ + OH^- \qquad pK_b$$

胺的碱性强弱，主要取决于氮原子接受质子的能力。主要受电子效应、溶剂效应和空间效应等方面因素的影响。氮原子上的电子云密度越高，接受质子的能力越大，胺的碱性越强；氮原子周围空间位阻越大，氮原子结合质子越困难，胺的碱性越弱。

对于脂肪胺而言，由于烷基是给电子基，使氮原子上的电子云密度增加。因此，脂肪胺接受质子的能力比氨强，其碱性比氨强。空间效应也有影响，如果氨基上的烃基越多，氮原子周围空间位阻越大，氮原子结合质子越困难，从而碱性降低。此外，受溶剂的影响，还需考虑形成铵离子的溶剂化效应，溶剂化程度越大，铵离子越稳定，相应的胺的碱性越强。综合考虑电子效应、溶剂效应和空间效应，其碱性强弱顺序为：

$$(CH_3)_2NH \quad > \quad CH_3NH_2 \quad > \quad (CH_3)_3N \quad > \quad NH_3$$
$$pK_b \quad 3.27 \qquad\qquad 3.38 \qquad\qquad 4.21 \qquad\qquad 4.75$$

对于芳香胺而言，如苯胺，由于氮原子上的未共用电子对与苯环大 π 键形成 p-π 共轭体系，使氮原子上的电子云密度降低，同时苯环阻碍氮原子接受质子的空间效应增大，从而减弱了氮接受质子的能力，因此，苯胺的碱性（$pK_b=9.37$）比氨弱。芳香胺分子中，若氮原子上连有两个或三个芳环，共轭效应和空间效应都使得芳胺的碱性减弱更明显。例如：

$$NH_3 \quad > \quad PhNH_2 \quad > \quad Ph_2NH \quad > \quad Ph_3N$$
$$pK_b \quad 4.75 \qquad 9.37 \qquad\qquad 13.8 \qquad\qquad 接近中性$$

胺具有碱性，与酸作用生成铵盐。铵盐一般都是结晶性固体，易溶于水和乙醇，而不溶于非极性溶剂。由于胺都是弱碱，一般只能与强酸作用生成稳定的盐，当铵盐遇强碱时又能释放出游离胺。例如：

$$\text{-NH}_2 \xrightarrow{HCl} \text{-NH}_2 \cdot HCl \xrightarrow{NaOH} \text{-NH}_2$$

利用此性质可以将胺和其他不溶于酸的有机物分离，因为胺可与酸形成盐而溶于稀酸中，然后用强碱将水相中的铵盐置换出胺。

铵盐在制药工业中的应用

在制药工业中，常利用铵盐溶解性较好、性质稳定的特性，将难溶于水的胺类药物制成相应的铵盐，以供药用。例如，局部麻醉药普鲁卡因在水中溶解度较小，影响临床使用。

但利用分子中含有氨基，可将其制成水溶性的**盐酸盐**，以便配制水剂或注射液供临床使用。

$$\underset{\substack{NH_2}}{\overset{\substack{COOCH_2CH_2N(C_2H_5)_2}}{\bigcirc}} \quad +HCl \longrightarrow \left[\underset{\substack{NH_2}}{\overset{\substack{COOCH_2CH_2NH^+(C_2H_5)_2}}{\bigcirc}}\right] Cl^-$$

　　　　　普鲁卡因(难溶于水)　　　　　　　　　盐酸普鲁卡因(易溶于水)

2. 烃基化反应

氨是亲核试剂，能与卤代烃发生亲核取代反应，生成的伯胺是亲核能力比氨还要强的亲核试剂，通常反应的最终产物是伯胺、仲胺、叔胺和季铵盐的混合物。分离比较困难，这种方法在应用上受到一定的限制。

$$NH_3 \xrightarrow{RX} \underset{\text{伯胺}}{RNH_2} \xrightarrow{RX} \underset{\text{仲胺}}{R_2NH} \xrightarrow{RX} \underset{\text{叔胺}}{R_3N} \xrightarrow{RX} \underset{\text{季铵盐}}{[R_4N^+]X^-}$$

季铵盐是白色晶体，具有无机铵盐（卤化铵）的性质，能溶于水，不溶于有机溶剂，对热也不稳定，季铵盐和氢氧化钠溶液作用，生成稳定的季铵碱，季铵碱的碱性与氢氧化钠相当，一般利用湿的氧化银和季铵盐的醇溶液作用制得。

$$2R_4N^+X^- + Ag_2O \longrightarrow 2R_4N^+OH^- + 2AgX\downarrow$$

3. 酰基化反应

与烃基化反应类似，伯胺、仲胺与酰基化试剂（如酰卤、酸酐）作用，氮原子上的氢原子被酰基（RCO—）取代生成 *N*-取代或 *N,N*-二取代酰胺，此反应称为酰基化反应。叔胺的氮上因无氢原子，则不能发生此反应。例如：

$$\bigcirc\!-NH_2 + CH_3\overset{\substack{O\\\parallel}}{C}-Cl \longrightarrow \bigcirc\!-NH\overset{\substack{O\\\parallel}}{C}CH_3 + HCl$$
　　　　　　　　　　　　　　　乙酰苯胺

$$(CH_3CH_2)_2NH + CH_3\overset{\substack{O\\\parallel}}{C}-O-\overset{\substack{O\\\parallel}}{C}CH_3 \longrightarrow (CH_3CH_2)_2N\overset{\substack{O\\\parallel}}{C}CH_3 + CH_3COOH$$
　　　　　　　　　　　　　　　　　　　N,N-二乙基乙酰胺

芳香胺的酰基化反应在有机合成中有重要的应用。例如，芳香伯胺（如苯胺）的酰基化反应生成的乙酰苯胺不像芳香伯胺那样容易被氧化，而且乙酰胺在酸或碱催化下加热水解可除去酰基，重新游离出氨基，故该反应常用于保护氨基。例如：

$$\underset{\substack{CH_3}}{\overset{\substack{NH_2}}{\bigcirc}} \xrightarrow{(CH_3CO)_2O} \underset{\substack{CH_3}}{\overset{\substack{NHCOCH_3}}{\bigcirc}} \xrightarrow{KMnO_4} \underset{\substack{COOH}}{\overset{\substack{NHCOCH_3}}{\bigcirc}} \xrightarrow[\triangle]{H^+ 或 OH^-} \underset{\substack{COOH}}{\overset{\substack{NH_2}}{\bigcirc}}$$

4. 磺酰化反应

与胺的酰基化反应相似，伯胺、仲胺氮原子上的氢原子也可被磺酰基（$C_6H_5SO_2$—）取代，生成苯磺酰胺。常用的磺酰化试剂有苯磺酰氯或对甲基苯磺酰氯，反应需要在碱性介质中进行，伯胺生成的苯磺酰胺的氮原子上还有 1 个氢原子，受苯磺酰基的强吸电子诱导效应的影响显示弱酸性，可在反应体系的碱性溶液中生成盐而溶解。仲胺生成的苯磺酰胺，由于氮原子上没有氢原子，所以不能溶于碱性溶液而呈固体析出，叔胺不发生反应，此反应称为兴斯堡（Hinsberg）反应。例如：

$$RNH_2 \atop R_2NH \atop R_3N \Bigg\} + \bigcirc\!\!-SO_2Cl \longrightarrow {\bigcirc\!\!-SO_2NHR\downarrow \atop \bigcirc\!\!-SO_2NR_2\downarrow} \xrightarrow[\text{HCl}]{\text{NaOH}} 不反应 \qquad \bigcirc\!\!-SO_2N^-R \overset{Na^+}{} (水溶性盐)$$

不反应

利用这些性质可以鉴别或分离伯胺、仲胺、叔胺 3 种胺。例如，将伯胺、仲胺、叔胺的混合物与苯磺酰氯的碱性溶液反应，利用蒸馏的方法将不发生反应的叔胺蒸出；剩余物过滤，固体为苯磺酰仲胺，用稀酸或碱水解得到仲胺；滤液酸化、过滤得到苯磺酰伯胺，再经水解可得到伯胺。

课堂互动

某同学取了 3 支洁净的试管，分别加入乙胺、甲乙胺、三乙胺溶液各约 1mL，各滴入几滴 NaOH 溶液，再分别加入苯磺酰氯各约 2mL，振荡，观察发现有 1 支试管内产生了沉淀，再往另外的 2 支试管中加入少量的稀盐酸溶液，发现又有 1 支试管产生了沉淀，请解释上述现象。

---

5. 与亚硝酸的反应

伯胺、仲胺、叔胺结构不同，与亚硝酸反应的产物也不相同。亚硝酸不稳定，通常将亚硝酸盐与盐酸或硫酸在反应体系中混合反应得到。

（1）**伯胺** 脂肪族伯胺与亚硝酸反应生成极不稳定的重氮盐，立即分解放出氮气并生成碳正离子，碳正离子可以进一步转变为醇、烯烃或卤代烃，产物复杂，在有机合成上没有应用价值，但放出的氮气是定量的，利用此反应可测定分子中氨基的含量。

$$RNH_2 + NaNO_2 + HCl \longrightarrow 醇、烯烃、卤代烃等混合物 + N_2\uparrow$$

芳香伯胺在低温（0~5℃）及强酸性溶液中与亚硝酸反应生成芳香重氮盐，芳香重氮盐比烷基重氮盐稳定，在低温下和强酸溶液中可以保存一段时间，升高温度则分解成酚和氮气。

$$ArNH_2 \xrightarrow[\text{低温}]{NaNO_2,\ HX} ArN_2X + NaCl + H_2O$$

芳基重氮盐是非常重要的有机合成中间体，一般不进行分离，直接进行下一步反应（详见本章"重氮盐的性质"）

（2）**仲胺** 脂肪仲胺或芳香仲胺与亚硝酸反应均生成不溶于水的黄色油状液体或固体的 N-亚硝基胺，亚硝基仲胺与酸共热，又可分解成原来的仲胺。例如：

$$(CH_3CH_2)_2NH + HNO_2 \longrightarrow (CH_3CH_2)_2N\!-\!NO + H_2O$$
N-亚硝基二乙胺(黄色油状液体)

$$\bigcirc\!\!-NHCH_3 + HNO_2 \longrightarrow \bigcirc\!\!-\overset{NO}{\underset{}{N}}CH_3 + H_2O$$

N-亚硝基-N-甲基苯胺(棕黄色固体)

（3）**叔胺** 脂肪族叔胺与亚硝酸形成不稳定的亚硝酸盐。脂肪族叔胺的亚硝酸盐用碱处理，可得到游离的叔胺。例如：

$$(CH_3CH_2)_3N + HNO_2 \longrightarrow [(CH_3CH_2)_3\overset{+}{N}H_3]NO_2^-$$

芳香族叔胺与亚硝酸作用，则发生芳环上的亲电取代反应，生成对亚硝基化合物。例如：

$$(CH_3)_2N—\langle\bigcirc\rangle—+HNO_2 \longrightarrow (CH_3)_2N—\langle\bigcirc\rangle—NO$$

对亚硝基-N,N-二甲基苯胺(绿色片状结晶)

绿色的对亚硝基-N,N-二甲基苯胺为亚硝基式，在酸性条件下可转化为橘黄色的醌式结构。由于脂肪族和芳香族伯胺、仲胺、叔胺与亚硝酸反应的结果不同，可以鉴别伯胺、仲胺、叔胺。

亚硝基胺类化合物对人体的危害

亚硝基胺类化合物可导致生物多种器官和组织肿瘤，有强烈的致癌作用，现已被《中国医学百科全书》列为化学致癌物。在经检验过的 100 多种亚硝基化合物中，有 80 多种具有致癌作用。食物中过量的 N-亚硝基化合物是在食物储存过程中或在人体内合成的。在天然食物中 N-亚硝基化合物的含量极微少（对人体是安全的），目前发现含 N-亚硝基化合物较多的食品有烟熏鱼、腌制鱼、腊肉、火腿和腌酸菜等。食物中常见的亚硝基化合物多为挥发性，加热煮沸时随蒸汽一起挥发，同时可加快分解使其失去致癌作用。一般煮沸 15～20min，即可消除食物中绝大部分亚硝基化合物，阳光照射也能有效破坏食物或食品中的亚硝基化合物。维生素 C 能对亚硝酸钠起还原作用，阻断亚硝基胺在人体内的合成。

6. 芳胺环上的取代反应

芳香胺中，氨基的未共用电子对与芳环的 π 电子形成 p-π 共轭体系，使芳环的电子云密度增高，因此芳香胺比苯更易发生亲电取代反应。

（1）卤代反应　苯胺与卤素（Cl_2、Br_2）能迅速反应，而且很难停留在一卤代或二卤代阶段。例如，苯胺水溶液中滴加溴水，在室温下立即生成 2,4,6-三溴苯胺白色沉淀，此反应可用于苯胺的定性或定量分析。例如：

$$\langle\bigcirc\rangle\text{-}NH_2 + 3Br_2 \xrightarrow[\text{室温}]{H_2O} \text{Br}\langle\bigcirc\rangle\text{-}NH_2(\text{Br})(\text{Br}) \downarrow (\text{白色沉淀}) + 3Br_2$$

若需要制备一溴苯胺，则应降低氨基的活性。常用方法先将氨基乙酰化，降低氨基的致活作用，然后溴化，最后水解除去酰基，就可以得到一溴苯胺产物。例如：

$$\langle\bigcirc\rangle\text{-}NH_2 \xrightarrow{(CH_3CO)_2O} \langle\bigcirc\rangle\text{-}NHCOCH_3 \xrightarrow{Br_2} \text{Br-}\langle\bigcirc\rangle\text{-}NHCOCH_3 \xrightarrow[\triangle]{H^+,\ H_2O} \text{Br-}\langle\bigcirc\rangle\text{-}NH_2$$

课堂互动

苯胺和苯酚都能迅速与溴水反应，生成白色沉淀，所以利用此方法不能区别苯胺和苯酚，你能尝试用其他方法区别这两种化合物吗？

（2）硝化反应　硝酸具有强氧化性，故苯胺不能直接硝化。若要得到对硝基苯胺，应先将苯胺酰化，然后再硝化，最后水解除去酰基得到对硝基苯胺。例如：

若要得到间硝基苯胺，可先将苯胺溶于浓硫酸中，使之形成苯胺硫酸盐，然后再硝化，最后再用碱处理，得到间硝基苯胺。铵正离子的生成防止了苯胺的氧化，同时铵正离子是间位定位基，硝化反应主要发生在间位。例如：

（3）**磺化反应**　苯胺和浓硫酸反应，首先生成苯胺硫酸盐，此盐在高温下加热脱水发生分子内重排，即生成对氨基苯磺酸。对氨基苯磺酸分子内同时存在的碱性氨基和酸性磺酸基，可发生质子的转移形成盐，称为内盐。例如：

知识链接

磺胺类药物在临床上的应用

　　磺胺类药物在临床上是一种抗菌药物，用于预防和治疗细菌感染性疾病的化学治疗药物。具有疗效确切、性质稳定、使用简便、口服吸收好等优点。目前是仅次于抗生素的一大类药物，特别是高效、长效、广谱的新型磺胺和抗菌增效剂合成以后，使磺胺类药物的临床应用有了更广阔的前景。磺胺类药物品种已构成了一个庞大的"家族"。磺胺类药物的基本结构是对氨基苯磺酰胺，简称磺胺，其结构式为：

$$H_2N-\!\!\!\!\bigcirc\!\!\!\!-SO_2NH_2$$

7. 氧化反应

芳香胺易被氧化剂氧化，甚至空气也能使之氧化。在空气中长期存放芳香胺时，芳香胺可被空气氧化，颜色逐渐变深，生成黄、红、棕色的复杂氧化物，其中含有醌类、偶氮化合物等。因此，在有机合成中，如果要氧化芳环上其他基团，必须首先要保护氨基，否则氨基会首先被氧化。若用二氧化锰在稀硫酸中氧化苯胺，则主要生成对苯醌。

第二节
重氮盐和偶氮化合物

重氮化合物分子中含有重氮基（ $-N\!\!\equiv\!\!\overset{+}{N}\!-$ ）或 $-\overset{+}{N_2}-$ 官能团，与无机铵盐结构相似，

其中有一个氮原子为五价，另一个氮原子与烃基相连的化合物，称为重氮化合物，结构通式为（Ar）R—N≡N⁺X⁻ 或（Ar）R—N₂⁺X⁻。例如：

$$CH_2N_2 \qquad \bigcirc\!\!-\!\!\overset{+}{N}_2Cl^- \qquad \bigcirc\!\!-\!\!\overset{+}{N}_2HSO_4^-$$

　　　重氮甲烷　　　　　氯化重氮苯　　　　　硫酸重氮苯

偶氮化合物分子中含有偶氮基（—N=N—）官能团，氮原子两边分别与烃基相连的化合物，称为偶氮化合物，结构通式为（Ar）R—N=N—R（Ar）。例如：

$$CH_3-N=N-CH_3 \qquad \bigcirc\!\!-\!\!N=N\!\!-\!\!\bigcirc \qquad \bigcirc\!\!-\!\!N=N\!\!-\!\!\bigcirc\!\!-\!\!OH$$

　　偶氮甲烷　　　　　　　　偶氮苯　　　　　　　　对羟基偶氮苯

自然界中极少存在天然的重氮和偶氮化合物，它们大多是人工合成的，其中芳香胺重氮和偶氮化合物尤为重要。芳香族重氮化合物在有机合成和分析上有广泛用途，偶氮化合物是重要的精细化工产品，如药物、染料和色素等。

一、重氮化反应

芳香伯胺在低温（0～5℃）和强酸（盐酸或硫酸）水溶液中，与亚硝酸钠作用生成重氮盐的反应，称为重氮化反应。一般将芳香胺溶解或悬浮在过量的稀盐酸（HCl 的物质的量为芳胺的 2.5 倍左右）中，在 0～5℃时加入与芳香胺物质的量相等的亚硝酸钠溶液，反应迅速进行。例如：

$$\bigcirc\!\!-\!\!NH_2 \xrightarrow[0\sim5℃]{NaNO_2,\ HCl} \bigcirc\!\!-\!\!\overset{+}{N}_2Cl^- + NaCl + H_2O$$

重氮化反应必须在低温下进行，温度太高重氮盐容易分解。反应必须在强酸性环境，弱酸条件下易发生副反应。亚硝酸具有氧化性，不利于重氮盐的稳定，故亚硝酸不能过量。可用淀粉碘化钾试剂来判断反应的终点（无色变蓝色），过量的亚硝酸可用尿素除去。

二、重氮盐的性质

重氮盐为无色晶体，易溶于水，难溶于有机溶剂。干燥的重氮盐极不稳定，在空气中颜色变深，受热或震动易爆炸。因此，在低温下经重氮化反应得到的重氮盐溶液，不必分离，可直接用于合成。在 0℃时，一般的重氮盐水溶液只能保存几小时，在制备后尽快使用。

由于重氮盐与铵盐的结构相似，化学性质非常活泼，可发生许多反应，所以在有机合成上有很重要的应用。一般可归纳为两类：放氮反应和不放氮反应。

（一）放氮反应

重氮盐在加热或催化作用下，重氮基（$\overset{+}{N}_2$）被卤素、氰基、羟基、氢原子等原子或原子团取代并释放出氮气的反应，称为放氮反应。

1. 被卤原子或氰基取代的反应

重氮盐在氯化亚铜或溴化亚铜及相应的氢卤酸作用下，重氮基被氯或溴原子取代并放出氮气，生成卤代苯类化合物，此反应称为桑德迈尔（Sandmeyer）反应。例如：

$$\underset{Cl}{\bigcirc}\!\!-\!\!NH_2 \xrightarrow[0\sim5℃]{NaNO_2,\ H_2SO_4} \underset{Cl}{\bigcirc}\!\!-\!\!\overset{+}{N}_2HSO_4^- \xrightarrow[\triangle]{Cu_2X_2,\ HX} \underset{Cl}{\bigcirc}\!\!-\!\!X + N_2\uparrow \quad (X=Cl、Br、CN)$$

$$\underset{NO_2}{\bigcirc}\!\!-\!\!NH_2 \xrightarrow[0\sim5℃]{NaNO_2,\ H_2SO_4} \underset{NO_2}{\bigcirc}\!\!-\!\!\overset{+}{N}_2HSO_4^- \xrightarrow[\triangle]{KCN} \underset{NO_2}{\bigcirc}\!\!-\!\!CN + N_2\uparrow$$

氰基经过水解或还原可变成羧基或氨甲基。这样通过重氮盐可以在芳环上引入羧基或氨甲基。

重氮盐与碘化钾水溶液共热，不需要催化剂就能得到产率较高的碘化物。例如：

$$Br-\!\!\!\!\!\bigcirc\!\!\!\!\!-NH_2 \xrightarrow[0\sim5℃]{NaNO_2,\ H_2SO_4} Br-\!\!\!\!\!\bigcirc\!\!\!\!\!-\overset{+}{N_2}HSO_4^- \xrightarrow[\triangle]{KI} Br-\!\!\!\!\!\bigcirc\!\!\!\!\!-I$$

上述反应在有机合成上常用来制备不易或不能直接由卤代法制得的芳卤化合物。

2. 被羟基取代的反应

硫酸重氮盐在硫酸水溶液中加热，重氮基被羟基取代，生成酚类。例如：

$$\underset{NO_2}{\bigcirc}-\overset{+}{N_2}HSO_4^- \xrightarrow[\triangle]{H_3O^+} \underset{NO_2}{\bigcirc}-OH \ +N_2\uparrow$$

此反应一般用重氮硫酸盐在 $40\%\sim50\%$ 的硫酸溶液中进行，这样可以避免反应生成的酚和未反应的重氮盐发生偶联反应。在有机合成上，不能用间溴苯磺酸钠碱熔制备间溴苯酚，因为溴原子也会在碱溶液中水解，但用重氮基被羟基取代的反应，可顺利制得间溴苯酚。

3. 被氢原子取代的反应

重氮盐与次磷酸（H_3PO_2）或乙醇等还原剂作用，重氮基被氢原子取代。例如：

$$\bigcirc-\overset{+}{N_2}Cl^- \xrightarrow[\triangle]{H_3PO_2} \bigcirc \ +N_2\uparrow$$

因为重氮基来自氨基，又称为去氨基反应。在有机合成上常先利用氨基或硝基的定位作用，可将某些基团引入芳环所需的位置，再通过重氮化反应去掉氨基。例如，1,3,5-三溴苯无法直接由卤代反应制备，但以苯胺为原料，经过溴代，重氮化和去氨基化可制得。

$$\underset{}{\bigcirc}-NH_2 \xrightarrow{Br_2} Br\underset{Br}{\overset{NH_2}{\bigcirc}}Br \xrightarrow[0\sim5℃]{NaNO_2,\ HCl} Br\underset{Br}{\overset{\overset{+}{N_2}Cl^-}{\bigcirc}}Br \xrightarrow[\triangle]{H_3PO_2} Br\underset{Br}{\bigcirc}Br$$

又如，合成间溴甲苯不能直接从甲苯溴代制备，也不能从溴代苯烷基化制备，若利用去氨基的方法则可制取间溴甲苯。

$$\underset{NH_2}{\overset{CH_3}{\bigcirc}} \xrightarrow{(CH_3CO)_2O} \underset{NHCOCH_3}{\overset{CH_3}{\bigcirc}} \xrightarrow[Br_2]{H_2O} \underset{NH_2}{\overset{CH_3}{\bigcirc}}Br \xrightarrow[0\sim5℃]{NaNO_2,\ H_2SO_4} \underset{\overset{+}{N_2}HSO_4^-}{\overset{CH_3}{\bigcirc}}Br \xrightarrow[\triangle]{H_3PO_2} \underset{}{\overset{CH_3}{\bigcirc}}Br$$

（二）不放氮反应

不放氮反应是指重氮盐反应后重氮基的两个氮原子仍保留在产物的分子中。

1. 还原反应

芳香重氮盐与二氯化锡和盐酸、亚硫酸钠、亚硫酸氢钠等还原剂作用，被还原成芳基肼。例如：

$$\bigcirc-\overset{+}{N_2}Cl^- \xrightarrow{SnCl_2,\ HCl} \bigcirc-NHNH_2\cdot HCl \xrightarrow{OH^-} \bigcirc-NHNH_2$$

苯肼是无色油状液体，沸点242℃，不溶于水，有毒，是常用的羰基试剂，也是合成药物和染料的原料。

2. 偶联反应

在适当条件下，重氮盐与酚或芳胺作用生成偶氮化合物的反应，称为偶联反应。例如：

参加偶联反应的重氮盐称为重氮部分，酚或芳胺等叫偶联部分，重氮部分带正电荷作为弱的亲电试剂，进攻酚羟基或二甲氨基的对位，发生亲电取代反应而生成相应的偶氮化合物。如果对位已被其他基团占据，则在邻位发生偶联。如果对位和两个邻位都被取代基占据，则不发生偶联反应。例如：

偶联反应与介质有关，重氮盐与酚类偶联时，通常在弱碱性介质中进行，因为在此条件下酚形成苯氧负离子，使芳环电子云密度增加，有利于偶联反应进行；芳胺的偶联一般在中性或弱酸性介质中进行，因为在此条件下，芳胺以游离胺形式存在，使芳环电子云密度增加，有利于偶联反应进行。如果溶液酸性过强，胺变成了铵盐，会使芳环电子云密度降低，不利于偶联反应进行。如果溶液碱性过强，又会使重氮盐生成不能偶联的重氮酸或重氮酸盐。

三、偶氮化合物

偶氮化合物一般具有鲜艳的颜色，广泛用作染料、纺织品、塑料、皮革和食品制品等染色及印花工艺。有些偶氮化合物由于颜色不稳定，在酸或碱溶液中结构发生变化而显不同颜色，可用作酸碱指示剂。

1. 甲基橙

对氨基苯磺酸的重氮盐与 N,N-二甲基苯胺进行偶联反应得到甲基橙。

甲基橙 pH>4.4 时显黄色，pH<3.1 时显红色，pH=3.1～4.4 时显橙色，因此，甲基橙主要用作酸碱滴定时的指示剂，其颜色变化是由于在不同 pH 条件下结构改变所致。

2. 刚果红

刚果红分子中共轭体系较大，所以颜色较深。刚果红是一种可以直接使用棉纤维着色的红色染料，但容易因洗或晒褪色，且遇强酸后变为蓝色，稳定性较差。刚果红作为指示剂，其变色范围的 pH 为 3～5。

3. 苏丹红

苏丹红不溶于水，微溶于乙醇，易溶于油脂、矿物油、丙酮和苯。苏丹红是一种人工合成的红色染料，常作为一种工业染料，被广泛用于如溶剂、油、蜡、汽油的增色以及鞋、地板等增光方面。该物质具有致癌性，对人体的肝、肾器官具有明显的毒性作用。苏丹红主要包括Ⅰ、Ⅱ、Ⅲ、Ⅳ四种类型。苏丹红Ⅰ化学名称为苯基偶氮-2-萘酚，其结构式如下：

苏丹红Ⅰ

知识链接

偶氮化合物在食用色素中的应用

食用色素是色素的一种，即能被人适量食用的可使食物在一定程度上改变原有颜色的食品添加剂。人工合成食用色素中大多是偶氮化合物。例如，我国批准使用的人工合成食用色素苋菜红、胭脂红、诱惑红、柠檬黄等，常用于糖果、饮料、糕点、酒等食品中。

本章小结

	定义	氨分子中的氢原子被烃基取代后的衍生物
胺	**分类**	根据氮原子的烃基种类，分为脂肪胺、脂环胺和芳香胺
		根据氨基的数目，分为一元胺、二元胺和多元胺
		根据氮原子连接烃基数目，分为伯胺、仲胺和叔胺
	命名	简单胺：以胺为母体，烃基作为取代基，称为某胺
		N-取代芳香胺：以芳胺为母体，"N"+脂肪烃基为取代基
		复杂胺：以烃为母体，氨基、烷基作为取代基
	性质	碱性：$R_2NH > RNH_2 > R_3N > NH_3 > PhNH_2 > Ph_2NH > Ph_3N$
		烃基化反应：氨的氢被烃基取代生成伯胺、仲胺、叔胺和季铵
		酰化反应：氨的氢被酰基取代生成酰胺，用于保护氨基
		与亚硝酸的反应：产物因胺的类型而不同，用于鉴别
		芳环上的亲电取代反应：卤代、硝化和磺化，邻对位取代
重氮和偶氮化合物	**定义**	重氮化合物：与无机铵盐结构相似，含重氮基 N_2^+ 官能团
		偶氮化合物：偶氮基（—N=N—）官能团，氮两边为烃基
	性质	重氮化反应：芳香伯胺低温下与亚硝酸反应生成重氮盐
		重氮盐的亲核取代反应：重氮基被卤素、氰基、羟基取代
		偶联反应：重氮盐在酸或碱中与酚或胺的亲电取代反应
		偶氮化合物：常用作染料和酸碱指示剂

目标检测

一、选择题

（一）单项选择题

1. 下列胺中，碱性最弱的是（　　　）。

A. 二乙胺 　　　　　　B. 三乙胺 　　　　　　C. 二苯胺 　　　　　　D. 三苯胺

2. 下列物质中，属于叔胺的是（　　　）。

A. $CH_3CH_2NH_2$ 　　　　B. $CH_3NHCH_2CH_3$ 　　C. $H_3C-\overset{\overset{\displaystyle CH_3}{|}}{N}-CH_3$ 　　　D. $H_3C-\overset{\overset{\displaystyle CH_3}{|}}{\underset{\underset{\displaystyle CH_3}{|}}{C}}-NH_2$

3. 下列关于苯胺的叙述不正确的是（　　　）。

A. 有剧毒 　　　　　　　　　　　　B. 可发生取代反应

C. 合成磺胺类药物的原料 　　　　　D. 与 NaOH 成盐

4. 下列物质中，碱性最强的是（　　　）。

A. $CH_3CH_2NH_2$ 　　　B. NH_3 　　　C. $(CH_3CH_2)_2NH$ 　　D. $[(CH_3)_4N]^+OH^-$

5. 由苯胺制备对硝基苯胺，下列反应顺序正确的是（　　　）。

A. 苯胺直接硝化 　　　　　　　　　B. 酰化、硝化、水解

C. 酰化、水解、硝化 　　　　　　　D. 氧化、硝化、还原

6. 下列物质中能与亚硝酸反应生成 N-亚硝基化合物的是（　　　）。

A. CH_3NH_2 　　B. $C_6H_5NHCH_3$ 　　C. $(CH_3)_2CHNH_2$ 　　D. $(CH_3)_3N$

7. 重氮盐与酚类发生偶联反应时，其反应介质是（　　　）。

A. 弱酸性 　　　　　　B. 中性 　　　　　　C. 弱碱性 　　　　　　D. 强碱性

（二）多项选择题

1. 在低温下及过量强酸中，能与亚硝酸反应生成重氮盐的是（　　　）。

A. 甲胺 　　　　　　B. 乙胺 　　　　　　C. 甲乙胺

D. 苯胺 　　　　　　E. N-甲基苯胺

2. 下列试剂能与苯胺作用生成乙酰苯胺的是（　　　）。

A. 尿素 　　　　　　B. 甲醛 　　　　　　C. 胍

D. 乙酸酐 　　　　　　E. 乙酰氯

3. 下列各组物质中，可用碱、苯磺酰氯鉴别的是（　　　）。

A. 甲胺和甲乙胺 　　B. 苯胺和 N-甲基苯胺 　C. 乙胺和二乙胺

D. 苯胺和二苯胺 　　E. 甲乙胺和二乙胺

二、命名或写出下列化合物的结构式

1. $\underset{\underset{\displaystyle NH_2CH_3}{|}}{CH_3CH_2CH}\ CHCH_3$ 　　　2. $(CH_3)_2NCH_2CH_3$ 　　　3. ⬡—NH_2

4. ⬡—$NHCH_3$ 　　　5. ⬡—$\overset{+}{N_2}Br^-$ 　　　6. ⬡—$N=N$—⬡—$N(CH_3)_2$

7. 三乙胺 　　　8. 2,4-二甲基苯胺 　　　9. 邻苯二胺

10. 对硝基偶氮苯

三、比较下列各组化合物的碱性强弱顺序

1. 氨、甲胺、二甲胺、三甲胺 　　2. 苯胺、二苯胺、环己胺、氨

四、完成下列反应式

1.

$$\text{(3-甲基苯胺)} NH_2 + (CH_3CO)_2O \longrightarrow$$

2. $H_3C- \text{---} -NH_2 \xrightarrow[0\sim5℃]{NaNO_2,\ H_2SO_4}$

3. $HO_3S- \text{---} -NH_2 \xrightarrow[0\sim5℃]{NaNO_2,\ HCl} \xrightarrow[稀NaOH]{\text{苯酚OH}}$

五、鉴别下列各组化合物

1. 苯胺、苯酚和苯甲酸　　2. 苯胺、N-甲基苯胺、N,N-二甲基苯胺

六、合成下列化合物

1. (NH₂, CH₃) → (NH₂, NO₂, CH₃)　　2. (CH₃, NH₂) → (CH₃, Br, Br, Br)

七、推测结构

化合物 A 的分子式为 C_7H_9N，有碱性，A 的盐酸盐与亚硝酸作用生成 $C_7H_7N_2Cl(B)$，B 加热后能放出氮气生成对甲苯酚。在碱性溶液中，B 与苯酚作用生成具有颜色的化合物 $C_{13}H_{12}ON_2$ (C)。试写出 A、B、C 的结构式。

（刘文杰）

第十一章

杂环化合物和生物碱

知识目标

1. 掌握杂环化合物的分类、命名及常见杂环化合物的性质。
2. 熟悉杂环化合物的结构与性质的关系。
3. 了解重要的杂环化合物及其衍生物，几种生物碱的基本结构及性质。

能力目标

1. 熟练应用杂环化合物的命名法能说出常见杂环化合物的名称。
2. 学会判断五元杂环、六元杂环化合物的重要反应规律；能鉴别常见杂环化合物。

由碳原子和其他原子共同组成骨架为环状结构的一类有机化合物通常称为杂环化合物。这类环状结构化合物中，除了碳原子以外的其他原子称为杂原子，常见的成环杂原子是指氧、硫、氮等，对于环醚、环酸酐、内酯和酰亚胺等化合物，虽然它们的环系结构也含杂原子，但这些化合物的结构不稳定，性质与相应的链状化合物也极为相似，故它们不在杂环化合物之列。本章讨论的是结构比较稳定，具有一定程度芳香性的杂环化合物。

杂环化合物在自然界的分布非常广泛，种类繁多，数量庞大，是许多生物体的组成部分，其中多数具有生理活性。例如，植物中的叶绿素，血红蛋白中的血红素，核酸中的碱基等都含有杂环结构。

有机化学与药学

在目前使用的药物中，含杂环结构的药物占有相当大的比例。例如，广谱抗生素药羟氨苄青霉素（阿莫西林），抗恶性肿瘤药 5-氟尿嘧啶等。

羟氨苄青霉素或阿莫西林(广谱抗生素药)　　　　　5-氟尿嘧啶(抗恶性肿瘤药)

另外，生物碱通常是指具有强烈生物活性的碱性物质，从分子结构看，大多数生物碱是含氮有机杂环化合物，主要来源于动植物体内，作为一类非常重要的天然有机化合物也被广泛应用于生物医药领域。

一、杂环化合物的分类

杂环化合物通常是根据杂环母环的结构进行分类的。根据分子中所含环的数目，可分为单杂环和稠杂环两大类；根据环中碳原子和杂原子的数目，单杂环又分为五元杂环和六元杂环；根据杂原子的种类和数目，可分为 1 个、2 个或 2 个以上杂原子的杂环化合物。此外，可分为苯环与杂环稠合的苯稠杂环和杂环与杂环稠合的稠杂环化合物。表 11-1 列举一些常见杂环化合物的母环和分类。

表 11-1　一些常见杂环化合物的母环和分类

类别		含 1 个杂原子			含 2 个杂原子		
单杂环	五元杂环	呋喃 furan	噻吩 thiophene	吡咯 pyrrole	吡唑 pyrazole	咪唑 imidazole	噻唑 thiazole
	六元杂环	吡啶 pyridine	α-吡喃 α-pyran	γ-吡喃 γ-pyran	哒嗪 pyridazine	嘧啶 pyrimidine	吡嗪 pyrazine
稠杂环	五元稠杂环	苯并呋喃 benzofuran		吲哚 indole	苯并噻唑 benzothiazole		苯并咪唑 benzoimidazole
	六元稠杂环	喹啉 quinoline		异喹啉 isoquinoline	9H-嘌呤 9H-purine		酚噻嗪 phenothiazine

二、杂环化合物的命名

1. 杂环母环的命名

杂环化合物的命名比较复杂，目前国际上普遍按照 1979 年规定的 IUPAC 命名原则，保留了 45 种基本杂环的特定名称。而我国习惯采用"音译法"进行命名，即根据杂环化合物英文名称的读音译成同音汉字，并加上"口"字旁作为杂环母环的音译名称。此外，也可将杂环母环中的杂原子用碳原子代替，得到杂环化合物的碳环母核，据此命名为"某"杂"某"。例如：

碳环母环茂　　　呋喃(furan)　　噻吩(thiophene)　　茚　　　吲哚(indole)
　　　　　　　　（氧杂茂）　　　（硫杂茂）　　　　　　　　（氮杂茚）

当杂环化合物上有取代基时，需先将杂环母环进行编号，以标明取代基的位次，其编号原则如下。

（1）含 1 个杂原子的杂环　从杂原子开始用阿拉伯数字或以杂原子相邻的碳原子为 α-

碳，依次用希腊字母 α、β、γ 等编号。例如：

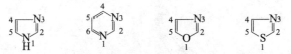

（2）含 2 个杂原子的杂环　相同杂原子时，应从其中连有氢的杂原子开始编号，尽可能使杂原子的编号为最小；不同杂原子时，在杂原子编号最小的前提下，按照 O、S、NH、N 的先后顺序进行编号。例如：

（3）特例编号　有些稠杂环母环采用特定的编号规则。例如：

2. 取代杂环化合物的命名

当连有—NH_2、—OH、—R、—X、—NO_2 等取代基时，以杂环化合物为母体，将取代基的位次、数目及名称写在杂环母环的名称之前。例如：

![结构式]

2-溴吡咯(α-嗅吡咯)　　4-甲氧基嘧啶　　5-甲基-8-羟基喹啉　　6-氨基嘌呤

有时也将杂环作为取代基，以侧链官能团—SO_3H、—COOH、—$CONH_2$、—COOR 相应的母体来命名。例如：

![结构式]

5-硝基-2-呋喃甲醛　　4-吡啶甲酰胺(γ-吡啶甲酰胺)　　3-吲哚乙酸(β-吲哚乙酸)

此外，为了区别某些杂环化合物的几种互变异构体，需标明环上一个或多个氢原子所在的位置，常在名称前面加上标示的阿拉伯数字和 H（符号）。例如：

9H-嘌呤　　　　7H-嘌呤

三、常见的五元杂环化合物

(一) 含 1 个杂原子的五元杂环化合物

含 1 个杂原子的五元杂环化合物主要有吡咯、呋喃和噻吩。它们的结构式如下：

![结构式]

吡咯　　　呋喃　　　噻吩

1. 吡咯、呋喃和噻吩的结构

吡咯、呋喃和噻吩是最常见的五元杂环化合物，近代物理分析实验结果表明，成环的 4 个碳原子及 1 个杂原子都在一个平面上，且均以 sp^2 杂化形成碳碳（或氮、氧和硫）σ 键，并构成平面五元环；每个原子的未杂化 p 轨道也都垂直于 σ 键所在的平面，其中每个碳原子的 p 轨道中各有 1 个电子，而杂原子的 p 轨道中有 1 对孤对电子，由于这些未杂化 p 轨道相邻之间互相平行，可从"肩并肩"侧面重叠，形成 6π 电子的环状闭合共轭体系（图 11-1），符合休克尔规则，因此，吡咯、呋喃和噻吩是类似苯环结构，具有芳香性的化合物。

图 11-1 吡咯、呋喃和噻吩的结构

由于五元杂环中杂原子的 1 对孤对电子参与了环系的闭合共轭，表现出 $+C$ 效应，且 $+C>-I$，因此五元杂环中碳原子上的电子云密度增大，比苯容易发生亲电取代反应，故这类杂环常被称为多 π 电子的芳杂环。另一方面，五元杂环中杂原子的电负性大于碳原子，产生的 $-I$ 效应使键长不均等，电子云也不均匀分布，α-位的电子云密度较 β 位高，亲电取代反应主要发生在 α-位。

2. 吡咯、呋喃和噻吩的性质

吡咯、呋喃和噻吩存在于煤焦油和骨焦油中，为无色略带特殊气味的液体，吡咯、噻吩和呋喃的沸点分别为 131℃、84℃ 和 31℃，前者比后两者的沸点都要高，主要是由于吡咯分子间存在较强氢键的缘故。它们易溶于乙醇、乙醚等有机溶剂，在水中溶解度都不大，溶解 1 份吡咯、呋喃和噻吩，分别需 17 份、35 份和 700 份的水，当噻吩、呋喃的杂环上连有羟基时，能与水分子形成氢键，导致其在水中的溶解性相应增大。例如：

噻吩　　2-羟基噻吩　　呋喃　　4-甲基-2-羟基呋喃
(1:700)　　(1:16)　　(1:35)　　(1:20)

（1）亲电取代反应　吡咯、呋喃和噻吩都属于多 π 电子芳杂环，它们容易发生亲电取代反应，而且反应主要发生 α-位，其反应活性顺序为：

① 卤代反应　在低温（0℃）及极稀浓度的试剂条件下，卤代反应得到一卤代物，否则常得到四卤代物。例如：

2,3,4,5-四碘吡咯

$$\underset{O}{\bigcirc} + Br_2 \xrightarrow[0^\circ C]{\underset{O\ \ O}{\overset{O}{\bigcirc}}} \underset{O}{\bigcirc}\!-\!Br + HBr$$

α-溴呋喃

$$\underset{S}{\bigcirc} + Br_2 \xrightarrow[0^\circ C]{CH_3COOH} \underset{S}{\bigcirc}\!-\!Br + HBr$$

α-溴噻吩

② 硝化或磺化反应　由于五元杂环对酸或氧化剂很敏感，特别是吡咯和呋喃，遇强酸时，杂原子易被质子化使芳杂环受到破坏，甚至开环发生聚合反应或氧化反应。所以它们不宜在强酸环境中进行硝化或磺化反应，硝化反应时常选用温和的非质子性试剂——硝酸乙酰酯（CH_3COONO_2）作为硝化剂，硝化反应在低温下进行；磺化反应则需加热，并以吡啶三氧化硫作为磺化剂，由于噻吩对强酸和氧化性较稳定，在室温时可直接与硫酸进行磺化反应，生成可溶于水的 α-噻吩磺酸，此反应常用于分离、提纯噻吩和苯。例如：

$$\underset{\underset{H}{N}}{\bigcirc} + CH_3COONO_2 \xrightarrow[5^\circ C]{(CH_3CO)_2O} \underset{\underset{H}{N}}{\bigcirc}\!-\!NO_2 + CH_3COOH$$

α-硝基吡咯

$$\underset{O}{\bigcirc} + CH_3COONO_2 \xrightarrow[-5\sim30^\circ C]{(CH_3CO)_2O} \underset{O}{\bigcirc}\!-\!NO_2 + CH_3COOH$$

α-硝基呋喃

$$\underset{\underset{H}{N}}{\bigcirc} \xrightarrow[100^\circ C]{\underset{}{\overset{N^+SO_3^-}{\bigcirc}}} \underset{\underset{H}{N}}{\bigcirc}\!-\!SO_3H$$

α-吡咯磺酸

$$\underset{S}{\bigcirc} \xrightarrow[室温]{浓 H_2SO_4} \underset{S}{\bigcirc}\!-\!SO_3H$$

α-噻吩磺酸

课堂互动

从煤焦油得到的粗苯中常混有少量的噻吩，请设计一个除去粗苯中噻吩的实验方案。

③ 傅-克酰基化　吡咯、呋喃和噻吩都可以发生傅-克酰基化反应，在 BF_3 或 $AlCl_3$ 催化下，它们与酸酐或酰氯发生傅-克酰基化反应，同样地选择性进行反应，生成 α-乙酰基取代物。例如：

$$\underset{O}{\bigcirc} + (CH_3CO)_2O \xrightarrow{BF_3} \underset{O}{\bigcirc}\!-\!COCH_3 + CH_3COOH$$

α-乙酰呋喃

（2）酸碱性　吡咯环氮原子的孤对电子参与环系共轭，使其电子云密度降低，结合质子能力减弱表现为极弱的碱性（$pK_b=13.6$）；同时使得氮氢键容易断裂，吡咯显示出一定的弱酸性（$pK_a=17.5$）。因此，吡咯具有弱碱性和弱酸性，如吡咯在无水条件下能与强碱如固体氢氧化钾共热成盐，此盐很不稳定，遇水易分解。

$$\text{吡咯} + KOH \xrightarrow{\triangle} \text{吡咯钾盐} + H_2O$$

（3）还原反应　吡咯、呋喃和噻吩均可催化加氢，得到饱和的脂肪杂环化合物。例如：

四氢吡咯

四氢呋喃

由于还原反应破坏了五元杂环原有的共轭体系，故无芳香性，还原产物表现出相应化合物的性质。例如，吡咯还原得到四氢吡咯（$pK_b=3.0$），它的性质相当于脂肪族环状仲胺，碱性比吡咯强 10^{11} 倍；呋喃氢化后的产物为四氢呋喃（THF），它是一种优良的溶剂，性质相当于脂肪族环状醚。

此外，用浓盐酸浸润过的松木片，遇吡咯、呋喃的蒸气分别显红色和绿色，称为松木片反应，利用此反应可鉴别吡咯和呋喃。

知识链接

常见的吡咯和呋喃的重要衍生物

吡咯的衍生物广泛存在于自然界中或用人工方法合成，如卟吩、血红素、叶绿素和维生素 B_{12} 等。它们有相同的基本骨架卟吩环，卟吩环是由 4 个吡咯环的 α-碳原子通过 4 个次甲基（—CH＝）交替连接而成的共轭体系。血红素、叶绿素分别是含卟吩环的 Fe^{2+}、Mg^{2+} 配合物。

卟吩环　　血红素　　维生素B_{12}

血红素与蛋白质结合为血红蛋白而存在于红细胞中，它在高等动物体内起着输送氧气和二氧化碳的作用。维生素 B_{12} 又称氰钴胺，存在于动物肝脏中，含量很少，纯品为暗红色针状结晶，是治疗恶性贫血、神经系统疾病的药物。维生素 B_{12} 是由美国科学家伍德沃德（R. B. Woodward）等领导的合作研究小组首次合成的具有里程碑意义的复杂结构化合物，因而 1965 年伍德沃德获得诺贝尔化学奖。

α-呋喃甲醛俗称糠醛，是呋喃的重要衍生物，用稀盐酸或硫酸处理米糠、玉米芯、高粱秆或花生壳等农副产品中所含的多糖可制得大量的糠醛。糠醛与苯甲醛的性质相似，能与托伦试剂发生银镜反应，康尼查罗反应；在乙酸条件下，与苯胺作用生成深红色的希夫碱。在制药工业上，糠醛是合成酚醛树脂、药物等的重要原料，可用于制备呋喃类药物，如治疗细菌所致的尿路感染的呋喃妥因，强效利尿作用的呋塞米（速尿）等。

α-呋喃甲醛(糠醛)　　　　呋喃妥因　　　　　　呋塞米(速尿)

（二）含 2 个杂原子的五元杂环化合物

含 2 个杂原子的五元杂环化合物，当其中有 1 个氮原子时，常统称为唑类。比较重要的唑类化合物有吡唑、咪唑、噻唑和噁唑等，这里主要讨论吡唑和咪唑，它们的结构式如下：

吡唑　　　　　　咪唑　　　　　　噻唑　　　　　　噁唑

1. 吡唑和咪唑的结构

吡唑和咪唑与吡咯的结构很相似，杂环上碳原子和氮原子均以 sp^2 杂化形成 σ 键，每个原子未杂化的 p 轨道中垂直于 σ 键所构成的平面五元环，且同时相互平行相邻间重叠形成 6 个 π 电子的环状闭合的共轭体系，符合休克尔规则，因此也具有芳香性，吡唑和咪唑的结构如图 11-2 所示。

图 11-2　吡唑和咪唑的结构

2. 吡唑和咪唑的性质

从上述结构发现，与吡咯不同，吡唑和咪唑环内其中 1 个氮原子的未参与杂化 p 轨道中的 1 对孤对电子不参与形成共轭体系，由于氮的电负性比碳大，因此这类杂环化合物分子中氮产生的电子效应（诱导效应和共轭效应）均为吸电子性，使得氮原子的电子云密度明显增高，故吡唑和咪唑易与水分子形成氢键，且氢键作用力比吡咯强，它们都能溶于水，且在水中的溶解度比吡咯大。此外，吡唑、咪唑还能形成分子间氢键，因此都具有相对较高的沸点。

吡唑和咪唑都属于多π电子芳杂环体系，吡唑和咪唑等唑类化合物都与吡咯相似，可以发生亲电取代反应，电子效应导致吡唑和咪唑碳原子上的电子云降低，故反应活性与吡咯、呋喃和噻吩比较都要弱。但碱性却比吡咯强，能与强酸反应生成盐，由于结构上的差异，吡唑分子中的2个相邻氮原子的吸电子诱导效应比咪唑更显著，因此咪唑（$pK_b=6.9$）的碱性比吡唑（$pK_b=11.5$）强。吡唑和咪唑都有互变异构现象，例如，咪唑的甲基衍生物，氮上的氢原子可以有2种互变异构体，同时存在于平衡体系中。

　　　4-甲基咪唑　　　　　　　　　5-甲基咪唑

知识链接

重要的唑类衍生物

重要的吡唑衍生物如3,5-吡唑烷二酮类药物保泰松，具有解热和抗炎作用，它的结构可看成3,5-吡唑烷二酮1,2,4-位的烃基的取代产物。

3,5-吡唑烷二酮　　　　　　　保泰松

咪唑的衍生物中，较为重要的是组氨酸，它是许多酶和功能蛋白质的重要组成部分，其中咪唑环是酶和蛋白质的活动中心，在细菌作用下，脱羧可生成组胺。组胺广泛存在于动物的组织和血液中，具有降低血压的作用，临床利用组胺的磷酸盐刺激胃酸分泌，诊断真性胃酸缺乏症。

组氨酸　　　　　　　　　　　组胺

此外，对滴虫、阿米巴原虫等感染有效的甲硝羟乙唑（又称灭滴灵）；用于治疗十二指肠、反流性食道炎的药物甲氰咪胍，也是含咪唑环的重要衍生物。

甲硝羟乙唑(灭滴灵)　　　　　　　西咪替丁(甲氰咪胍)

噻唑的衍生物中，最重要的是抗生素青霉素类药物，此类药物已有几代产品，它们的基本结构为：

青霉素

青霉素 G（苄青霉素，R 为苄基）是第一个用于临床的天然抗生素，可从青霉菌的培养液分离得到，其抗菌效果最好。青霉素高效、低毒、价廉，有副作用，近年来已研制出多种半合成青霉素，它们克服了天然青霉素的许多缺点，已广泛用于临床。例如，在苄青霉素侧链 α-位引入氨基，得到氨苄西林（Ampicillin），在苯环上的对位引入羟基，合成了它的衍生物阿莫西林（Amoxicillin），为白色或类白色结晶性粉末，味微苦，微溶于水。青霉素类药物分子中含—COOH，常制成钠盐或钾盐以增加其水溶性，可供注射用。对革兰阳性和阴性菌等具有广谱抗菌作用。

四、常见的六元杂环化合物

（一）含 1 个杂原子的六元杂环化合物

常见的六元杂环化合物是指吡啶和吡喃两大类，其中最重要的是吡啶。

吡啶　　　吡喃

1. 吡啶的结构

吡啶可以看作是苯分子中的一个碳原子被氮原子取代的化合物，与苯的结构相似，吡啶分子中每个原子都是 sp^2 杂化，sp^2 杂化轨道相互间"头碰头"重叠形成 σ 键，并构成平面六元环结构；杂环上每个原子的 1 个未参与杂化 p 轨道垂直于 σ 键所在的平面，而且相邻间平行重叠形成闭合的 6π 电子共轭体系，其共用电子数为 6，符合休克尔规则，故具有芳香性，吡啶的结构如图 11-3 所示。

从吡啶的分子结构可以看出，氮原子的 1 对孤对电子不参与形成共轭体系，同时由于氮的电负性比碳大，吸电子的诱导效应和共轭效应，使杂环上碳原子的电子云密度降低，因此吡啶比苯难进行亲电取代反应，习惯上吡啶被称为缺 π 电子的芳杂环，β-位的电子云密度比 α-位、γ-位降低得小，故吡啶的亲电取代反应主要发生在 β-位。

2. 吡啶的性质

吡啶存在于煤焦油和骨焦油中，它是一种无色而有特殊臭味的液　图 11-3　吡啶的结构
体，沸点 115.5℃。由于吡啶分子中氮的电子密度较高，所以吡啶与水可形成氢键，吡啶属于极性分子，故吡啶能与水、乙醇、乙醚等混溶。吡啶是一种良好的溶剂，可溶解大多数极性和非极性的有机化合物，甚至可以溶解某些无机盐。

课堂互动

吡啶能与水混溶，但当吡啶环上有氨基或羟基时，溶解度反而减小，如 3-羟基吡啶（1∶30）、2,4-二羟基吡啶（1∶106）、2,6-二氨基吡啶（1∶10），你能解释其中原因吗？

（1）亲电取代反应　由于吡啶属于缺 π 电子的芳杂环，比苯难于进行亲电取代反应，反应主要得到 β-取代物，但反应速率慢，产率相对较低。同时，因为吡啶对酸、对氧化剂比苯和五元杂环都要稳定，所以以苯的硝化或磺化反应相似，可以直接用硝酸、硫酸分别作为硝化剂或磺化剂。例如：

$$\text{吡啶} \begin{cases} \xrightarrow[\text{300℃}]{Br_2} \text{（β-溴吡啶）} \quad 39\% \\ \xrightarrow[\text{KNO}_3, 300℃]{HNO_3, H_2SO_4} \text{（β-硝基吡啶）} \quad 20\% \\ \xrightarrow[\text{250℃}]{\text{发烟}H_2SO_4} \text{（β-吡啶磺酸）} \quad 70\% \end{cases}$$

（2）**碱性**　吡啶环中氮的吸电子的诱导效应和共轭效应，使氮原子电子云密度增高，更容易接受质子而显碱性（$pK_b=8.8$），其碱性比苯胺（$pK_b=9.37$）略强，但比脂肪族胺如甲胺（$pK_b=3.38$）弱得多。与苯胺性质相似，能与强酸反应生成盐。例如：

$$\text{吡啶} + HCl \longrightarrow \text{盐酸吡啶}$$

（3）**氧化反应**　吡啶环属于缺 π 电子共轭体系，因此吡啶环对氧化剂比较稳定，尤其在酸性条件下，吡啶更加稳定，很难被氧化。但当环上有烃基时，烃基吡啶容易被氧化成吡啶羧酸。例如：

$$\xrightarrow[\triangle]{KMnO_4} \quad \text{β-吡啶甲酸}$$

$$\xrightarrow[\triangle]{KMnO_4} \quad \text{γ-吡啶甲酸}$$

（4）**还原反应**　吡啶比苯更容易被还原，在催化剂作用下，生成六氢吡啶（又称哌啶）。例如：

$$\xrightarrow[\text{或}H_2/Pt]{Na, C_2H_5OH} \quad \text{六氢吡啶}$$

课堂互动

六氢吡啶（哌啶）的碱性（$pK_b=2.7$）比吡啶增强了 10^6 倍，请你分析原因？

知识链接

重要的吡啶衍生物

常见的吡啶衍生物是烟酸及其衍生物。β-吡啶甲酸俗称烟酸，可由烟碱氧化而得名，烟酸能促进细胞的新陈代谢，并有血管扩张作用。烟酰胺的作用与烟酸类似，作为辅酶Ⅰ的组成成分，参与机体内的氧化还原反应。β-吡啶甲酸（烟酸）和 β-吡啶甲酰胺（烟酰胺）统称为维生素PP，存在于肝、肾、肉类、米糠和酵母等中，属于B族维生素类，是人体不可缺少的维生素，缺乏它可导致癞皮病。γ-吡啶甲酸是烟酸的同分异构体，称为异烟酸，异烟酸与水合肼生成的异烟酰肼（简称异烟肼）商品名叫雷米封，对肺结核杆菌有强大抑制和杀灭作用，是治疗肺结核首选药物，常与链霉素等药物联用，增加疗效。

烟酸(β-吡啶甲酸)　　　烟酰胺(β-吡啶甲酰胺)　　　异烟肼(雷米封)

　　硝基地平又名心痛定，用于治疗高血压、心肌梗死和心律失常等，也是含吡啶环的药物。哌啶是吡啶的氢化产物，含哌啶环的药物如镇痛药物盐酸哌替啶（度冷丁），用于治疗急、慢性精神分裂症药物氟哌啶醇，适用于过敏性鼻炎、结膜炎和慢性荨麻疹药物阿司咪唑（息斯敏）等。

硝基地平(心痛定)　　　　　　盐酸哌替啶(度冷丁)

（二）含 2 个氮原子的六元杂环化合物

　　含 2 个氮原子的六元杂环化合物总称为二氮嗪，二氮嗪有 3 种异构体：哒嗪、嘧啶和吡嗪，其中以嘧啶最为重要。

哒嗪　　　　嘧啶　　　　吡嗪

　　嘧啶为无色晶体，熔点 22℃，易溶于水。嘧啶的结构与吡啶相似，具有芳香性。嘧啶与吡啶的性质也相似，能发生亲电取代反应，但比吡啶困难，嘧啶显碱性，能与强酸反应生成盐。

知识连接

具有特殊生理活性的嘧啶衍生物

　　嘧啶在自然界中不能单独存在，但嘧啶的衍生物广泛存在于自然界，核酸分子中的嘧啶碱基（胞嘧啶、尿嘧啶和胸腺嘧啶），具有重要的生理活性。

胞嘧啶　　　　　　尿嘧啶　　　　　　胸腺嘧啶

　　许多药物也含嘧啶环结构，例如，用作安眠药的巴比妥酸类衍生物——苯巴比妥；具有抗菌作用的磺胺嘧啶；以及临床上已广泛应用的抗恶性肿瘤药物氟尿嘧啶类衍生物——脱氧氟尿嘧啶核苷。

苯巴比妥(镇静催眠药)　　　　脱氧氟尿嘧啶核苷(抗肿瘤药物)

五、稠杂环化合物

（一）苯稠杂环化合物

常见的苯稠杂环化合物是由苯环和五元杂环或六元杂环稠合而成。例如，吲哚、喹啉和异喹啉等。

1. 吲哚（苯并吡咯）

吲哚

吲哚存在于煤焦油中，纯品为无色片状结晶，熔点 25℃，不溶于水，可溶于热水、乙醇及乙醚中。蛋白质腐败时能产生吲哚和 3-甲基吲哚（粪臭素）共存于粪便中，有极臭的气味，但纯吲哚在浓度极稀时，具有花的香味，可用作香料。

吲哚结构可看成苯环并吡咯环，与吡咯的性质相似，如吲哚具有弱酸性和弱碱性，其碱性比吡咯稍弱些。也能发生亲电取代反应，反应活性比苯高，取代基主要进入 β-位。与吡咯的松木片反应一样，吲哚遇盐酸浸过的松木片也显红色。

2. 喹啉和异喹啉

喹啉和异喹啉都是由 1 个苯环和 1 个吡啶环稠合而成的化合物。

喹啉　　　　　　异喹啉

喹啉为无色液体，有类似于吡啶的恶臭味，沸点 238℃。异喹啉为低熔点的固体，气味类似于苯甲醛，沸点 243℃。它们都难溶于水，易溶于有机溶剂。喹啉分子中含吡啶结构，其化学性质有相似之处，能发生亲电取代反应，反应比吡啶容易，主要发生在 C-5 位和 C-8 位，喹啉具有碱性（$pK_b = 9.1$），但其碱性不及吡啶强；异喹啉是喹啉的同分异构体，化学性质与喹啉相似。许多重要的生物碱如吗啡、小檗碱等，其分子中都有异喹啉或氢化异喹啉结构。

（二）稠杂环化合物

稠杂环化合物是指由 2 个或 2 个以上杂环稠合而成的化合物，这类化合物主要分嘌呤环系和喋啶环系。这里主要介绍嘌呤环系，嘌呤是由嘧啶环与咪唑环稠合而成，嘌呤分子中有 2 种互变异构体。

9H-嘌呤　　　　　　7H-嘌呤

嘌呤为无色针状晶体，熔点为 216～217℃，易溶于水，难溶于有机溶剂，嘌呤具有一定的碱性，其碱性（$pK_b = 11.7$）比嘧啶强，其酸性（$pK_a = 8.9$）比咪唑稍强。

知识链接

重要的吲哚、喹啉和异喹啉的衍生物

吲哚的衍生物广泛存在于自然界中，许多具有重要的生理作用和药理活性，含吲哚环系衍生物如植物生长素 β-吲哚乙酸，人体大脑思维活动物质 5-羟基色胺，消炎镇痛药物吲哚美辛，临床上用于治疗风湿性及类风湿性关节炎和痛风等。

5-羟基色胺

吲哚美辛(消炎痛)

喹啉和异喹啉一些衍生物也常用作药物。例如，抗菌作用沙星类药物——氟诺沙星，镇痛催眠药——颅痛定。

氟诺沙星(抗菌药)

颅痛定(镇痛催眠药)

嘌呤本身在自然界并不存在，但嘌呤的衍生物却广泛存在于动植物体内，并参与生命活动过程。例如，腺嘌呤、鸟嘌呤是组成细胞核中核酸的组成成分，尿酸是核蛋白的代谢产物，存在于哺乳动物的尿和血液中。

腺嘌呤(6-氨基嘌呤)　鸟嘌呤(2-氨基-6-羟基嘌呤)　尿酸(2,6,8-三羟基嘌呤)

六、生物碱

生物碱是指存在于生物体内，具有碱性的含氮有机化合物，如吗啡、喜树碱和麻黄碱等，这类化合物具有显著的生物活性或生理活性。生物碱来源于双子叶植物，又称为植物碱。一种植物中往往含多种结构相近的一系列生物碱，如金鸡纳树含有二十多种生物碱，一种生物碱还可以存在于不同科属的植物内。生物碱的种类很多，到目前为止，已知结构的生物碱已达 2000 多种，绝大多数是含氮杂环系，如氢化吡咯、氢化吡啶、氢化喹啉或异喹啉等。有些生物碱是中药的有效成分，目前已有近百种生物碱被用作临床药物，如麻黄中的麻黄碱用于平喘，黄连中的小檗碱具有消炎作用等。

（一）生物碱的分类和命名

生物碱种类繁多，按其基本结构，生物碱主要分为有机胺类如麻黄碱、酪氨酸，吡咯烷类如烟碱（尼古丁）、鸟氨酸，异喹啉类如小檗碱、吗啡，嘌呤类如咖啡碱、茶碱及其他如雷公藤碱等。生物碱结构复杂，常根据其来源或性质的俗名冠名，如麻黄碱、烟碱、可可碱、茶碱、长春花碱和喜树碱等。此外，也可采用国际通用名称的译音进行命名，如烟碱又称为尼古丁（nicotine）等。

（二）生物碱的一般性质

生物碱多数为无色或白色固体，少数为液体，大多具有苦味或辛辣味。无挥发性（麻黄碱除外），多数可随水蒸气蒸馏（咖啡碱除外），不溶于水，能溶于乙醇、乙醚、丙酮、氯仿、苯等有机溶剂。生物碱具有碱性，可溶于稀酸生成盐类。大多数生物碱具有旋光性，且生物碱的生理活性与其旋光性密切相关，通常左旋体的生理活性比右旋体强，如（－)-莨菪碱的散瞳作用比（＋)-莨菪碱大100倍，去甲乌药碱仅左旋体具有强心作用。

生物碱多为含氮的有机化合物，因此生物碱一般具有碱性，自然界中生物碱常与盐酸、磷酸、草酸、乳酸、柠檬酸等结合，以盐的形式存在于植物体内。生物碱能与酸作用生成可溶性盐，临床上利用此性质将生物碱类药物制成易溶于水的盐类，如盐酸吗啡、硫酸阿托品、磷酸可待因等。一般地，可用强酸（如盐酸）溶解或有机溶剂（如医用乙醇）萃取生物碱，再用强碱（如氢氧化钠）析出，即水提法（酸溶碱沉）或醇提法提取生物碱。因此利用游离生物碱与其盐的溶解性不同，可提取和精制生物碱。

 知识链接

重要的生物碱

烟碱（又称尼古丁）和新烟碱来源于烟草，属于吡啶环系生物碱。烟碱为微黄色油状液体，能溶于水和乙醇、乙醚等有机溶剂，有旋光性，天然存在的烟碱为左旋体。烟碱有剧毒，少量有兴奋中枢神经、增高血压等作用，大量则会抑制中枢神经，出现恶心、头痛、呕吐，使心脏停搏以致死亡。烟碱不能作药用，农业上用作杀虫剂。

黄连素属于异喹啉环系生物碱。黄连素又称小檗碱，存在于黄连、黄柏中，游离的小檗碱主要以季铵碱的形式存在，植物中常以盐酸盐的形式存在，小檗碱为黄色结晶，味极苦，能溶于热水和热乙醇，几乎不溶于乙醚。小檗碱具有显著的抗菌作用，临床上常用其盐酸盐治疗肠炎和细菌性痢疾等疾病。

黄连素的结构式如下：

黄连素(小檗碱)

可可碱和咖啡碱属于嘌呤环系生物碱，存在于茶叶和可可豆中，少剂量的咖啡碱可刺激神经兴奋，临床上用于治疗神经衰弱和昏迷复苏，但大剂量或长期使用也会对人体造成损害，特别是它具有成瘾性，目前也可人工合成。可可碱和咖啡碱的结构如下：

可可碱　　　　咖啡碱

本章小结

目标检测

一、选择题

（一）单项选择题

1. 下列化合物中，水溶性最大的是（　　）。

A. 噻吩　　　　　B. 2-羟基噻吩　　　　　C. 呋喃　　　　　D. 4-甲基-2-羟基呋喃

2. 下列物质中，碱性最强的是（　　）。

A. 吡咯　　　　　B. 吡啶　　　　　C. 六氢吡啶　　　　　D. 苯胺

3. 下列物质中，不属于生物碱的是（　　）。

A. 麻黄碱　　　　　B. 呋喃　　　　　C. 黄连素　　　　　D. 吗啡

4. 下列关于咪唑和吡唑的叙述中，正确的是（　　）。

A. 互为同分异构体　　　　　　　　　　B. 它们的碱性比吡咯小

C. 它们是同一种化合物　　　　　　　　D. 它们的水溶性与吡咯相当

5. 下列化合物，芳香性顺序为（　　）。

A. 呋喃＞噻吩＞吡咯　　　　　　　　　B. 吡咯＞呋喃＞噻吩

C. 噻吩＞吡咯＞呋喃　　　　　　　　　D. 吡咯＞噻吩＞呋喃

6. 呋喃与乙酰硝酸试剂发生反应的主要产物是（　　　）。

A. α-乙酰呋喃　　B. α-硝基呋喃　　C. β-乙酰呋喃　　D. β-硝基呋喃

7. 下列化合物中，不属于五元杂环的是（　　　）。

A. 吡咯　　　　　B. 吡喃　　　　　C. 噻唑　　　　D. 咪唑

8. 吡咯和呋喃发生磺化反应所用的试剂是（　　　）。

A. 浓硫酸　　　　B. 浓硝酸　　　　C. 乙酰硝酸　　D. 吡啶三氧化硫

（二）多项选择题

1. 下列化合物中，属于六元杂环的是（　　　）。

A. 吡喃　　　　　B. 吡啶　　　　　C. 噻吩

D. 嘧啶　　　　　E. 呋喃

2. 下列关于磺胺嘧啶的叙述中，正确的是（　　　）。

A. 属于磺胺类药物　　B. 含杂环结构　　C. 具有抗菌消炎作用

D. 含酰胺结构　　　　E. 属于生物碱

3. 下列化合物中，易溶于水的有（　　　）。

A. 吡啶　　　　　B. 噻吩　　　　　C. 咪唑

D. 吡唑　　　　　E. 呋喃

4. 下列化合物的蒸气遇盐酸浸过的松木片，显红色的是（　　　）。

A. 呋喃　　　　　B. 吲哚　　　　　C. 吡咯

D. 吡啶　　　　　E. 噻吩

二、命名或写出下列化合物的结构式

1. 　2. 　3. CH₃——N、S、C₂H₅

4. NH₂——N　5. NO₂——N　6. N——CH₃

7. α-呋喃甲醛　　8. 2-甲氧基噻吩　　9. β-吡啶甲酸乙酯

三、完成下列反应式

1. 　2. 　3.

4. O——CHO $\xrightarrow[\triangle]{[Ag(NH_3)_2]^+}$　5. N——C₆H₅ $\xrightarrow[\triangle]{KMnO_4}$

四、鉴别下列各组化合物

1. 吡咯、呋喃和 α-呋喃甲醛　　2. 吡啶和 β-甲基吡啶

五、排列以下化合物中氮原子的碱性顺序。

①N ②CH₂CH₂NH₂ ③NH

（刘意）

第十二章

CHAPTER 12

对映异构

知识目标

1. 掌握对映体、左旋体、右旋体、外消旋体和内消旋体等概念以及分子结构与手性的关系，对映体的D/L构型和 R/S 构型的标示法。
2. 熟悉对映体的性质差异及对药物活性的影响。
3. 了解费歇尔投影式的书写方法，手性碳原子与旋光异构体的关系。

能力目标

1. 学会判断对映体的D/L构型和 R/S 构型。
2. 能认识手性(左旋体、右旋体)与药物活性的关系。

我们知道，分子式相同，可以有若干个不同结构的化合物，因而它们的性质也不同，这就是有机化合物中普遍存在的同分异构现象，可分为构造异构和和立体异构两大类。构造异构包含碳链异构、位置异构、官能团异构和互变异构，它们的分子式相同，而分子中的原子或原子团相互连接的次序和方式不同，即结构式不同。构象异构和顺反异构则属于立体异构，分子式和结构式都相同，但分子中的原子或原子团在三维空间的排列方式不同；顺反异构是一种构型异构，本章主要讨论另外一种构型异构——对映异构。

有机化学与药学

对映异构又称为光学异构，与物质的光学性质有关。自然界尤其是生物体中，许多物质存在对映异构现象，它们的光学性质不同。例如，组成人体蛋白质的氨基酸中，L-(—)-丙氨酸具有营养作用，D-(＋)-丙氨酸则无任何作用；人体所需的糖类物质，D-(＋)-葡萄糖是机体代谢所需的主要能量物质，常用于补充能量和体液，以及具有利尿、解毒作用，此外，药物的生物活性和药理作用也与对映异构有着密切的关系，据报道，约1/3的药物是手性药物，例如，具有抗坏血作用的 L-(—)-抗坏血酸（维生素 C），能兴奋中枢神经、升高血压和血糖的 (1R,2S)-(—)-麻黄碱，强抗菌活性的 S-(—)-氧氟沙星等具有显著的药理作用，另一种对映体则几无活性或者完全相反。

D-(+)-丙氨酸(无任何作用)　　　　　　L-(−)-丙氨酸(营养药)

对映体

R-(+)-氧氟沙星(无抗菌作用)　　　　　S-(−)-氧氟沙星(抗菌药)

一、旋光性物质的基本概念

1808 年马露（E. Malus）首次发现偏振光，随后拜奥特（I. B. Biot）发现了有些石英晶体能使偏振光向右旋，有些却向左旋，而当这些有旋光性方向的石英晶体熔融后，晶体结构被破坏，其旋光性即消失，后来进一步发现某些有机化合物无论是液态或溶液，都具有旋光性。1848 年，巴斯德（L. Pasteur）在研究酒石酸钠铵的晶体时，发现它有两种不同的晶体，两种晶体互呈实物和镜像的关系，不能重合，巴斯德将两种晶体分别溶于水，测定它们的旋光度，发现一种是右旋体，一种是左旋体。经过深入的研究，他提出两种晶体的分子结构为不对称的对映异构现象，这种现象是由于原子或原子团在空间的不同排列所引起的，这些观点为对映异构现象的研究奠定了理论基础。

1. 偏振光和物质的旋光性

光是一种电磁波，它是振动前进的，其振动方向与它的前进方向垂直，通常我们看到的自然光或单色光可以在前进方向的各个不同的平面上振动，见图 12-1(a)。如果让一束自然光通过一个用石英晶体特制而成的尼可尔（Nicol）棱镜时，由于这种棱镜只允许与其晶轴平行的平面上振动的光线才可以透过棱镜，则透过棱镜后的光只在一个平面内振动，这种光称为平面偏振光，简称偏振光，偏振光振动的平面称为偏振面，见图 12-1(b)、图 12-1(c)。

(a) 自然光在不同平面内的振动　　　(b) Nicol棱镜　　　(c) 偏振光在一个平面内的振动

图 12-1　自然光和偏振光的平面振动示意图

若将偏振光通过一些液体或溶液物质，有些物质如蒸馏水、乙醇和丙酸等，对偏振光的偏振面不发生任何改变，这些物质称为无旋光性物质；但有些物质如乳酸、苹果酸和葡萄糖等，能使偏振光的偏振面旋转一定的角度，这种能使偏振光的偏振面发生改变的性质称为物质的旋光性或光学活性，具有旋光性的物质称为旋光性物质或光学活性物质。

2. 旋光仪和旋光度

凡是能使偏振光的偏振面按顺时针方向旋转的旋光性物质称为右旋体，用符号（＋）或 *d* 表示；反之，能使偏振光的偏振面按逆时针方向旋转的旋光性物质称为左旋体，用符号

（一）或 l 表示。例如，由肌肉运动产生的乳酸为右旋乳酸，表示为（＋）-乳酸，而从乳糖发酵得到的乳酸为左旋乳酸，表示为（－）-乳酸。旋光性物质使偏振光的偏振面旋转的角度称为旋光度，用 α 表示，它有大小与方向。用于测定旋光性物质旋光度的仪器称为旋光仪，结构如图 12-2 所示，它由光源、尼可尔棱镜、旋光管（或盛液管）和刻度盘等组成，其中尼可尔棱镜主要有 2 个，第一个棱镜为固定的，自然光或单色光透过后产生偏振光，称为起偏镜，第二个棱镜与刻度盘连在一起，可以转动的，称为检偏镜。测定旋光度时，当旋光管盛放的样品为无旋光性物质，则偏振光通过盛液管后偏振面不被旋转，直接通过检偏镜，视场光亮度不会改变；当旋光管盛放的样品为旋光性物质时，能使偏振光的偏振面向左或向右旋转一定的角度，此时视场变暗，检偏镜需要旋转至相应的角度，我们眼睛的视线才能看到光亮的视场，从旋光仪刻度盘上可以读出检偏镜旋转的角度，因此，检偏镜能用来测定旋光度的大小与方向。

图 12-2 旋光仪结构示意图

3. 旋光性物质和比旋光度

每种旋光性物质，在一定条件下，都有一定的旋光度，其大小除了与物质的结构有关外，还因测定时所用溶液的浓度、旋光管的长度、光源的波长，测定时的温度，以及所用的溶剂等条件的影响而改变。为了能比较旋光性物质的旋光性能，使旋光度成为其特征物理常数，特定义为：在一定的温度和波长时，被测物质的浓度为 $1g \cdot mL^{-1}$，盛放在长度为 $1dm$ 的旋光管中，所测得的旋光度称为该物质的比旋光度，通常用 $[\alpha]_\lambda^t$ 表示，与物质的熔点、沸点等物理常数一样，比旋光度可从有关手册查得。比旋光度与旋光度之间的关系可用下式表示：

$$[\alpha]_\lambda^t = \frac{\alpha}{cl}$$

式中，α 为实验所测得旋光度的数值；c 为被测溶液的浓度，$g \cdot mL^{-1}$，液体化合物可用密度表示，l 为盛液管长度，dm；t 为测定时的温度，℃；λ 为光源的波长，常用钠光源（D 线），波长为 589nm；$[\alpha]_\lambda^t$ 为比旋光度，它是旋光性物质的特性，不同的物质常数也不同。例如，D-（＋）-葡萄糖 $[\alpha]_D^{20} = +52.5°$（水溶液）；L-（＋）-乳酸（肌乳酸）$[\alpha]_D^{20} = +3.8°$（水溶液）；D-苏式-（－）-氯霉素 $[\alpha]_D^{20} = -25.5°$（乙酸乙酯）。通过旋光度的测定，可以计算物质的比旋光度；根据比旋光度，也可计算被测物质溶液的浓度及纯度。例如，旋光仪测得葡萄糖溶液的旋光度为 ＋5.25°，盛液管长度为 200mm，则该葡萄糖溶液浓度为：

$$c = \frac{\alpha}{[\alpha]_\lambda^t l} = \frac{+5.25°}{52.5° \times 2°} = 5\%$$

 课堂互动

请你仔细观察，如果将你的左手放于镜子前面，看到镜子里的影像与你的右手有何关系？想一想，若将左手与右手同方向重合在一起，又如何不同？

4. 手性分子和对映异构体

虽然左手和右手看起来似乎一模一样，若试图将自己的左手放在平面镜子前面，可以发现，左手在镜子里的影像与右手是完全一样的，这种像左、右手，在镜子里外互为实物与镜像的关系，彼此又不能重合的现象称为手性或手征性，如图 12-3 所示。手性是自然界中普遍存在的现象，在人体中，除手外，耳朵、脚等也具有手性。许多植物的攀爬方式也表现出手性，如忍冬是右手性螺旋向上缠绕，而旋花属植物则以左手性螺旋向上缠绕。手性分子就是具有手性的分子，即与其镜像不能重合的分子。例如，乳酸分子中 4 个不同的原子或原子团—OH、—COOH、—CH₃、—H 在空间有两种不同的排列，这种空间排列叫做构型，因此，乳酸是一对不同的光活性异构体，分子具有手性（图 12-4）。互为实物与镜像的关系也称之为对映，一个手性分子必然存在着另一个与其成镜像关系的异构体，我们把这种异构体称为对映异构体，简称对映体。一般地，凡具有手性的分子就有旋光性，一对对映异构体，其中一个是左旋的，另一个是右旋的，所以对映异构体又称为旋光异构体。而与其镜像能够完全重合的分子没有手性，则称为非手性分子，如水、丙酸等，非手性分子没有对映异构体。

图 12-3　物质的手性关系

图 12-4　乳酸分子的立体结构模型

5. 手性碳原子和分子的对称性

由实验得知乳酸、2-溴丁烷和苹果酸等物质都有旋光性，而水、乙醇和丙酸等物质则无旋光性。为什么某些化合物具有旋光性呢？这与化合物的分子结构有关，乳酸分子中的 α-碳原子连有—OH、—COOH、—CH₃ 和—H，这种像乳酸分子中与 4 个不同原子或原子团相连接的碳原子叫做手性碳原子或不对称碳原子，用"＊"标记。例如：

$$\underset{OH}{CH_3\overset{*}{C}HCOOH} \qquad \underset{Br}{CH_3CH_2\overset{*}{C}HCH_3} \qquad \underset{OH}{HOOCCH_2\overset{*}{C}HCOOH}$$

乳酸 2-溴丁烷 苹果酸

　　手性碳原子是分子具有手性的必要元素，但分子的手性，主要看分子结构是否存在对称性因素，一般来说，对称性因素是指对称面、对称中心和对称轴等，如果一个分子具有对称面或对称中心的任何一种对称性因素，那么这种分子就不具有手性，也没有旋光性。假想一个平面能把一个分子切成两部分，而一部分正好是另一部分的镜像，这个平面就是该分子的对称面。例如，在丙酸分子中就有这样一个对称面，通过 C-1、C-2、C-3 的中心，将丙酸分子切割成左、右完全相同对称的两部分，这两部分正好是实物与镜像的关系，这个平面就是丙酸分子的对称面；同样的，通过酒石酸分子 C-2、C-3 中间也存在一个对称面，将酒石酸分子切割成上下相同对称的两部分，因此，丙酸、酒石酸都有对

图 12-5　丙酸和酒石酸分子的对称面

称面，分子的实物与镜像可以重合，它们的分子没有手性，无旋光性（见图 12-5）。而乳酸分子没有对称面的对称性因素，为手性分子，具有旋光性。

　　手性分子使偏振光发生旋转的大致原因为：当光线通过透明物质如尼可尔棱镜时，与物质分子作用而使光速减慢，这时通常引起光的折射。平面偏振光可看作是由两个周期和振幅相同而旋转方向相反的圆偏振光叠加组成，它们都围绕着光前进的方向呈螺旋形向前传播，其中一种呈右螺旋形，另一种呈左螺旋形。当平面偏振光通过一个具有对称性的区域时，两种圆偏振光以同一速度前进，因此，合成光（偏振）仍保持原来偏振光的振动平面，不表现出旋光性。如果遇到不对称区域，即进入手性物质中，由于不同的原子或原子团的极化度的差异，两个圆偏光受到的阻碍就不同，速度减慢的程度也就不一样，这就导致合成光振动平面不能再维持在原来的方向，而产生一定的偏转，从而表现出旋光性。

　课堂互动

　　下列化合物有手性碳原子吗？如果有，请用"＊"标出。

1. $HOCH_2CH(OH)CH_2OH$　　　　2. $CH_3CHBrCHBrCOOH$

3. $HOOCCHBrCHBrCOOH$　　　　4. $CH_3CH_2CH_2CHDCH(CH_3)_2$

5. ⬡—$\underset{OH}{CHCOOH}$　　　　6. ⬡$\underset{CH_3}{\overset{Br}{|}}$

二、含 1 个手性碳原子化合物的对映异构

$$\underset{OH}{HOCH_2\overset{*}{C}HCHO} \qquad \underset{NH_2}{CH_3\overset{*}{C}HCOOH}$$

甘油醛 丙氨酸

（一）对映异构体的表示法——费歇尔投影式

为书写上的方便，通常用费歇尔投影式表示对映异构体，为了描述多原子分子的立体结构，1891 年，费歇尔（E. Fischer）提出了立体结构模型的投影方法，由于同一个模型摆放位置可以有多种，所以费歇尔投影式也可能有多个。费歇尔投影式特做了如下规定：将立体结构模型主链竖起来，以"＋"字为中心，交叉点代表手性碳原子，竖键的 2 个原子或原子团指向后方，并使编号小的位于上端；其余两个与手性碳原子相连的原子或原子团位于横键指向前方，呈所谓的"横前竖后"状，分别进行投影，即可得到投影式。例如，根据这个规定由乳酸的两种立体结构模型（Ⅰ）和（Ⅱ）分别投影到平面上得到乳酸的 2 个对映异构体（旋光异构体或光学异构体）（见图 12-6）。

图 12-6　乳酸分子模型投影示意图

乳酸的 2 个旋光异构体构成一对对映体，其中一个是左旋的，另一个必然是右旋的。乳酸的来源不同，旋光度也不同，从肌肉组织中分离出的乳酸是右旋体，命名为（＋）-乳酸，由左旋乳酸杆菌使葡萄糖发酵而产生的乳酸为左旋体，命名为（－）-乳酸；从酸奶中分离出的乳酸，是由等量的左旋乳酸和右旋乳酸组成的混合物，它们的旋光度大小相等，方向相反，则旋光性相互抵消，不具有旋光性，比旋光度为零；如果（＋）-乳酸和（－）-乳酸等量混合，得到的化合物称为外消旋体，用（±）-乳酸或 *dl*-乳酸表示如下：

因此，含 1 个手性碳原子的化合物如乳酸、甘油醛、苹果酸等有 2 个旋光异构体，1 对对映体，1 个外消旋体。应该指出，费歇尔投影式是用平面投影表示立体结构，投影式不能离开纸面任意翻转。此外，还可以用楔线式、透视式和纽曼式等表示对映异构体，楔线式是用楔形表示原子或原子团伸向纸外，虚线表示伸向纸内，实线则表示在纸平面上。例如：

COOH　　　　　　　　　　COOH

H₃C—C—CH₃ (OH)　　　　　H₃C—C—H (OH)

（－）-乳酸　　　　　　　　（＋）-乳酸

（二）对映异构体的构型标记法

1. D/L 构型标记法

在 1951 年前，人们还不能知道乳酸的左旋体或右旋体的构型究竟是哪个？也就是说无法确定手性分子中的原子或原子团在空间的真实排列情况（分子的绝对构型），为了研究方便，费歇尔等人为地规定了以甘油醛作为标准，来确定旋光性物质的构型：在费歇尔投影式中，手性碳原子上的羟基在投影式右边的（＋）-甘油醛标记为 D 型，表示为 D-(＋)-甘油醛，手性碳原子上的羟基在投影式左边的（－）-甘油醛标记为 L 型，表示为 L-(－)-甘油醛。甘油醛的两种构型标记如下：

$$
\begin{array}{cc}
\text{CHO} & \text{CHO} \\
\text{H}\!\!-\!\!\!\!-\!\!\text{OH} & \text{HO}\!\!-\!\!\!\!-\!\!\text{H} \\
\text{CH}_2\text{OH} & \text{CH}_2\text{OH}
\end{array}
$$

D-(+)-甘油醛   L-(-)-甘油醛

其他手性化合物的构型通过化学转变的方法，与甘油醛联系起来进行对照以确定其构型，因为这种构型是人为规定而并非由实际测出，所以称为相对构型。例如，将 D-(＋)-甘油醛的醛基氧化为羧基，将羟甲基还原为甲基，在上述氧化及还原反应中，与手性碳原子相连的任何 1 个化学键都没有断裂，所以与手性碳原子相连的原子或原子团在空间的排列顺序不会改变，因此这种乳酸应该也属于 D-构型，从实验测得乳酸为左旋体，表示为 D-(－)-乳酸。同理，L-(－)-甘油醛经过氧化、还原，得到乳酸为左旋体，表示为 L-(＋)-乳酸。

$$
\begin{array}{ccccc}
\text{CHO} & & \text{COOH} & & \text{COOH} \\
\text{H}\!\!-\!\!\!\!-\!\!\text{OH} & \xrightarrow{[O]} & \text{H}\!\!-\!\!\!\!-\!\!\text{OH} & \xrightarrow{[H]} & \text{H}\!\!-\!\!\!\!-\!\!\text{OH} \\
\text{CH}_2\text{OH} & & \text{CH}_2\text{OH} & & \text{CH}_3
\end{array}
$$

D-(+)-甘油醛   D-(+)-甘油酸   D-(-)-乳酸

应该注意的是，D/L 构型标记法，是通过手性化合物与标准化合物甘油醛的衍生物关系来确定的；而（＋）和（－）则表示旋光方向，是通过旋光仪实验测得的，两者没有必然的联系。可见，D-构型化合物可以是右旋的，也可以是左旋的，L-构型的化合物也一样。D/L 构型标记法有它的局限性，2 个或 2 个以上的化合物只有氨基酸和糖类仍采用这种标记法，自然界存在的氨基酸除甘氨酸外都有旋光性，具有生物活性大多为 L-构型；而糖类也有旋光性，具有生物活性大多为 D-构型。例如：

$$
\begin{array}{cc}
 & \text{CHO} \\
\text{COOH} & \text{H}\!\!-\!\!\!\!-\!\!\text{H} \\
\text{H}_2\text{N}\!\!-\!\!\!\!-\!\!\text{H} & \text{H}\!\!-\!\!\!\!-\!\!\text{OH} \\
\text{CH}_3 & \text{H}\!\!-\!\!\!\!-\!\!\text{OH} \\
 & \text{CH}_2\text{OH}
\end{array}
$$

L-(-)-丝氨酸   D-(-)-2-脱氧核糖

2. R/S 构型标记法

通过与手性碳原子相连的 4 个原子或原子团在空间的真实排列顺序，来确定对映异构体的构型，因可对任意手性化合物的构型进行标记，无需与标准化合物联系，被称为绝对构型标记法，现已被广泛使用，并成为 IUPIC 命名法中的重要部分。其方法定义为：①根据次序规则确定与手性碳原子相连的 4 个原子或原子团的优先顺序，按 a＞b＞c＞d 排列（"＞"表示优于）；②将最小原子或原子团 d 置于四面体的顶端，a、b、c 在四面体的底部，从四面体的底部向顶端方向看（距离 d 最远处）；③其余的 3 个原子或原子团在同一个平面上来观察，若 a→b→c 呈顺时针方向排列为 R 构型（R 为拉丁文 *Rectus* 的词头，意为向右），相

R-构型(a→b→c顺时针)　　S-构型(a→b→c逆时针)

图 12-7　R/S 构型标记方法

反，则为 S 构型（S 为拉丁文 Sinister，意为向左），如图 12-7 所示。

例如，用 R/S 构型标记法分别标记 D-（＋）-甘油醛和 L-（－）-甘油醛的构型。首先在 D-（＋）-甘油醛分子中，与手性碳原子相连的 4 个原子或原子团的优先顺序为：—OH＞—CHO＞—CH₂OH＞—H，则以氢原子为四面体的顶端，底部—OH、—CHO、—CH₂OH 按顺时针方向排列标记为 R-构型。在 L-（－）-甘油醛分子中，底部—OH、—CHO、—CH₂OH 按逆时针方向

排列标记为 S 构型。

D-(+)-甘油醛　　R-甘油醛　　　視线方向　　視线方向　　L-(-)-甘油醛　　S-甘油醛

用 R/S 标记乳酸的一对对映体，先按次序规则排列与手性碳原子相连的 4 个原子或基团优先顺序为：—OH＞—COOH＞—CH₃＞—H，再借助立体模型或利用楔线式，观察者眼睛离—H 位置最远，—OH、—COOH、—CH₃ 顺时针方向排列为 R-型，相反为 S-型。

R-乳酸　　　　S-乳酸

注意，D/L 或 R/S 是两种表示构型的方法，它们之间以及构型与旋光性之间均不存在任何固定的对应关系。也可以直接在费歇尔投影式上标记手性碳的构型，先按次序规则确定与手性碳原子相连的 4 个原子或原子团的优先顺序：①若最小原子或原子团在横键上，a→b→c 顺时针方向沿弧线旋转为相反，标记为 S-构型，a→b→c 逆时针方向沿弧线旋转为相反，标记为 R-构型；②若最小原子或原子团在竖键上，a→b→c 顺时针方向沿弧线旋转为相同，标记为 R-构型，a→b→c 逆时针方向沿弧线旋转为相同，标记为 S-构型。

课堂互动

用 R/S 标记下列化合物的构型。

1. 略　2. 略　3. 略　4. 略

（三）对映异构体的性质

一对对映体的物理性质，除旋光方向相反外，其他如比旋光度大小、熔点、沸点、溶解度和折射率等物理常数是完全相同的，例如，乳酸的一对对映体，右旋乳酸的比旋光度为＋3.8°，而左旋乳酸的比旋光度为－3.8°，熔点均为53℃，见表12-1。

乳酸的一对对映体具有相同的官能团，因此，它们有许多相同的化学性质，如酸性大小一样，可发生酯化反应、脱水反应等。但一对对映体之间在生物活性、药理作用和毒性等方

面有很大的差别。

表 12-1 乳酸的主要理化参数

物质	$[\alpha]_D^{20}$（水）	熔点/℃	pK_a(25℃)
（+）-乳酸	+3.8°	53	3.79
（−）-乳酸	−3.8°	53	3.79
（±）-乳酸	0	18	3.79

三、含 2 个手性碳原子化合物的对映异构

由于 2 个手性碳原子有相同、不相同两种情况，下面对含 2 个相同手性碳原子化合物的对映异构和含 2 个不同手性碳原子化合物的对映异构，分别加以讨论。

1. 含有 2 个不同手性碳原子化合物的对映异构

$$\overset{*}{HOCH_2CH}\overset{*}{CH}CHO \qquad \qquad CH_3\overset{*}{CH}\overset{*}{CH}COOH$$
$$\underset{\ \ OH\ OH}{} \qquad \qquad \underset{\ \ \ \ Br\ \ Br}{}$$

2,3,4-三羟基丁醛　　　　　　　　2,3-二溴丁酸

例如，2,3,4-三羟基丁醛分子是含有 2 个不同手性碳原子的化合物，其中 C-2 连有—OH、—CHO、—CH(OH)CH_2OH、—H；C-3 连有—OH、—CH(OH)CHO、—CH_2OH、—H，相同的原子或原子团（2 个羟基）在 2 个相邻不同手性碳原子的同侧称为赤型，相反为苏型，根据 D/L 或 R/S 构型标记法，可以进一步确定其构型，2,3,4-三羟基丁醛的 4 个旋光异构体如下：

D-(−)-赤藓糖　　　　　L-(+)-赤藓糖　　　　　D-(−)-苏阿糖　　　　　L-(+)-苏阿糖
(2R,3R)-三羟基丁醛　　(2S,3S)-三羟基丁醛　　(2S,3R)-三羟基丁醛　　(2R,3S)-三羟基丁醛
　（Ⅰ）　　　　　　　　（Ⅱ）　　　　　　　　（Ⅲ）　　　　　　　　（Ⅳ）

其中（Ⅰ）与（Ⅱ）、（Ⅲ）与（Ⅳ）分别呈实物与镜像的关系，构成 2 对对映体；（Ⅰ）与（Ⅱ）、（Ⅲ）与（Ⅳ）分别等量混合，形成（±）-赤藓糖、（±）-苏阿糖 2 个外消旋体；（Ⅰ）与（Ⅲ）或（Ⅳ），（Ⅱ）与（Ⅲ）或（Ⅳ）原子或原子团部分重合，不是实物与镜像的关系，称为非对映体。依此类推，含有 n 个不同手性碳原子化合物有 2^n 个旋光异构体，2^{n-1} 对对映体，2^{n-1} 个外消旋体。

2. 含有 2 个相同手性碳原子化合物的对映异构

$$HOOC\overset{*}{CH}\overset{*}{CH}COOH \qquad \qquad HOOC\overset{*}{CH}\overset{*}{CH}COOH$$
$$\underset{\ \ \ \ OH\ OH}{} \qquad \qquad \underset{\ \ \ \ \ Br\ Br}{}$$

2,3,4-三羟基丁二酸(酒石酸)　　　　　2,3-二溴丁二酸

例如，酒石酸分子是含有 2 个相同手性碳原子的化合物，根据 R/S 构型标记法，可以确定酒石酸的 3 个旋光异构体的构型如下：

(2R,3R)-(+)-酒石酸　　(2S,3S)-(−)-酒石酸　　(2R,3S)-meso-酒石酸　　(2S,3R)-meso-酒石酸
　（Ⅰ）　　　　　　　　（Ⅱ）　　　　　　　　（Ⅲ）　　　　　　　　（Ⅳ）

其中，（Ⅰ）与（Ⅱ）呈实物与镜像的关系，是 1 对对映体，（Ⅰ）与（Ⅱ）等量混合，形成 1 个外消旋体：（±）-酒石酸，（Ⅰ）与（Ⅲ）或（Ⅳ）之间是非对映体的关系；（Ⅲ）与（Ⅳ）看起来似乎彼此互成镜像关系，将（Ⅳ）在纸平面上旋转 180°，即可与（Ⅲ）重合，所以（Ⅲ）与（Ⅳ）不是对映异构体，实际是同一化合物，（Ⅲ）为（2R,3S）-酒石酸，两个手性碳原子所连接的原子或原子团相同，但构型不同，一个是 R-构型，另一个是 S-构型，它们所引起的旋光度大小相等，但方向相反，旋光性从分子内部相互抵消，因而不显旋光性，称为内消旋体，用"meso"表示。与外消旋体不同，内消旋体是一个化合物，不能分离成两种具有旋光性的化合物。

麻黄碱的药用价值

　　从药用植物中提取得到的天然药物——麻黄碱和伪麻黄碱为 2 个不同手性碳原子化合物，有 4 个旋光异构体。

$$
\begin{array}{cccc}
\text{C}_6\text{H}_5 & \text{C}_6\text{H}_5 & \text{C}_6\text{H}_5 & \text{C}_6\text{H}_5 \\
\text{H}{-}\overset{1}{\underset{}{\vert}}{-}\text{OH} & \text{HO}{-}\vert{-}\text{H} & \text{HO}{-}\vert{-}\text{H} & \text{H}{-}\vert{-}\text{OH} \\
\text{H}{-}\overset{3}{\underset{}{\vert}}{-}\text{NHCH}_3 & \text{CH}_3\text{HN}{-}\vert{-}\text{H} & \text{H}{-}\vert{-}\text{NHCH}_3 & \text{CH}_3\text{HN}{-}\vert{-}\text{H} \\
\text{CH}_3 & \text{CH}_3 & \text{CH}_3 & \text{CH}_3
\end{array}
$$

(1S,2R)-(+)-麻黄碱　　(1R,2S)-(−)-麻黄碱　　(1R,2R)-(−)-伪麻黄碱　　(1S,2S)-(+)-伪麻黄碱

麻黄碱和伪麻黄碱为非对映体，它们的化学性质几乎完全相同，但是物理性质和生理活性差别很大，（−）-麻黄碱和（−）-伪麻黄碱 $[\alpha]_D^{20}$ 分别为 −34.9° 和 −52.5°，熔点分别为 218℃ 和 118℃；（1R,2S）-(−)-麻黄碱有显著的药理活性，用于治疗感冒，具有兴奋心脏、中枢神经作用。

四、外消旋体的拆分

　　自然界或者通过人工合成得到的含手性碳原子化合物，多数是以外消旋体存在。正如前面所讨论，一对对映体在生物活性、药理作用和毒性等方面有很大的差别，因此，外消旋体的拆分具有重要的实际意义。外消旋体是一种混合物，由等量的左旋体和右旋体组成，它们之间化学性质很相似，物理性质也差别不大，一般情况下，蒸馏、萃取和重结晶等分离方法无能为力，因此，常用如下几种方法进行拆分。

1. 化学拆分法

　　这种方法最适用于酸或碱的外消旋体的拆分。原理是将对映体转变成非对映体，再根据非对映异构体在物理性质上存在的差异而将两者拆分，即在一对对映体分子中引入同一种旋光物质，从而生成一对非对映异构体，将两者拆分后再把所引入的旋光物质除去，即可得到纯的左旋或右旋体。例如，拆分 D/L-扁桃酸，可用 L-(−)-苯乙胺做拆分剂，两者反应生成的盐就是非对映异构体，经过多次重结晶，将结晶盐用浓盐酸处理后再用乙醚萃取，经减压蒸馏除去乙醚，可得淡黄色（+）-扁桃酸。

2. 晶种法或诱导结晶拆分法

　　这是一种物理方法的拆分，例如，合成抗菌作用的（1R,2R）-(−)-氯霉素的中间体就是利用此法拆分得到的。该法的原理是在外消旋体的过饱和溶液中加入一定的左旋体或右旋体的晶种，则与晶种相同的异构体便优先析出来。滤出结晶后，母液中的另一对映体即为过量。此时，加入要拆分的外消旋体并加热溶解，再冷却，则过量的那种对映体又从溶液中首

先析出。如此反复操作，可将两种对映体交替地从外消旋混合物中分离出来。该法优点是成本低，效果较好，但缺点是应用范围窄。

3. 生物拆分法

利用生物活性物质酶的专一性，选用适当的酶作为拆分试剂，可以将外消旋体分开。例如，（－）-苯丙氨酸的生产就采用乙酰水解酶作为拆分剂。但这种方法的缺点是在拆分过程中，外消旋体中的一个异构体被生物体同化，而只保留下另一个异构体，因而原料会损失一半，另外，还会增加产品提纯的难度。

本章小结

目标检测

一、选择题

（一）单项选择题

1. 与 4 个不相同的原子或原子团相连的碳原子称为（   ）。

A. 手性碳原子　　　　　B. 伯碳原子　　　　　C. 仲碳原子　　　　　D. 叔碳原子

2. 下列化合物中没有手性碳原子的是（   ）。

A. $CH_3CH(OH)CH_2CH_3$　　B. HOOCCHCOOH（下标 Br）　　C. $CH_3OCHDCH_2Br$　　D. （环己烷，Cl、CH_3）

3. （±）-乳酸称为（   ）。

A. 内消旋体　　　　　B. 外消旋体　　　　　C. 顺反异构体　　　　　D. 对映异构体

4. 某一旋光性物质的分子中含有 2 个不同的手性碳原子，其旋光异构体数目为（   ）个。

A. 2　　　　　B. 3　　　　　C. 4　　　　　D. 5

5. 下列物质中有内消旋体的是（   ）。

A. 2-羟基丁二酸　　　　　　　　　　B. 2,3-二羟基丁二酸

C. 2-羟基丁酸　　　　　　　　　　　D. 2,3-二羟基丁酸

6. 下列化合物为 R-构型的是（   ）。

A. （H—C，上 COOH，下 CH_3，右 NH_2）　　B. （H—C，上 CH_3，下 Cl，右 Br）　　C. （H_3C—C，上 H，下 NH_2，右 COOH）　　D. （F—C，上 Br，下 Cl，右 H）

7. 苹果酸有（　　）个对映异构体。

A. 1　　　　　　　　B. 2　　　　　　　　C. 3　　　　　　　　D. 4

（二）多项选择题

1. 化合物分子中 $\underset{CH_3CHCHCHClCH_3}{\overset{CH_3}{|}}$ 第 3 个碳原子属于（　　）碳原子。

A. 伯　　　　　　　　B. 仲　　　　　　　　C. 叔

D. 手性　　　　　　　E. 季

2. 下列费歇尔投影式属于 S-构型的是（　　）。

A. $\underset{H_3C}{\overset{COOH}{\underset{}{\text{C}}}}{}^{H}_{Br}$　　　　B. $\underset{CH_3}{\overset{COOH}{H_2N-|-H}}$　　　　C. $\underset{F}{\overset{H}{Cl-|-Br}}$

D. $\underset{CH_2CH_3}{\overset{CH_3}{H-|-OH}}$　　　　E. $\underset{H}{\overset{Br}{CH_3-|-C_2H_5}}$

3. 影响测定旋光度的因素有（　　）。

A. 温度　　　　　　　B. 外界大气压　　　　C. 旋光管长度

D. 所用光源的波长　　E. 旋光管内径

二、简答题

1. 已知 200mL 葡萄糖水溶液含葡萄糖 4.7893g，20℃时，以钠光灯为光源，在 200mm 盛液管中，测得葡萄糖溶液的旋光度为 +2.5°，计算该溶液的比旋光度。

2. 下列化合物中，哪些有旋光异构体？若有，写出可能有的旋光异构体的投影式。指出对映体、非对映体、外消旋体和内消旋体，并用 R/S 标记法标明手性碳原子的构型。

（1）2-甲基-2-丁醇　　　　　　　　　　（2）2-氯-1-丁醇

（3）2,3-二溴丁酸　　　　　　　　　　（4）2,3-二溴丁二酸

三、推测结构

1. 某旋光性化合物的分子式为 C_6H_{12}（A），能被氧化，催化氢化得到化合物 C_6H_{14}（B），B 无旋光性，试推测 A、B 的结构式。

2. 丙烷氯化后可分离出 4 个二氯化合物（$C_3H_6Cl_2$）异构体，请写出其可能的结构式。

（王秀芳）

生物有机化合物

知识目标

1. 掌握单糖和氨基酸的定义、分类和命名法；单糖的氧化反应、成脎反应和成苷反应；氨基酸的两性电离与等电点、成肽反应。
2. 熟悉单糖、双糖和多糖的结构与性质的关系，单糖的变旋现象。
3. 了解糖、氨基酸、蛋白质和油脂等重要生物有机化合物在医药上的应用。

能力目标

1. 能熟练书写葡萄糖、果糖的链状结构和环状哈沃斯透视式。
2. 能判断单糖的成脎、成苷和氨基酸的成肽等反应规律；学会鉴别还原糖和非还原糖，醛糖和酮糖；学会鉴别氨基酸、蛋白质和淀粉。

多糖、油脂和蛋白质等生物大分子都是特殊的有机化合物，它们不仅是生物体的结构和营养物质基础，更是生物体生命现象的功能基础。糖类是绿色植物光合作用的产物，是一切生物体维持生命活动所需能量的主要来源；油脂存在于生物体中，是产生能量最高的营养物质，也是机体能源的储存形式；蛋白质是组成细胞的重要成分，并且具有多种生物学功能，没有蛋白质就没有生命，而蛋白质的基本组成单位是氨基酸，所以氨基酸是人体不可缺少的物质。

有机化学与药学

糖类有些可直接用作药物，也具有特殊的生物功能，人类最重要的药物之一就是糖类。如输液药用的葡萄糖；淀粉作为生产片剂的赋形剂；右旋糖酐作为血浆代用制剂；肝素具有抗凝血功能；氨基糖苷类抗生素是一大类含糖的抗生素，如链霉素、庆大霉素 C 复合物等。

	R'	R''
庆大霉素 C_1:	—CH_3	—CH_3
庆大霉素 C_2:	—CH_3	—H
庆大霉素 $C_{1\alpha}$:	—H	—H

$\cdot xH_2SO_4$

硫酸庆大霉素C复合物

第一节
单 糖

从结构上看，糖类化合物是多羟基醛、多羟基酮及其脱水的缩合产物。根据能否水解及水解后生成产物的情况不同，糖类化合物一般分为 3 类：单糖、低聚糖和多糖。

单糖：不能被水解成更小分子的多羟基醛或多羟基酮。如葡萄糖为多羟基醛，果糖为多羟基酮。

低聚糖：又称寡糖，在酸性条件下能水解为 2~10 个单糖分子。即低聚糖是由 2~10 个单糖分子缩聚而成的物质。根据水解后所得到的单糖的数目，低聚糖可分为双糖、三糖等，其中最重要的是双糖，如蔗糖、麦芽糖和乳糖等。

多糖：在酸性条件下能水解成多个单糖分子，即多糖是由 10 个以上或成千上万个单糖分子缩聚而成的物质。多糖多为天然高分子化合物，如淀粉、糖原和纤维素等。

单糖按其结构可分为醛糖和酮糖；按分子中所含碳原子的数目，可分为丙糖、丁糖、戊糖和己糖。自然界最简单的单糖是丙糖：甘油醛和 1,3-二羟基丙酮。最常见的是戊糖和己糖，其中最重要的戊糖是核糖和脱氧核糖，最重要的己糖是葡萄糖和果糖。

一、单糖的结构

（一）葡萄糖的结构

1. 链状结构

葡萄糖为己醛糖，分子式为 $C_6H_{12}O_6$，是一个直链五羟基己醛，结构式为：

$$HOCH_2\overset{OH}{\underset{OH}{C}}H\overset{}{\underset{OH}{C}}H\overset{OH}{\underset{}{C}}H\overset{}{\underset{OH}{C}}HCHO$$

己醛糖分子中含有 4 个不相同的手性碳原子，具有 $2^4 = 16$ 个光学异构体。其中 8 个为 D 型，8 个为 L 型，构成 8 对对映体。在这些光学异构体中，自然界中存在的只有 D-(+)-葡萄糖、D-(+)-半乳糖、D-(+)-甘露糖、D-(+)-塔罗糖，其余的都需要人工合成，8 种 D-型己醛糖的费歇尔投影式如下：

D-(+)-阿洛糖   D-(+)-阿卓糖   D-(+)-葡萄糖   D-(+)-甘露糖

D-(-)-古罗糖   D-(-)-艾杜糖   D-(+)-半乳糖   D-(+)-塔罗糖

为书写方便，用费歇尔投影式表示糖的链状结构时，常用一根短线表示羟基，氢原子可省略；也可用"△"代表醛基（—CHO），"○"代表羟甲基（—CH₂OH）。例如：

D-(+)-葡萄糖

2. 环状结构及其表示方法

D-葡萄糖在不同条件下结晶，可以得到两种物理性质不同的晶体。一种是在常温下从乙醇溶液析出的晶体，熔点为 146℃，比旋光度为 +112°；另一种是在 98℃ 以上从吡啶中析出的晶体，熔点为 150℃，比旋光度为 +18.7°。将这两种晶体分别溶于水后，它们的比旋光度都会逐渐变化，最终都增大或减小至恒定的 +52.5°。这种比旋光度发生变化的现象称为变旋现象。

课堂互动

请思考测定葡萄糖溶液的旋光度时，葡萄糖溶液能否现配制现用？

另外，从葡萄糖的链状结构来看，分子中含有醛基，能与 HCN 和羰基试剂发生类似醛的反应，但事实上，一般条件下它却与希夫试剂不发生显色反应；在无水酸性的条件下，只与 1 分子的甲醇反应。这些事实都无法用链状结构得到解释。

从醛、酮性质得知，醛与 1 分子醇加成生成半缩醛，γ-羟基醛、δ-羟基醛一般主要以环状半缩醛的形式存在。葡萄糖分子中同时存在着醛基和羟基，可发生分子内反应，生成环状的半缩醛结构，已经证实 X 射线衍射分析晶体单糖为环状结构。D-葡萄糖主要是以 C-5 上的羟基与醛基加成，生成六元环状半缩醛。戊糖和已糖通常以六元环或五元环的形式存在，当其以六元环形式存在时，与六元杂环吡喃相似，称为吡喃糖；以五元环形式存在时，与五元杂环呋喃相似，称为呋喃糖。

α-D-吡喃葡萄糖　　　　D-葡萄糖　　　　β-D-吡喃葡萄糖
$[\alpha]_D = +112°$　　　$[\alpha]_D = +52.5°$　　　$[\alpha]_D = +18.7°$
36.4%　　　　　　<0.01%　　　　　　63.6%

D-葡萄糖由链状结构转变为环状结构时，醛基碳原子由非手性碳原子转变为手性碳原子，使得葡萄糖的环状半缩醛式有 2 种光学异构体，这 2 种异构体只是 C-1 构型不同，其他碳原子的构型完全相同，故称为端基异构体或异头体。C-1 上生成的羟基称为半缩醛羟基或糖苷羟基，通常将糖苷羟基与链状结构决定构型的 C-5 上的羟基同侧的称为 α-型，异侧的称为 β-型。在不同条件下可分别得到 α-D-(+)-吡喃葡萄糖和 β-D-(+)-吡喃葡萄糖结晶，它们在固态是稳定的，具有各自的熔点，但将其溶解于水中时，这两种环状结构均可以通过链状结构相互转变，比旋光度也相应随之改变，最后 3 种结构按一定比例同时存在形成动态平衡体系，该混合溶液比旋光度为＋52.7°不再改变。凡是分子中具有环状半缩醛或半缩酮结构的糖都会产生变旋现象。

在 D-葡萄糖的平衡体系中，环状的半缩醛的比例＞99％，所以只能与1分子甲醇脱水转变为缩醛。由于链状结构含量极少，葡萄糖与可逆性的亲核能力较弱的希夫试剂不容易反应。

上述葡萄糖的环状半缩醛结构如果用费歇尔投影式表示，过长的碳氧键不能合理体现环的稳定性。为了更真实地表示单糖分子的环状结构，一般用哈沃斯（Haworth）透视式来表示。哈沃斯透视式的写法是先画1个横切纸平面的含1个氧原子的六元环，离我们视线近的（即纸平面的前方）用粗的楔形线，远的（即纸平面的后方）用细的实线。习惯上将氧原子写在六元环的后右上方，氧原子右下侧的碳原子为决定环状构型的碳原子（如葡萄糖为C-1），从这个碳原子开始顺时针依次对环中碳原子编号，将糖费歇尔投影式中位于碳链左侧的原子或原子团写在环平面的上方（左上），位于碳链右侧的原子或原子团写在环平面的下方（右下）。D-型糖C-5上的羟甲基写在环平面上方，L-型糖上 C-5 的羟甲基写在环平面下方。半缩醛羟基与羟甲基处于环的异侧的为α-型，在环的同侧的为β-型。若无参照的羟甲基则以决定链状构型 D 或 L 的羟基为参照，半缩醛羟基与它同侧的为α-型，异侧的为β-型。例如：

α-D-吡喃葡萄糖 β-D-吡喃葡萄糖

吡喃糖与环己烷相似，环中的原子实际并不在同一平面上，所以环状结构最合理的表达式是构象式，最稳定的构象是椅式构象。吡喃葡萄糖的构象式如下：

α-D-吡喃葡萄糖 β-D-吡喃葡萄糖

从构象式可以看出，在β-D-吡喃葡萄糖中，所有大基团（—CH$_2$OH，—OH）都处于平伏键上，而在α-D-吡喃葡萄糖分子中 C-1 上的糖苷羟基处在直立键上，故β-D-吡喃葡萄糖比α-D-吡喃葡萄糖稳定，与上述关于葡萄糖的互变平衡体系中，β-D-吡喃葡萄糖所占的比例大于α-D-吡喃葡萄糖的结论相一致。

（二）果糖的结构

1. 链状结构

果糖是己酮糖，分子式是 C$_6$H$_{12}$O$_6$，与葡萄糖互为同分异构体。其链状式结构为：

D-(-)-果糖

2. 环状结构

与葡萄糖相似，果糖也主要以环状结构存在。果糖链状结构中的 C-5 或 C-6 上的羟基可以与酮基结合生成半缩酮，形成五元环呋喃型或六元环吡喃型两种环状结构的果糖，游离的果糖主要以吡喃型存在，结合态的果糖主要以呋喃型存在，如蔗糖中的果糖就是呋喃果糖。这两种环状结构都有各自的 α-型异构体和 β-型异构体，在水溶液中，同样存在链状结构与环状结构的互变平衡体系，因此，果糖也具有变旋现象，达到平衡时的比旋光度为 $-92°$。果糖的链状结构以及吡喃果糖、呋喃果糖的哈沃斯透视式互变平衡体系如下所示：

α-D-吡喃果糖　　　　　　　　　　　　　　　　α-D-呋喃果糖

β-D-吡喃果糖　　　　　　　　　　　　　　　　β-D-呋喃果糖

知识链接

葡萄糖和果糖在医药、食品领域中的应用

人体血液中的葡萄糖称为血糖，正常人血糖浓度为 $3.9 \sim 6.1 \text{mmol} \cdot \text{L}^{-1}$，低于此值，会患低血糖；高了或尿中出现葡萄糖时，可能患有糖尿病。因此，保持血糖浓度的恒定具有重要的生理意义。在医药上，葡萄糖作为营养剂，$50 \text{g} \cdot \text{L}^{-1}$ 的葡萄糖溶液是临床上输液常用的等渗溶液，并有强心、利尿和解毒的作用。在制药、食品工业中，葡萄糖是重要原料，如葡萄糖是制备葡萄糖酸钙和维生素 C 的原料。

果糖和葡萄糖都能与磷酸作用形成磷酸酯，是人体内糖代谢的重要中间产物。果糖-1,6-二磷酸酯是高能营养性药物，有增强细胞活力和保护细胞的功能，可作为心肌梗死及各类休克的辅助药物。含有 42% 的果糖和 58% 的葡萄糖的这种混合物称为果葡糖浆或高果糖浆，它是用淀粉作原料生产出来的，不但成本低，还具有天然蜂蜜的香味，在食品工业中比果糖有更广的用途。

二、单糖的性质

单糖是无色晶体，有甜味，具有吸湿性，易溶于水，并能形成过饱和溶液（糖浆），难溶于乙醇等有机溶剂。单糖（除丙酮糖外）都具有旋光性，水溶液有变旋现象。

单糖是多羟基醛或多羟基酮，因此既具有醇和醛、酮的一般性质，又有处于同分子内相互影响而产生的特殊性质。另外，单糖在水溶液中以环状结构和链状结构的动态平衡体系存在，虽然链状结构的量很少，但可通过平衡移动而不断产生。所以，当发生化学反应时，根据加入试剂和反应部位的不同，有的是以链状结构，或以环状半缩醛（酮）结构参与反应。

（一）互变异构

单糖用稀碱溶液处理时，能形成 3 种异构体的平衡混合物。如用碱性处理 D-葡萄糖、

D-甘露糖和 D-果糖任意一种糖，都会生成 3 种糖的互变平衡混合物。在碱性条件下，这 3
种糖可通过烯二醇中间体相互转化。

D-葡萄糖　　　　烯二醇中间体　　　　D-甘露糖

D-果糖

在含有 n 个手性碳原子的非对映异构体之间，只有一个手性碳原子的构型不同时，互称
为差向异构体。D-葡萄糖和 D-甘露糖只是 C-2 构型不同，互称为 C-2 差向异构体，则它们
之间的转化又称为差向异构化。这种转化在体内酶的催化下，也可以实现。

课堂互动

取 2 支洁净试管，分别配制 2mL 托伦试剂，然后分别加入 5 滴 5％葡萄糖溶液和 5
滴 5％果糖溶液，摇匀。置于 60℃ 的水浴中加热 3～5min，请同学们分析 2 支试管中分
别会出现什么现象并加以解释。

（二）氧化反应

1. 与托伦试剂、斐林试剂反应

单糖中醛糖或 α-羟基酮糖与弱氧化剂托伦试剂或斐林试剂发生氧化反应，分别生成银镜
或砖红色的氧化亚铜沉淀。例如：

$$醛糖 + [Ag(NH_3)_2]^+ 或 Cu^{2+}(配离子) \xrightarrow[\triangle]{OH^-} 糖酸(混合物) + Ag(或Cu_2O)\downarrow$$

凡能被托伦试剂、斐林试剂氧化的糖称为还原糖，否则称为非还原糖。一般单糖都具有
还原性，利用单糖的还原性可作为单糖的鉴别和定量测定。

知识链接

班氏试剂的应用

班氏试剂是由硫酸铜、碳酸钠和柠檬酸钠配制成的蓝色溶液，与斐林试剂一样含有
Cu^{2+} 配离子，与糖发生氧化反应的规律也相同，但它比斐林试剂稳定，不需现用现配制，
使用方便。临床上常用班氏试剂来检验糖尿病患者尿液中是否含有葡萄糖，并根据产生
Cu_2O 沉淀的颜色深浅以及量的多少来判断葡萄糖的含量。

2. 与溴水反应

溴水能将醛糖中的醛基氧化成为羧基，生成相应的醛糖酸。由于溴水是酸性氧化剂，酮糖不能异构化为醛糖，因此，溴水不能氧化酮糖。可利用溴水是否褪色来区分醛糖和酮糖。例如：

$$
\begin{matrix}
CHO \\
(CHOH)_n \\
CH_2OH
\end{matrix}
\xrightarrow[H_2O]{Br_2}
\begin{matrix}
COOH \\
(CHOH)_n \\
CH_2OH
\end{matrix}
$$

　　　　醛糖　　　　　　　醛糖酸

3. 与稀硝酸反应

稀硝酸的氧化性比溴水强，它能将醛糖中的醛基和末位羟甲基都氧化为羧基而生成糖二酸。例如：

$$
\begin{matrix}
CHO \\
(CHOH)_n \\
CH_2OH
\end{matrix}
\xrightarrow{稀HNO_3}
\begin{matrix}
COOH \\
(CHOH)_n \\
COOH
\end{matrix}
$$

　　　　醛糖　　　　　　醛糖二酸

酮糖也可被稀硝酸氧化，经碳链断裂而生成较小分子的二元酸。

（三）成脎反应

单糖与等摩尔苯肼反应生成糖苯腙，当苯肼过量（1∶3）时，可将 α-羟基氧化成羰基，然后继续与苯肼反应生成糖脎。例如：

$$
\begin{matrix}
CHO \\
H\!-\!\!-OH \\
HO\!-\!\!-H \\
H\!-\!\!-OH \\
H\!-\!\!-OH \\
CH_2OH
\end{matrix}
\xrightarrow{PhNHNH_2}
\begin{matrix}
CH\!=\!NNHPh \\
H\!-\!\!-OH \\
HO\!-\!\!-H \\
H\!-\!\!-OH \\
H\!-\!\!-OH \\
CH_2OH
\end{matrix}
\xrightarrow{2PhNHNH_2}
\begin{matrix}
CH\!=\!NNHPh \\
C\!=\!NNHPh \\
HO\!-\!\!-H \\
H\!-\!\!-OH \\
H\!-\!\!-OH \\
CH_2OH
\end{matrix}
$$

　　D-葡萄糖　　　　　　D-葡萄糖苯腙　　　　　　D-葡萄糖脎

$$
\begin{matrix}
CH_2OH \\
C\!=\!O \\
HO\!-\!\!-H \\
H\!-\!\!-OH \\
H\!-\!\!-OH \\
CH_2OH
\end{matrix}
\xrightarrow{PhNHNH_2(过量)}
\begin{matrix}
CH\!=\!NNHPh \\
C\!=\!NNHPh \\
HO\!-\!\!-H \\
H\!-\!\!-OH \\
H\!-\!\!-OH \\
CH_2OH
\end{matrix}
$$

　　　　D-果糖　　　　　　　D-果糖脎

糖脎是不溶于水的美丽黄色晶体（见图 13-1），很稀的糖溶液加入过量苯肼加热即有糖脎析出。不同的糖脎晶形不同，成脎所需时间也不同，并各有一定的熔点，因此成脎反应常用于糖类化合物的定性鉴别。成脎反应仅发生在 C-1 和 C-2 上，对于含碳原子个数相同的单糖，如果除 C-1 或 C-2 外，其他碳原子的构型都相同时，则会生成相同的糖脎。例如，D-葡萄糖、D-甘露糖和 D-果糖分别与过量苯肼反应可生成相同的晶形糖脎。或者说，只要单糖能形成相同的脎，那么，除 C-1 或 C-2 外，其他碳原子的构型必然相同，因此，成脎反应又可进行糖类化合物的构型确定。

（四）成苷反应

单糖环状结构中的半缩醛羟基即糖苷羟基较活泼，容易与一分子醇或酚等含羟基的化合

图 13-1　糖脎的晶体结构

物反应失水生成糖苷（缩醛），称为成苷反应。例如，D-葡萄糖在干燥氯化氢的条件下，可与甲醇作用，生成 α-葡萄糖甲苷和 β-葡萄糖甲苷的混合物。例如：

D-吡喃葡萄糖　(H·OH) + CH₃OH $\xrightarrow{\text{干 HCl}}$ α-D-吡喃葡萄糖甲苷或β-D-吡喃葡萄糖甲苷

在糖苷中，糖的部分称为糖苷基，另一部分称为配糖基或苷元。糖苷基和配糖基通过氧原子相连的键称为氧苷键，简称苷键。根据半缩醛羟基是 α-型或 β-型，相应的苷键将分为 α-苷键和 β-苷键两类。如 α-D-吡喃葡萄糖甲苷中，α-吡喃葡萄糖是糖苷基，来自甲醇的甲基是配糖基，形成的苷键为 α-苷键。

知识链接

糖苷类化合物的药用价值

糖苷类化合物在自然界分布很广，大多数具有生物活性，是许多中草药的有效成分之一。如从熊果的叶子萃取的熊果苷有杀菌消炎功效；有活血化瘀、凉血解毒功效的藏红花中的藏红花苦苷；蒲公英和槐花中的芦丁可用作预防高血压的辅助治疗剂等。

熊果苷　　藏红花苦苷

由于糖苷分子中没有糖苷羟基，在水溶液中不能转变成链状结构，所以糖苷没有还原性，不能与托伦试剂、斐林试剂和班氏试剂发生氧化反应；不能与过量的苯肼成脎；也没有变旋现象。但在稀酸或酶的作用下，糖苷可水解生成原来的糖和配糖基部分，因此糖苷的水解产物具有还原性。

课堂互动

请问苦杏仁中含有苦杏仁苷，有止咳作用，但不能多食，你能明白其中的道理吗？

苦杏仁苷

（五）成酯反应

单糖分子中含有多个羟基可以被酯化，单糖的磷酸酯是体内重要的代谢和生物合成的中间体，具有重要的生物学意义。例如，人体内的葡萄糖在体内酶的作用下可与磷酸作用生成吡喃葡萄糖-1-磷酸酯（俗称 1-磷酸葡萄糖）、吡喃葡萄糖-6-磷酸酯（6-磷酸葡萄糖）或葡萄糖-1,6-二磷酸酯。例如：

β-6-磷酸葡萄糖

β-1,6-二磷酸葡萄糖

（六）颜色反应

1. 莫立许（Molisch）反应

在糖的水溶液中加入 α-萘酚的酒精溶液，然后沿试管壁缓慢加入浓硫酸，勿振摇，使密度较大的浓硫酸沉到试管底部，则在浓硫酸和糖溶液的交界面处很快会出现紫色环，该颜色反应称为莫立许反应。单糖、低聚糖和多糖都有此颜色反应，且反应很灵敏，常用于糖类的鉴别。

2. 塞利凡诺夫（Seliwanoff）反应

塞利凡诺夫试剂是间苯二酚的盐酸溶液，在酮糖（游离的酮糖如果糖或含有酮糖的双糖如蔗糖）的溶液中，加入塞利凡诺夫试剂，加热很快出现红色，此时醛糖溶液没有变化，从而将酮糖和醛糖区分开来。

知识链接

重要的戊醛糖——D-核糖和 D-2-脱氧核糖

D-核糖和 D-2-脱氧核糖具有左旋性，在自然界均不以游离态存在，常与磷酸和一些有机含氮杂环结合而存在于核蛋白中，是组成核糖核酸（RNA）和脱氧核糖核酸（DNA）的重要组分之一，在细胞中起遗传作用，与生命现象有密切的关系。在核酸中核糖和脱氧核糖都是以 β 型呋喃糖存在。

D-核糖　　　β-D-呋喃核糖　　　D-2-脱氧核糖　　　β-D-呋喃脱氧核糖

第二节
双 糖

双糖是最简单的低聚糖，是由 1 分子单糖的半缩醛羟基与另 1 分子单糖的羟基脱水缩合后的产物，所以双糖其实也是糖苷。根据 2 分子单糖脱水方式的不同，可将双糖分为还原性双糖和非还原性双糖。

一、还原性双糖

由于双糖分子中的配糖基中仍保留有一个糖苷羟基，在溶液中可以开环为链状结构与环状结构的互变平衡体系，故此类双糖具有旋光性。这类双糖称为还原性双糖，能与托伦试剂、斐林试剂和班氏试剂发生氧化反应，可成脎和成苷。常见较重要的还原性双糖有麦芽糖和乳糖，它们的分子式都是 $C_{12}H_{22}O_{11}$。

1. 麦芽糖

麦芽糖主要存在于麦芽中，是淀粉在淀粉酶作用下的水解产物。麦芽糖为白色晶体，溶于水，甜度约为蔗糖的 70%，是食用饴糖的主要成分，有营养价值，可用作糖果，也可用作细菌的培养基。

麦芽糖的结构可看成由 1 分子 α-D-吡喃葡萄糖 C-1 上的糖苷羟基与另 1 分子 α-D-吡喃葡萄糖 C-4 上的醇羟基脱水，通过 α-1,4-苷键结合的化合物。其结构式为：

4-O-(α-D-吡喃葡萄糖基)-D-吡喃葡萄糖(麦芽糖)

麦芽糖分子中仍保留有 1 个糖苷羟基，在水溶液中存在 α-型和 β-型 2 种环状结构和链状结构的动态平衡体系，平衡时的比旋光度为 +136°。因此，麦芽糖是还原性双糖，能与托伦试剂、斐林试剂和班氏试剂等弱氧化剂反应，可成脎和成苷，具有变旋现象。在酸或酶的作用下，能水解生成 2 分子葡萄糖。

2. 乳糖

乳糖存在于哺乳动物的乳汁中，人乳中含 6%～8%，羊、牛乳中含 4%～6%。工业上可从乳酪的副产品乳清中得到。乳糖是白色晶体，微甜，水溶性较小，没有吸湿性，乳糖在食品工业中，用作婴儿食品及炼乳品种，是婴儿发育必需的营养物质；在医药上常用作散剂、片剂的矫味剂和填充剂。

乳糖的结构可看成由 1 分子 β-D-吡喃半乳糖 C-1 上的糖苷羟基与另 1 分子 D-吡喃葡萄糖 C-4 的醇羟基脱水，通过 β-1,4-苷键结合的化合物。其结构式为：

4-O-(β-D-吡喃葡萄糖基)-D-吡喃葡萄糖(乳糖)

乳糖分子中葡萄糖部分仍留有糖苷羟基，所以乳糖是还原性双糖，有变旋现象，链状与环状结构达平衡时比旋光度为 $+53.5°$。在稀酸或酶的作用下，乳糖水解生成半乳糖和葡萄糖。

二、非还原性双糖

蔗糖广泛分布在各种植物中，在甘蔗和甜菜中含量较高，故也有甜菜糖之称，食用糖中白糖、红糖就是蔗糖。它是白色晶体，熔点 $186℃$，甜度仅次于果糖，易溶于水，难溶于乙醇，具有右旋性，在水溶液中的比旋光度为 $+66.7°$。蔗糖在医药上主要用作矫味剂和配制糖浆。蔗糖高浓度时能抑制细菌生长，因此又可用作医药上的防腐剂和抗氧剂。将蔗糖加热到 $200℃$ 以上可得到褐色焦糖，常用于饮料和食品的着色剂。

通过 2 个糖苷羟基之间脱水缩合形成的双糖，分子中不再有糖苷羟基，也就失去了还原性，不能与托伦试剂、斐林试剂和班氏试剂等弱氧化剂反应，不成脲和成苷，没有变旋现象，这种双糖称为非还原性双糖。蔗糖为较重要的非还原性双糖，它的分子式是 $C_{12}H_{22}O_{11}$。蔗糖是由 1 分子 α-D-吡喃葡萄糖 C-1 上的糖苷羟基与 1 分子 C-2 上的糖苷羟基通过 1,2-苷键结合而成的双糖。其结构式为：

α-D-吡喃葡萄糖部分　　β-D-吡喃果糖部分

蔗糖分子中无糖苷羟基，在水溶液中不能转变成链状结构，因而无变旋现象，无还原性，是非还原性双糖。蔗糖在酸或转化酶的作用下，水解生成等量的葡萄糖和果糖的混合物，具有左旋性，与水解前蔗糖的右旋性相反，所以将此混合物称为转化糖。转化糖比蔗糖要甜，蜂蜜中大部分是转化糖，它是由蜜蜂体内能催化蔗糖水解的酶即转化酶作用下得到的。

第三节
多　糖

多糖是由成千上万个单糖分子之间通过苷键失水缩合而成的天然高分子化合物。由于多糖分子中的糖苷羟基几乎都被结合为苷键，因此，多糖的性质与单糖、双糖的性质有较大的区别。多糖大多为无定形粉末，没有甜味，大多数不溶于水，即便能溶于水也只能形成胶体溶液。多糖无还原性，不能生成糖脲，也没有变旋现象。在酸或酶的作用下，多糖可以逐步水解，水解的最终产物为单糖。

多糖在自然界分布极广，是生物体的重要组成部分，与生命活动密切相关，其中淀粉、纤维素和糖原较为重要。

一、淀粉和糖原

（一）淀粉

淀粉是无臭无味的白色粉末状物质，广泛存在于植物的茎、块根和种子中，是绿色植物光合作用的产物，是植物储存的营养成分之一，也是人类粮食的主要成分。淀粉是由 D-葡萄糖通过 α-苷键失水缩合而成。淀粉用热水处理后，可溶解部分为直链淀粉或可溶性淀粉；不溶而膨胀的部分为支链淀粉或胶淀粉。一般淀粉中含直链淀粉 10%～30%，支链淀粉70%～90%。

1. 直链淀粉

直链淀粉存在于淀粉的内层，是由 1000～4000 个 α D-吡喃葡萄糖通过 α-1,4-苷键结合而成的链状聚合物。直链淀粉的结构式如下：

$$\alpha\text{-1,4-苷键}$$

直链淀粉溶液遇碘显深蓝色，加热颜色消失，冷却后又复现。因为直链淀粉的空间结构并非直线型，由于分子内氢键的作用，有规律地卷曲成螺旋状（每一螺旋圈约含 6 个葡萄糖单位），而直链螺旋状结构中间的空穴恰好适合碘分子进入，依靠范德华力使碘与淀粉生成蓝色配合物（见图 13-2）。此反应非常灵敏，常用于淀粉的鉴别。

图 13-2　淀粉-碘蓝色物质结构示意图

2. 支链淀粉

支链淀粉存在于淀粉的外层，组成淀粉的皮质。它是由 20～30 个 α-D-吡喃葡萄糖单位通过 α-1,4-苷键结合成的短链组成，短链之间又以 α-1,6-苷键连接而形成高度分支化的多支链结构（见图 13-3），比直链淀粉要复杂得多，相对分子质量比直链淀粉大，有的可达 600万左右。支链淀粉的结构式如下：

$$\alpha\text{-1,6-苷键}$$
$$\alpha\text{-1,4-苷键}$$

淀粉在酸或酶的作用下可逐步水解，最后得到葡萄糖。

$$(C_6H_{10}O_5)_n \longrightarrow (C_6H_{10}O_5)_m \longrightarrow C_{12}H_{22}O_{11} \longrightarrow C_6H_{12}O_6$$

淀粉　　　　糊精　　　　麦芽糖　　　葡萄糖

糊精是白色或淡黄色粉末，分子比淀粉小，但仍是多糖。溶于冷水，有黏性，用作黏合剂以及纸张、布匹的上胶剂。淀粉是发酵工业、制药工业的重要原料，在药物制剂中用作赋形剂。在分析化学上，淀粉用作指示剂。

图 13-3 支链淀粉分支状
结构示意图

（二）糖原

糖原是在人和其他动物体内储存葡萄糖的一种多糖，又称动物淀粉或肝糖，主要存在于肝脏和肌肉中，因此糖原有肝糖原和肌糖原之分。糖原的结构与支链淀粉相似，但其支链更多更密，每隔 8～10 个葡萄糖单位就出现 1 个 α-1,6-苷键，其相对分子质量在 100 万～400 万之间，含 6000～20000 个 D-葡萄糖单位。分支的增多可增大水溶度。

糖原是白色无定形粉末，可溶于热水形成透明胶体溶液，遇碘显红色。糖原在人体代谢中对维持人血液中的血糖浓度有着重要的调节作用。在胰岛素的作用下，当血糖浓度增高时，多余的葡萄糖就聚合成糖原储存于肝内；当血糖浓度降低时，肝糖原就分解成葡萄糖进入血液，以保持血糖浓度正常，为各组织提供能量。肌糖原是肌肉收缩所需的主要能源。

二、纤维素

纤维素是自然界中分布最广、存在量最多的多糖，它是植物细胞壁的主要成分。木材中含纤维素约为 50%～70%，棉花是含纤维素最多的物质，含量高达 90% 以上。纯的纤维素常用棉纤维获得，脱脂棉、滤纸几乎是纯的纤维素制品。

图 13-4 纤维素的绳索状链结构示意图

纤维素是由成百上万个 β-D-葡萄糖分子通过 β-1,4-苷键结合而成的长链分子，一般无分支链，与链状的直链淀粉结构相似，但纤维素分子链相互间通过氢键作用形成绳索状（见图 13-4）。纤维素的结构式如下：

β-1,4-苷键

纤维素是白色物质，不溶于水，韧性很强，在高温、高压下经酸水解的最终产物是 β-D-葡萄糖。人体内的淀粉酶只能水解 α-1,4-苷键，不能水解 β-1,4-苷键，因此，纤维素不能直接作为人的营养物质。纤维素虽然不能被人体消化吸收，但有刺激胃肠蠕动、防止便秘、排除有害物质、减少胆酸和中性胆固醇的肝肠循环、降低血清胆固醇、影响肠道菌、抗肠癌等，所以食物中保持一定量的纤维素对人体健康是十分有益的。牛、马、羊等食草动物的胃中能分泌纤维素水解酶，能将纤维素水解成葡萄糖，所以纤维素可作为食草动物的饲料。纤维素的用途很广，可用于制纸，还可用于制造人造丝、火棉胶、电影胶片（赛璐珞）和硝基漆等。在药物制剂中，纤维素经处理后可用作片剂的黏合剂、填充剂、崩解剂、润滑剂和良好的赋形剂。

抗癌佳品——香菇多糖

　　香菇多糖是从香菇中提取出来的有效活性成分，主要用于治疗胃癌、肝癌、肺癌及血液系统肿瘤，是一种兼有抑制肿瘤和提高免疫功能的多糖类生物反应调节剂。香菇多糖与化疗药物联合使用，有减毒、增效，并增强患者机体免疫功能的作用；香菇多糖还可对抗流感病毒，治疗结核杆菌感染性疾病，是一种特殊的生物活性物质。主要从食用香菇中摄取。其实香菇还含有丰富的不饱和酸、香菇嘌呤、卵磷脂、麦角甾醇和菌甾醇，大量的蛋白质，多种矿物质、维生素及膳食纤维等营养素，是集抗癌、抗病毒、降血压、降血脂、保肝和抑制血栓形成等多种功能于一身的超级健康食品。

第四节
氨基酸和蛋白质

　　分子中既含有氨基又含有羧基的化合物称为氨基酸。根据氨基和羧基的相对位置，氨基酸可分为 α-氨基酸、β-氨基酸、γ-氨基酸。组成蛋白质的 20 多种氨基酸绝大多数是 α-氨基酸（脯氨酸为 α-亚氨基酸）。表 13-1 列出了一些常见的 α-氨基酸，其中标有 * 号的 8 种氨基酸是在人体内不能合成，必须通过食物提供的"必需氨基酸"，其他的氨基酸可以利用其他物质在体内合成。应保证食物的多样化，人们不能偏食，才能获得人体必需的氨基酸。

表 13-1 　一些常见的 α-氨基酸

分类	名称	缩写符号		结构式	等电点
		中文	英文		
中性氨基酸	甘氨酸(glycine)（氨基乙酸）	甘	Gly	$\begin{array}{c}CH_2COOH\\|\\NH_2\end{array}$	5.97
	丙氨酸(alanine)（α-氨基丙酸）	丙	Ala	$\begin{array}{c}CH_3CHCOOH\\|\\NH_2\end{array}$	6.00
	丝氨酸(serine)（α-氨基-β-羟基丙酸）	丝	Ser	$\begin{array}{c}HOCH_2CHCOOH\\|\\NH_2\end{array}$	5.68
	半胱氨酸(cysteine)（α-氨基-β-巯基丙酸）	半胱	Cys	$\begin{array}{c}HSCH_2CHCOOH\\|\\NH_2\end{array}$	5.05
	胱氨酸(cystine)（双-β-硫代-α-氨基丙酸）	胱	Cys-	$\begin{array}{c}SCH_2CH(NH_2)COOH\\|\\SCH_2CH(NH_2)COOH\end{array}$	4.8
	* 苏氨酸(threonine)（α-氨基-β-羟基丁酸）	苏	Thr	$\begin{array}{c}OH\\|\\CH_3CHCHCOOH\\|\\NH_2\end{array}$	5.7
	* 蛋氨酸(methionine)（α-氨基-γ-甲硫基丁酸）	蛋	Met	$\begin{array}{c}CH_3SCH_2CH_2CHCOOH\\|\\NH_2\end{array}$	5.74

续表

分类	名称	缩写符号		结构式	等电点
		中文	英文		
中性氨基酸	* 缬氨酸（valine）（α-氨基-β-甲基丁酸）	缬	Val	$(CH_3)_2CHCHCOOH$ $\quad\quad\quad\quad | \quad$ $\quad\quad\quad\quad NH_2$	5.96
	* 亮氨酸（leucine）（α-氨基-γ-甲基戊酸）	亮	Leu	$(CH_3)_2CHCH_2CHCOOH$ $\quad\quad\quad\quad\quad | \quad$ $\quad\quad\quad\quad\quad NH_2$	6.02
	* 异亮氨酸（isoleucine）（α-氨基-β-甲基戊酸）	异亮	Ile	CH_3 $\quad	$ $CH_3CH_2CHCHCOOH$ $\quad\quad\quad\quad\quad	$ $\quad\quad\quad\quad\quad NH_2$	5.98
	* 苯丙氨酸（phenylalanine）（α-氨基-β-苯基丙酸）	苯丙	Phe	$C_6H_5CH_2CHCOOH$ $\quad\quad\quad\quad\quad	$ $\quad\quad\quad\quad\quad NH_2$	5.48
	酪氨酸（tyrosine）（α-氨基-β-对羟苯基丙酸）	酪	Tyr	p-$HOC_6H_4CH_2CHCOOH$ $\quad\quad\quad\quad\quad\quad	$ $\quad\quad\quad\quad\quad\quad NH_2$	5.66
	脯氨酸（proline）（α-吡咯甲酸）	脯	Pro	（吡咯烷 COOH 结构式）	6.30
	* 色氨酸（tryptophane）[α-氨基-β-(3-吲哚)丙酸]	色	Try	（吲哚 $CH_2CHCOOH$，NH_2 结构式）	5.80
酸性氨基酸	天门氨酸（aspartic acid）（α-氨基丁二酸）	天门	Asp	$HOOCCH_2CHCOOH$ $\quad\quad\quad\quad	$ $\quad\quad\quad\quad NH_2$	2.77
	谷氨酸（glutamic acid）（α-氨基戊二酸）	谷	Glu	$HOOCCH_2CH_2CHCOOH$ $\quad\quad\quad\quad\quad\quad	$ $\quad\quad\quad\quad\quad\quad NH_2$	3.22
碱性氨基酸	组氨酸（histidine）[α-氨基-β-(5-咪唑)丙酸]	组	His	（咪唑 $CH_2CHCOOH$，NH_2 结构式）	7.59
	* 赖氨酸（lysine）（α,ω-二氨基己酸）	赖	Lys	$H_2N(CH_2)_4CHCOOH$ $\quad\quad\quad\quad\quad	$ $\quad\quad\quad\quad\quad NH_2$	9.74
	精氨酸（arginine）（α-氨基-δ-胍基戊酸）	精	Arg	$H_2NCNH(CH_2)_3CHCOOH$ $\quad\quad	|\quad\quad\quad\quad\quad	$ $\quad\quad NH\quad\quad\quad\quad NH_2$	10.76

一、氨基酸的分类和命名

根据分子中氨基和羧基的数目不同，氨基酸又可分为中性氨基酸（氨基和羧基的数目相等）、酸性氨基酸（羧基的数目多于氨基）、碱性氨基酸（氨基的数目多于羧基）。氨基酸的系统命名法与羟基酸相似，即以羧酸为母体，氨基作为取代基来命名，氨基的位次习惯用希腊字母 α、β、γ 来表示。氨基酸也常根据其来源或某些特性而采用俗名，如甘氨酸因具甜味而得名；胱氨酸最先得自尿结石；天门氨酸源于天门冬植物。

请命名下列化合物，并指出它们的类别属性（酸性、碱性或中性氨基酸）。

(1) CH₃CHCOOH
　　　|
　　　NH₂

(2) H₂N(CH₂)₄CHCOOH
　　　　　　　　|
　　　　　　　　NH₂

(3) HOOCCH₂CHCOOH
　　　　　　　|
　　　　　　　NH₂

二、氨基酸的性质

α-氨基酸都是低挥发性的无色固体，熔点较高，一般在 200～300℃之间，加热至熔点易分解脱羧放出 CO₂，其中官能团可形成内盐的特殊结构是导致氨基酸具有低挥发性、高熔点和难溶于有机溶剂的主要原因。大多数能溶于水，均能溶于强酸、强碱溶液，难溶于乙醇（除甘氨酸、丙氨酸和亮氨酸）、乙醚、石油醚和苯等有机溶剂。有些 α-氨基酸具有甜味，例如，鸡蛋、鱼类和肉类的鲜甜味是由于甘氨酸的存在，谷氨酸的钠盐味道鲜美，制成"味精"作为食品的调味剂。除了甘氨酸，其他 α-氨基酸都具有旋光性，天然蛋白质水解得到的氨基酸都是 L-型。

氨基酸具有羧基和氨基的一般典型反应，同时，由于羧基和氨基的相互影响，使氨基酸还具有一些特殊的性质。

（一）氨基和羧基的反应

α-氨基酸（除亚氨基酸如脯氨酸）都能与亚硝酸定量完成反应，根据释放出氮气的体积，可计算出氨基酸分子中氨基的含量，也可测定蛋白质或多肽分子中的游离氨基含量，此法称范斯莱克（Van Slyke）氨基测定法。

（二）特性

1. 两性电离和等电点

氨基酸分子中既含酸性的羧基又含碱性的氨基，故分子内酸性基团和碱性基团可以相互作用而形成内盐，内盐分子中既存在正离子，又有负离子，被称为两性离子或偶极离子。在水溶液中，氨基酸可以发生两性电离，解离出阳离子为碱式电离；解离出阴离子为酸式电离。

阳离子　　　两性离子(内盐)　　阴离子

pH<p*I*　　　pH=p*I*　　　　pH>p*I*

在纯水中，这 3 种离子的浓度并不相同。对于酸性溶液，氨基酸主要以阳离子形式存在；碱性溶液氨基酸主要以阴离子形式存在。在氨基酸水溶液加酸或碱，可以改变氨基酸的电离方向。故可调节溶液的 pH 到某一特定值，使得氨基酸的酸式电离和碱式电离程度相等，分子中的正、负离子的电荷数正好相等，氨基酸主要以电中性的偶极离子存在，在电场中既不向正极又不向负极移动，则将这个特定的 pH 称为氨基酸的等电点，常用 pI 表示。

等电点是氨基酸的一个重要的理化常数，不同结构的氨基酸等电点不同（见表 13-1）。中性氨基酸的 pI 为 5.0～6.5 之间（由于羧基的电离度略大于氨基的电离度，溶液中必须加入少量酸，来抑制羧基电离）；酸性氨基酸的 pI 为 2.8～3.2；碱性氨基酸的 pI 为 7.6～10.8。在等电点时，氨基酸的溶解度最小，易从溶液中析出沉淀。因此，根据不同氨基酸具有不同的等电点这一特性，可通过调节溶液的 pH 使不同的氨基酸在各自的等电点时析出结晶，常用于分离精制氨基酸。

2. 脱羧反应

氨基酸在体外 $Ba(OH)_2$ 加热或体内酶的作用下，可脱羧生成伯胺。例如：

$$\underset{\overset{|}{NH_2}}{RCHCOOH} \xrightarrow[\triangle]{Ba(OH)_2} RCH_2NH_2 + CO_2\uparrow$$

在生物体内，氨基酸可在脱羧酶的作用下发生脱羧反应。如蛋白质腐败时，由精氨酸等发生脱羧反应生成 $H_2N(CH_2)_4NH_2$（丁二胺俗称腐胺）；由赖氨酸脱羧可得到 $H_2N(CH_2)_5NH_2$（戊二胺俗称尸胺）；由组氨酸脱羧后生成组胺，人体内的组胺过多，可引起过敏、发炎反应、胃酸分泌等，也可以影响脑部神经传导。

 课堂互动

请问当人食用了不新鲜的鱼后，为什么会出现中毒过敏现象？

3. 与茚三酮反应

α-氨基酸溶液与茚三酮的水合物共热，经过一系列反应，得到蓝紫色的化合物（含亚氨基的氨基酸如脯氨酸、羟脯氨酸与茚三酮呈黄色），该颜色反应称为 α-氨基酸的显色反应。这是鉴别 α-氨基酸最灵敏、最简便的方法。凡含有 α-氨酰基结构的化合物，如多肽和蛋白质都有此显色反应。例如：

（反应式图）+ $H_2NCHCOOH$ $\xrightarrow{\triangle}$ （蓝紫色产物）+ $RCHO + CO_2\uparrow$

水合茚三酮　　　　　　　　　　　　　　（蓝紫色）

该反应中释放的 CO_2 量与氨基酸的量成正比，故又可用于氨基酸的定量分析。

知识链接

矿物质、微量元素的 "搬运工"

人体在补充了钙、铁、锌、硒等各种矿物质和微量元素后，需要氨基酸和蛋白质将它们搬送到身体各处。因此，氨基酸是人体内各种矿物质和微量元素的"搬运工"。如缺少氨基酸，这些微量元素和矿物质就不能被有效地送到人体的各个器官，仍然会导致体内矿物质和微量元素的缺乏。幼儿身体处于快速生长发育的阶段，对钙的需求量很大，补钙的同时一定要注意不能缺少氨基酸。注意饮食结构平衡，多吃蛋、奶、肉、鱼、大豆等。

三、多肽

肽是氨基酸分子之间通过氨基与羧基之间脱水缩合而形成的化合物。其中的酰胺键（—CONH—）称为肽键。例如：

由 2 分子氨基酸形成的肽称为二肽；如果 2 种不同的氨基酸，由于组合方式和排列顺序不同，形成的二肽有 2 种；3 种不同的氨基酸，形成的三肽有 6 种。例如，甘氨酸和丙氨酸形成的 2 种二肽，结构式如下：

$$H_2NCH_2CNHCHCOOH \quad\quad H_2NCHCNHCH_2COOH$$

甘氨酰丙氨酸　　　　　　丙氨酰甘氨酸

3 个以上氨基酸由多个肽键结合起来形成的肽称为多肽，相对分子质量高于 10^4 的多肽称为蛋白质，许多种氨基酸形成的多肽可达数千或上万个，这也是只有 20 几种 α-氨基酸就能形成数目十分巨大的蛋白质群的原因。

在肽分子中，通常将带有游离氨基的写在左端称为 N-端，将带有游离羧基的写在右端称为 C-端。多肽中的每个氨基酸单位称为氨基酸残基，氨基酸残基的数目等于成肽的氨基酸分子数目。命名肽时以 C-端氨基酸残基为母体，保留原名，从 N-端开始，将其他氨基酸残基的"酸"字改为"酰"字，依次列在母体名称前面。例如：

$$H_2NCHCNHCH_2CONHCHCOOH$$

丙氨酰甘氨酰天门氨酸

为了书写简便，也可用氨基酸的中文词头或英文缩写符号表示，氨基酸之间用"-"或"·"隔开。如上述三肽的名称可简写为丙-甘-天门或丙·甘·天门（Ala·Gly·Asp）。比较复杂的多肽一般只用俗名。

人体生命的司令部——活性肽

活性多肽（HGH）是一种由人体脑下垂体分泌的具有特殊功能的肽，又称为人类生长素（HGH）。HGH 是由 191 个氨基酸组成，主要分布在神经组织和其他组织器官中。活性肽像一个自动运作的监视器，密切监视细胞的表达、复制过程。当细胞分裂、复制正常时，活性肽就保证细胞的正常分裂和蛋白质的正常合成；当细胞分裂出现错误时，活性肽就立即命令错误细胞的复制停下来并对它进行修复。活性肽能及时剪切、剪接和修复异常错误细胞，保证蛋白质的正常合成，保证人体处于健康状态。正是因为有了活性肽的存在才保证了生命体各种组织的正常生长，该合成时合成，该复制时复制，更关键是怎样合成和复制都要听活性多肽的指挥，因此活性肽为人体生命的"司令部"。补充活性多肽对防治心脑血管疾病、骨关节疾病、内分泌系统疾病、消化道疾病、糖尿病及肿瘤等具有很重要的意义。

四、蛋白质的分类和结构

蛋白质是由 20 多种 α-氨基酸通过肽键连接而成的高分子化合物。组成蛋白质的主要元素有 C、H、O、N、S。有些蛋白质还含有 Fe、Zn、Mn、P、I 等其他元素。任何生物样品中，1g 氮（N）存在于 6.25g 的蛋白质中，6.25 称为蛋白质系数，化学分析中，可通过测定生物样品中的氮含量来换算出其中蛋白质的大致含量。

1. 蛋白质的分类

蛋白质的结构复杂、种类繁多，一般按其化学组成不同可分为单纯蛋白质和结合蛋白质两大类。单纯蛋白质仅由 α-氨基酸组成，如乳清蛋白、蛋清蛋白、角蛋白和丝蛋白等；结合蛋白质由单纯蛋白质和非蛋白质（又称为辅基）两部分结合而成，如脂蛋白、糖蛋白、核蛋白和血红蛋白等。蛋白质水解后，除生成 α-氨基酸外，还有糖、脂肪、色素、含铁和磷化合物等；根据蛋白质的形状可分为球状蛋白和纤维蛋白；按生理功能可分为酶蛋白、激素蛋白、受体蛋白和调节蛋白等。

2. 蛋白质的结构

蛋白质的结构通常分为一级、二级、三级和四级结构，一级结构又称为初级结构或基本结构。由一条肽链组成的蛋白质只有一、二、三级结构，两条以上的才可能有四级结构。

蛋白质的一级结构是指蛋白质肽链中氨基酸残基的排列顺序。肽键在一级结构中的主键，蛋白质分子中有一条或多条多肽链，多肽链是蛋白质的基本结构。

$$H_2N-CHR-CO-NH-CHR-CO-NH-CHR-CO-NH-CHR-CO-OR$$

蛋白质的空间结构是多肽链在自然状态下的存在构象，包括蛋白质的二、三、四级结构。氢键、二硫键、盐键（静电引力）、疏水键和范德华力等是维系和固定蛋白质空间结构的副键（图 13-5）。多肽链之间借助链内氢键的作用力，盘曲、折叠成 α-螺旋和 β-折叠，称为蛋白质的二级结构（图 13-6）。

图 13-5 维系蛋白质空间结构的副键

图 13-6 蛋白质的 α-螺旋结构

蛋白质分子结构在二级结构的基础上，主要通过疏水键等副键的相互作用，进一步盘曲折叠形成更稳定的三级结构。三级结构对蛋白质的性质和生理功能起着重要作用，多肽链折叠卷曲后会在分子表面形成某些具有生理功能的区域，如酶中心，图 13-7 为肌红蛋白的三级结构。蛋白质的四级结构是指由两条或多条具有三级结构的多肽链通过副键相互缔合而成

图 13-7　肌红蛋白的三级结构

图 13-8　血红蛋白的四级结构

的复杂空间结构，如图 13-8 为血红蛋白的四级结构。蛋白质结构的复杂性和差异性，决定了其特殊的理化性质和生物活性。

五、蛋白质的性质

蛋白质分子中存在着游离的羧基和氨基，所以具有一些与氨基酸相似的性质；同时由于蛋白质是高分子化合物，又具有一些特性。

1. 两性电离及等电点

蛋白质和氨基酸一样也是两性物质，也会发生两性电离，不同的蛋白质也具有不同的等电点（如表 13-2）。蛋白质分子在水溶液中的电离情况如下：

$$P\diagdown \begin{matrix} NH_2 \\ COOH \end{matrix}$$

$$P\diagdown \begin{matrix} NH_3^+ \\ COOH \end{matrix} \underset{H^+}{\overset{OH^-}{\rightleftharpoons}} P\diagdown \begin{matrix} NH_3^+ \\ COO^- \end{matrix} \underset{H^+}{\overset{OH^-}{\rightleftharpoons}} P\diagdown \begin{matrix} NH_2 \\ COO^- \end{matrix}$$

蛋白质阳离子　　　　蛋白质两性离子　　　　蛋白质阴离子
pH$<$pI　　　　　　pH$=$pI　　　　　　pH$>$pI

等电点时，蛋白质分子呈电中性，其溶解度、黏度、渗透压和膨胀性都最小，可用于分离纯化和分析鉴定蛋白质。大多数蛋白质的 pI 在 5.0 左右，因此在人的体液和血液、组织液中（pH 约为 7.4），大多数蛋白质以负离子形式存在或与 Na^+、K^+、Ca^{2+} 和 Mg^{2+} 等阳离子结合成盐。蛋白质和蛋白质盐可组成缓冲对，在血液中起着重要的缓冲作用。

表 13-2　一些蛋白质的等电点

蛋白质	来源	pI	蛋白质	来源	pI
白明胶	动物皮	4.8~4.85	血清蛋白	马血	4.88
乳球蛋白	牛乳	4.5~5.5	血清球蛋白	马血	5.4~5.5
酪蛋白	牛乳	4.6	胃蛋白酶	猪胃	2.75~3.0
卵清蛋白	鸡卵	4.84~4.90	胰蛋白酶	胰液	5.0~8.0

2. 变性

受某些物理因素（如加热、高压、紫外光和超声波等）和化学因素（如强酸、强碱、有机溶剂、重金属盐和尿素等）的影响，蛋白质分子中空间结构发生改变，从而导致理化性质和生物活性随之变化，这种现象称为蛋白质的变性。变性的实质是维系蛋白质分子空间结构的副键受到破坏，使其正常的空间结构松弛。在温和条件下，蛋白质分子结构变化不大，一旦除去变性因素，蛋白质仍能恢复原有的性质，这种变性称为可逆变性；如尿素、氯化钠等引起蛋白质的变性。相反，如高温，Hg^{2+}、Pb^{2+}、Cu^{2+} 等重金属离子造成的蛋白质变性不可恢复，称为不可逆变性。

课堂互动

在医学上，利用放射线使癌细胞变性破坏用于癌肿瘤的放疗；高温、高压、紫外线和酒精使细菌或病毒的蛋白质变性凝固而死亡用于消毒灭菌；口服大量的蛋清或牛奶、豆浆使重金属与之生成不溶的变性蛋白质用于重金属中毒急救等。在药学上，中药提取时利用乙醇使浸出液中蛋白质变性沉淀而除去蛋白杂质。那么，请问具有生物活性的蛋白质（如酶、激素、抗血清和疫苗等）制备或保存时，为了不使其失活，应该注意些什么？

3. 沉淀

蛋白质是高分子化合物，分子颗粒直径范围为 $0.001\sim0.1\mu m$，因此其水溶液具有胶体溶液的特性，如不能透过半透膜、电泳等。在通常情况下，蛋白质分子颗粒表面含有许多亲水基团（如氨基、羧基、羟基、巯基和肽键等），与水分子结合，形成水化膜，使蛋白质颗粒均匀分散在水中而难以聚沉；另外，蛋白质溶液在非等电点时，都带有相同的电荷，同性排斥，使蛋白质不易凝聚。即水化膜的存在和带有同种电荷是蛋白质溶液稳定的两个主要因素。

要使蛋白质凝聚沉淀，必须破坏蛋白质溶液稳定的两个因素。调节蛋白质溶液的 pH 至 pI，使蛋白质分子呈电中性，再加入适当的脱水剂除去水化膜，则蛋白质分子凝聚从溶液沉淀析出。沉淀蛋白质的方法有盐析（NaCl、Na_2SO_4）；加入脱水剂（乙醇、丙酮）、重金属盐（Hg^{2+}、Cu^{2+}、Pb^{2+}）和生物碱沉淀试剂（鞣酸、苦味酸）等。

4. 颜色反应

蛋白质分子中的肽键和氨基酸残基能与某些试剂生成有颜色的化合物。利用这些性质，可对蛋白质进行定性鉴定和定量分析。

（1）缩二脲反应　蛋白质在碱液中与硫酸铜溶液作用呈红紫色，称为缩二脲反应。

（2）茚三酮反应　蛋白质溶液与水合茚三酮溶液共热产生蓝紫色，称为茚三酮反应。

（3）黄蛋白反应　蛋白质分子中含有苯丙氨酸、色氨酸或酪氨酸等含苯环的氨基酸残基时，遇浓硝酸产生沉淀，再加热沉淀变为黄色，此反应称为黄蛋白反应。

（4）米伦反应　蛋白质分子中含有酪氨酸残基时，在其溶液中加入米伦（Millon）试剂（硝酸汞和硝酸亚汞的硝酸溶液）就会产生白色沉淀，再加热则变暗红色，该反应称为米伦反应。这是酪氨酸分子中酚基所特有的反应。

第五节
油 脂

油脂是油和脂肪的总称，室温下呈液态的称为油，如花生油、豆油和芝麻油等，通常来源于植物；室温下呈固态或半固态的称为脂肪，如猪油、牛脂和羊脂等，通常来源于动物。油脂广泛存在于动植物体内，是生物维持生命活动不可缺少的物质。它是动物体内主要的能源物质，同时，对脂溶性维生素 A、维生素 D、维生素 E 和维生素 K 在体内的吸收起着十分重要的作用。

一、油脂的组成和结构

从化学结构和组成来看，油脂是甘油和 3 分子高级脂肪酸形成的酯类混合物。它的结构通式如下：

$$
\begin{array}{l}
CH_2O-\overset{\displaystyle O}{\overset{\|}{C}}-R \\
CHO-\overset{\displaystyle O}{\overset{\|}{C}}-R' \\
CH_2O-\overset{\displaystyle O}{\overset{\|}{C}}-R''
\end{array}
$$

其中 R、R′、R″ 相同为单甘油酯，不同为混甘油酯，组成油脂的高级脂肪酸绝大多数是偶数碳原子直链的饱和羧酸和不饱和羧酸，其中以含 16 个和 18 个碳原子的为最常见。表 13-3 中是组成油脂常见的高级脂肪酸。在自然界存在的油脂中，大多为混甘油酯，天然油脂多是各种混甘油酯的混合物。含较多低级脂肪酸和不饱和脂肪酸的油脂，常温下一般为液态；含较多饱和高级脂肪酸的油脂，常温下一般为固态。

表 13-3　常见的高级脂肪酸

类型	名称	结构式
饱和脂肪酸	软脂酸(十六碳酸)	$CH_3(CH_2)_{14}COOH$
	硬脂酸(十八碳酸)	$CH_3(CH_2)_{16}COOH$
	花生酸(二十碳酸)	$CH_3(CH_2)_{18}COOH$
	巴西棕榈酸(二十四碳酸)	$CH_3(CH_2)_{22}COOH$
不饱和脂肪酸	油酸(9-十八碳烯酸)	$CH_3(CH_2)_7CH=CH(CH_2)_7COOH$
	亚油酸(9,12-十八碳二烯酸)	$CH_3(CH_2)_3(CH_2CH=CH)_2(CH_2)_7COOH$
	亚麻酸(9,12,15-十八碳三烯酸)	$CH_3(CH_2CH=CH)_3(CH_2)_7COOH$
	花生四烯酸(5,8,11,14-二十碳四烯酸)	$CH_3(CH_2)_3(CH_2CH=CH)_4(CH_2)_3COOH$
	EPA(5,8,11,14,17-二十碳五烯酸)	$CH_3(CH_2CH=CH)_5(CH_2)_3COOH$
	DHA(4,7,10,13,16,19-二十六碳六烯酸)	$CH_3(CH_2)_4(CH_2CH=CH)_6(CH_2)_2COOH$

知识链接

不饱和脂肪酸和脑黄金

分子中含有一个或多个双键的脂肪酸为不饱和脂肪酸。亚油酸、亚麻酸和花生四烯酸等不饱和脂肪酸在人体内不能合成，必须从膳食中摄取，对人体的生长和健康是必不可少的，被称为人体内的"必需脂肪酸"。可降低血中胆固醇和甘油三酯；是合成人体内前列腺素和凝血噁烷的前驱物质；降低血液黏稠度，改善血液微循环；提高脑细胞的活性，增强记忆力和思维能力。二十六碳六烯酸（DHA）是从海洋鱼类及甲壳类动物体内所含的油脂中分离而得，是大脑所需要的营养物质，被誉为"脑黄金"。还具有抗衰老、降血脂、抗动脉粥样硬化、抗血栓等作用。食物中富含 DHA 的有大豆、鱼眼、鱼鳞等。

二、油脂的性质

纯净的油脂无色、无味、无臭，但一般油脂因能溶解色素和维生素常常有颜色和气味。油脂比水轻，不溶于水，易溶于有机溶剂。天然油脂没有固定的熔点和沸点。

油脂是脂肪酸的甘油酯，含不饱和脂肪酸的油脂中含有双键，所以油脂主要体现酯和碳碳双键的性质。

1. 皂化

油脂在酸、碱或酶作用下都能发生水解反应。如在碱性溶液下水解，生成 1 分子甘油和 3 分子高级脂肪酸盐。例如：

$$\begin{matrix} CH_2O-\overset{O}{\overset{\|}{C}}-R \\ | \\ CHO-\overset{O}{\overset{\|}{C}}-R \\ | \\ CH_2O-\overset{O}{\overset{\|}{C}}-R \end{matrix} +3NaOH \xrightarrow{\triangle} \begin{matrix} CH_2OH \\ | \\ CHOH \\ | \\ CH_2OH \end{matrix} +3RCOONa$$

肥皂

日常使用的肥皂就是高级脂肪酸钠盐。因此，油脂在碱性溶液中的水解被称为皂化。 1g 油脂完全皂化所需要的氢氧化钾的质量（mg），称为皂化值，根据皂化值的大小，可以判断油脂的平均分子量。

知识链接

肥皂的乳化作用

常用的普通肥皂为硬肥皂，是指高级脂肪酸的钠盐，可作为洗涤用品；高级脂肪酸的钾盐肥皂为软肥皂，医药上常用软肥皂作为灌肠剂或乳化剂。肥皂分子的结构分为两部分：一部分是极性（的）易溶于水的亲水基（羧酸钠盐—COO^-Na^+），一部分是非极性（的）不溶于水的憎水基或亲油基（链状的烃基—R）。肥皂在洗涤时分子中的憎水烃基部分溶于污垢中的油滴中，而亲水部分则暴露在油滴外面分散于水中，这样每一滴油滴被许多肥皂分子包围着而悬浮在水中形成乳浊液，通过机械揉搓或水的冲洗，油滴就脱离纺织物进入水中，从而达到洗涤目的，这种油滴分散在肥皂水中的现象叫做乳化，具有乳化作用的物质叫做乳化剂（图 13-9）。

(a) 肥皂分子的结构　　　　　　(b) 肥皂的乳化原理

图 13-9　肥皂的结构和乳化原理示意图

---

2. 加成

含不饱和脂肪酸的油脂中含有双键，可以与氢、碘等发生加成反应。

（1）**加氢**　通常将油脂的氢化反应又称为油脂的硬化，含不饱和脂肪酸的油脂可通过催化加氢由液态变为固态或半固态，这种油脂为硬化油。硬化油较稳定，便于储存和运输，可作为制肥皂的原料。

（2）**加碘**　碘也可以与油脂中的碳碳双键发生加成反应。100g 油脂所能吸收碘的质量

（g）称为碘值。根据碘值，可以判断油脂的不饱和程度。

3. 酸败

油脂在空气中放置过久，逐渐发生变质，产生难闻气味同时颜色加深，这种现象称为油脂的酸败。空气、光、热、水分和微生物都可以加速油脂的酸败。中和 1g 油脂中的游离脂肪酸所需要的氢氧化钾的质量（mg）称为油脂的酸值。酸值越大，说明油脂酸败程度越严重。

皂化值、碘值和酸值是油脂质量分析中的三个重要理化指标，国家对不同油脂的皂化值、碘值、酸值有一定的要求，符合国家规定标准的油脂才可供药用和食用。

课堂互动

为了防止油脂酸败，请同学们想想应如何储存油脂？

本章小结

？ 目标检测

一、选择题

（一）单项选择题

1. 下列试剂不能用于鉴别果糖和蔗糖的是（　　）。

A. 托伦试剂 　　　　　 B. 斐林试剂 　　　　　 C. 班氏试剂 　　　　　 D. 塞利凡诺夫试剂

2. 下列具有还原性的化合物是（　　）。

A. 葡萄糖苷 　　　　　 B. 纤维素 　　　　　 C. 果糖 　　　　　 D. 蔗糖

3. 下列能形成内盐的化合物是（　　）。

A. CH_3CH_2COOH　　　B. $\underset{\underset{Br}{|}}{CH_3CHCOOH}$　　　C. $\underset{\underset{OH}{|}}{CH_3CHCOOH}$　　　D. $\underset{\underset{NH_2}{|}}{CH_3CHCOOH}$

4. 临床上检验糖尿病患者尿液中葡萄糖的常用试剂是（　　）。

A. 班氏试剂 　　　　　 B. 托伦试剂 　　　　　 C. 溴水 　　　　　 D. 苯肼

5. 油脂酸败的主要原因是（　　）。

A. 加氢 　　　　　 B. 加碘 　　　　　 C. 氧化 　　　　　 D. 硬化

6. 氨基酸和蛋白质的共性是（　　）。

A. 发生缩二脲反应 　　B. 两性电离和等电点 　　C. 含有肽键 　　　　　 D. 可水解

7. 酒精消毒杀菌的原理是（　　）。

A. 盐析 　　　　　 B. 溶解 　　　　　 C. 变性 　　　　　 D. 还原

8. 能使蛋白质沉淀的试剂是（　　）。

A. 稀 HCl 　　　　　 B. $CuSO_4$ 溶液 　　　　　 C. 稀 NaOH 　　　　　 D. 稀 H_2SO_4

9. 血糖通常是指血液中的（　　）。

A. 葡萄糖 　　　　　 B. 果糖 　　　　　 C. 半乳糖 　　　　　 D. 糖原

10. 下列关于油脂的叙述不正确的是（　　）。

A. 油脂属于酯类 　　　　　　　　　　　　　　 B. 天然油脂没有固定的熔、沸点

C. 是高级脂肪酸的甘油酯 　　　　　　　　　　 D. 油脂都不能使溴水退色

11. 谷氨酸（$pI=3.22$）在 $pH=5.30$ 的溶液中，主要存在的结构形式是（　　）。

A. 阳离子 　　　　　 B. 阴离子 　　　　　 C. 两性离子 　　　　　 D. 中性分子

12. 构成蛋白质一级结构的主键是（　　）。

A. 肽键 　　　　　 B. 氢键 　　　　　 C. 二硫键 　　　　　 D. 盐键

（二）多项选择题

1. 与水合茚三酮作用出现蓝紫色的是（　　）。

A. 甘氨酸 　　　　　 B. 葡萄糖 　　　　　 C. 血红蛋白

D. 亮氨酸 　　　　　 E. 淀粉

2. 与葡萄糖脎晶型一样的糖脎是（　　）。

A. 乳糖脎 　　　　　 B. 果糖脎 　　　　　 C. 半乳糖脎

D. 甘露糖脎 　　　　　 E. 麦芽糖脎

3. 能用于鉴别蛋白质和氨基酸的试剂是（　　）。

A. 茚三酮试剂 　　　　　 B. 米伦试剂 　　　　　 C. 浓 HNO_3

D. 稀 HCl 　　　　　 E. NaOH，$CuSO_4$

4. 下列属于必需氨基酸的是（　　）。

A. 亮氨酸 　　　　　 B. 异亮氨酸 　　　　　 C. 丝氨酸

D. 赖氨酸　　　　　E. 精氨酸

二、完成下列反应式

1.
$$\begin{array}{c}
CHO \\
H-OH \\
HO-H \\
HO-H \\
H-OH \\
CH_2OH
\end{array} \xrightarrow[H_2O]{Br_2}$$

2.
$$\begin{array}{c}
CHO \\
HO-H \\
HO-H \\
H-OH \\
H-OH \\
CH_2OH
\end{array} \xrightarrow{稀HNO_3}$$

3.
$$\begin{array}{c}
CH_2OH \\
C=O \\
H-OH \\
H-OH \\
H-OH \\
CH_2OH
\end{array} \xrightarrow{PhNHNH_2(过量)}$$

4. $+ CH_3CH_2OH \xrightarrow{干HCl}$

5.
$CHCOOH + NaOH \longrightarrow$

6. $CH_3CH_2CHCOOH \xrightarrow[\triangle]{Ba(OH)_2}$
   (with NH_2 below)

三、鉴别下列各组化合物

1. 葡萄糖、果糖、蔗糖
2. 麦芽糖、蔗糖、淀粉
3. 蛋白质、甘氨酸、色氨酸

四、推测结构

有 3 种单糖与过量苯肼反应后，得到了相同的糖脎。其中一种单糖的链状费歇尔投影式为：

$$\begin{array}{c}
CHO \\
HO-H \\
HO-H \\
H-OH \\
H-OH \\
CH_2OH
\end{array}$$

1. 写出另外两种糖的链状费歇尔投影式，并命名之。
2. 写出这 3 种糖的环状哈沃斯式（吡喃型和呋喃型）及它们的名称。

（卫月琴）

第十四章 ▷▷▷ CHAPTER 14

萜类和甾体化合物

知识目标

1. 掌握萜类和甾体化合物的基本结构特征。
2. 了解萜类和甾体化合物的分类及主要用途。

能力目标

1. 学会识别萜类和甾体化合物的类别。
2. 依据萜类和甾体化合物的结构推测其主要性质，并能了解它们的用途。

✎ 有机化学与药学

　　萜类和甾体化合物是重要天然化合物，广泛存在于自然界中，主要来源于动植物体内，它们有的是某些药用植物的有效成分，能直接用于治疗疾病。例如，穿心莲内酯滴丸的主要成分是穿心莲内酯，为双环二萜，临床上用于治疗急性痢疾、胃肠炎、咽喉炎、感冒发热等；对乳腺癌、卵巢癌等具有良好疗效的紫杉醇也是萜类化合物。有的是甾体激素类药物或合成药物的原料，例如，可的松是肾上腺皮质激素类药物，主要应用于肾上腺皮质功能减退症的替代治疗，亦可应用于过敏性和炎症性疾病。

穿心莲内酯(抗炎药)　　　　可的松(抗过敏药)

第一节
萜类化合物

　　萜类化合物是挥发油（又称精油）的主要成分，存在于许多植物的花、果、叶、茎及根中，挥发油有挥发性，大多是芳香气味的油状物质，可随水蒸气蒸馏出来而又与水不相混溶，挥发油常有一定的生理活性，在临床上具有祛痰、止咳、发汗、抗菌、驱虫、祛风、镇痛等作用。其化学结构分属不同的类别，其中有些是萜类及其含氧衍生物，例如，罗勒油、柠檬油、薄荷油等均含有萜类化合物。

罗勒烯
（存在于罗勒油、薰衣草油）

苧烯
（存在于柠檬油、橘子油中）

薄荷醇
（存在于薄荷油中）

一、萜类化合物的结构

萜原意为"十"的意思，萜类化合物是指分子中碳原子数为 10 或 10 的倍数化合物。研究发现，萜类化合物分子中所含碳原子数实际上是 5 的倍数。例如，月桂烯存在于月桂油、黄柏油中，分子式为 $C_{10}H_{16}$，其结构可看作 $(C_5H_8)_2$，是指由 2 个异戊二烯单元由头尾连接而成；其他萜类化合物的分子结构也含有若干个异戊二烯单元且按一定方式相连接。

月桂烯　　　　α-蒎烯　　　　山道年

因此，萜类化合物是由若干个异戊二烯单元组成，可以用通式 $(C_5H_8)_n$（双键及氢原子的数目可以有差别）来表示，其碳架结构由异戊二烯单元以头-尾（或非头-尾），少数以头-头或尾-尾顺序连接而成，这个规律称为异戊二烯规则。异戊二烯的碳架通常表示为：

异戊二烯(2-甲基-1,3-丁二烯)　　　　异戊二烯单元

二、萜类化合物的分类

萜类化合物的碳架可看作是异戊二烯的聚合体，对萜分子中进行异戊二烯单元划分，按其所含异戊二烯单元的数目，萜类可分为以下几类（见表 14-1）。

表 14-1　萜类化合物的分类

异戊二烯单元数目	碳原子数	类别	实例
2	10	单萜类	α-蒎烯、薄荷醇、冰片
3	15	倍半萜类	金合欢醇、愈创木萜、山道年
4	20	二萜类	丹参酮、维生素 A、紫杉醇
6	30	三萜类	甘草次酸
8	40	四萜类	胡萝卜素
>8	>40	多萜类	

萜类化合物也可以根据碳架的不同分为链状和环状，环状又分为单环、双环和多环等。在自然界中，单萜或倍半萜化合物大多数是某些挥发油的主要成分；二萜、三萜或多萜

类化合物则多为植物的树脂、皂苷或色素的主要成分。

（一）单萜类

单萜化合物 $(C_5H_8)_2$ 是指由 2 个异戊二烯单元组成，含 10 个碳原子，根据 2 个异戊二烯单元的相互连接方式不同，可分为链状、单环和双环单萜类。

1. 链状单萜类

链状单萜（类）化合物的基本碳架为：

柠檬醛是开链单萜中最重要的代表物，柠檬醛又称香叶醛、橙花醛，是香茅属植物柠檬草挥发油的主要成分，广泛存在于柠檬草油、山苍子油和柑橘类叶油等中。柠檬醛分子式为 $C_{10}H_{16}O$，一般为无色或淡黄色的液体，具有强烈的柠檬香味，可用作香料，也是合成维生素 A 的主要原料；天然柠檬醛是 α-、β-两种顺反异构体的混合物。例如：

香叶醛　　　　　　　橙花醛

α-柠檬醛(E构型)　　　β-柠檬醛(Z构型)

2. 单环单萜类

单环单萜化合物的基本碳架为：

萜烷

单环单萜类分子中都含有一个六元碳环，薄荷醇是典型的代表物。薄荷醇又称薄荷脑、3-萜醇，是薄荷中薄荷油的主要成分，系由薄荷的叶、茎中所提取。薄荷醇分子式为 $C_{10}H_{20}O$，为无色针状或白色晶体，其分子中含有 3 个不相同的手性碳原子，理论上应有 8 种旋光异构体，但天然薄荷醇中只有一种左旋体，比旋光度-48°。（-)-薄荷醇具有薄荷香气并有清凉作用，在医疗上用作杀菌清凉剂、祛风剂及防腐剂，是清凉油、人丹等的主要成分之一。皮肤科外用搽剂中也常加入薄荷醇，用以止痛止痒，薄荷醇还被添加到润喉糖、牙膏等食品或化妆品中。

薄荷醇(3-萜醇)　　　　　　(-)-薄荷醇

重要的双环单萜类化合物

双环单萜化合物的基本碳架主要为：

蒎烷　　　莰烷

双环单萜类分子中都含有两个碳环，其中一个是六元环，另一个可以是三元环、四元环或五元环。它们的某些不饱和衍生物如蒎烯型、莰烯型及其含氧衍生物广泛存在于植物中，其中最常见的化合物是 α-蒎烯、龙脑和樟脑，它们属于桥环化合物。例如：

α-蒎烯　　龙脑(2-莰醇)　　樟脑(2-莰酮)

α-蒎烯存在于松木、针叶中，是松节油的主要成分，分子式为 $C_{10}H_{16}$，为无色透明液体，有树脂气味，松节油有局部止痛作用，是跌打药酒的成分。α-蒎烯又是合成冰片、樟脑等的重要原料。

龙脑又称 2-莰醇、冰片，主要存在于热带植物龙脑的挥发油中，分子式为 $C_{10}H_{18}O$，为无色片状晶体，有清凉气味，具有发汗、镇痉、止痛等作用，是复方丹参滴丸的成分之一，也是人丹、冰硼散等中药制剂的主要成分。

樟脑又称 2-莰酮，主要存在于樟树中，将樟树的枝、干、叶等切碎，用水蒸气蒸馏可得到樟脑。樟脑分子式为 $C_{10}H_{16}O$，为白色闪光晶体，樟脑制剂曾一度广泛用作强心药，是呼吸及循环系统的兴奋剂，对循环性虚脱或急性心功能衰竭者有效。樟脑易升华，有使人愉快的香味，有驱虫作用，常用作衣服的防蛀剂。

课堂互动

请你试着依据异戊二烯规则划分薄荷醇、冰片的异戊二烯单元。

（二）倍半萜类

倍半萜化合物 $(C_5H_8)_3$ 是指由 3 个异戊二烯单元组成，含 15 个碳原子，倍半萜是挥发油的主要成分，其含氧衍生物大多具有生物活性。例如：

金合欢醇　　　愈木创薁

金合欢醇又称法呢醇，属于链状倍半萜，天然金合欢醇存在于柠檬草油、香茅油等精油中，分子式为 $C_{15}H_{26}O$，为无色油状液体，具有特有的青香韵的铃兰花香气，纯度为 96% 以上的金合欢醇可作为铃兰、紫罗兰、素心兰香型香精的调和香料。

愈创木薁又称愈创蓝油烃，属于二环倍半萜，来源于杜鹃花科植物兴安杜鹃，分子式为

$C_{15}H_{18}$，是蓝色油状液体或浅蓝紫色片状结晶，有抗炎和兴奋子宫的作用，用作抗炎剂；也可用于治疗冻疮及促进伤口愈合。

（三）二萜类

二萜化合物 $(C_5H_8)_4$ 是指由 4 个异戊二烯单元组成，含 20 个碳原子，有链状、单环、双环、三环等多种结构。二萜类在自然界分布广泛，是植物的乳汁及树脂的主要成分，绝大多数不能随水蒸气蒸馏。例如：

植物醇

维生素A

植物醇又名叶绿醇，属于链状二萜。叶绿醇是叶绿素的一个组成部分，分子式为 $C_{20}H_{39}OH$，用碱水解叶绿素可得叶绿醇，叶绿醇是合成维生素 K_1 及维生素 E 的原料。

维生素 A 属于单环二萜，为淡黄色结晶，又叫视黄醇，主要存在于奶油、蛋黄和动物肝脏中，特别是鱼肝中含量更丰富。维生素 A 分子式为 $C_{20}H_{30}O$，是一种脂溶性维生素，是人与哺乳动物正常生长发育所必需的物质，如缺乏维生素 A 则发育不健全，皮肤粗糙，并能引起眼角硬化症、眼睛干燥和夜盲症。

丹参酮Ⅰ   丹参酮ⅡA

丹参酮Ⅰ、丹参酮ⅡA属于类似四环二萜，来源于双子叶植物唇形科丹参的根、茎中，是总丹参酮的主要成分，具有抗菌、消炎、活血化瘀、促进伤口愈合等多方面作用，丹参酮Ⅰ、丹参酮ⅡA为棕红色或橘红色针状结晶，丹参酮ⅡA的磺化产物丹参酮ⅡA磺酸钠，临床上证明治疗心绞痛效果显著，是治疗冠心病的新药。

 课堂互动

请你试着依据异戊二烯规则划分金合欢醇、愈创木薁、维生素 A 的异戊二烯单元。

（四）其他萜类

其他萜类化合物多为植物的树脂、皂苷或色素的主要成分，人参、甘草、桔梗、三七、茯苓等中药含有三萜类化合物，南瓜和胡萝卜中 α-胡萝卜素、β-胡萝卜素为四萜类化合物。三萜、四萜类化合物都有较强的生理活性。例如，α-胡萝卜素能抑制肺癌、肝癌及皮肤癌；而 β-胡萝卜素，它具有共轭多烯链结构，分子中碳链中间（虚线处）在酶的作用下发生断裂，可分解成 2 分子维生素 A，由于 β-胡萝卜素在体内显示出这种维生素 A 的活性，故称它为维生素 A 原，其结构式为：

β-胡萝卜素

第二节
甾体化合物

甾体化合物是另一类重要的天然化合物，主要存在于动物体内，并具有一定的生理活性，对生物体的生命活动起着重要作用，与医药有着极为密切的联系。

一、甾体化合物的结构

甾体化合物结构很复杂，但它们都含有一个基本结构——甾烷，甾烷是由 3 个六元环和 1 个五元环稠合而成的环戊烷并多氢化菲，甾烷的基本骨架如下：

多氢化菲　环戊烷
（甾烷）

甾体化合物的"甾"是象形字，它形象地表示甾体化合物的结构特征，甾字中的"田"表示 A、B、C、D 4 个环，"巛"则表示环上的 C-10、C-13 及 C-17 上的 3 个侧链，其中 C-10、C-13 上的 2 个侧链通常是甲基，称为角甲基；C-17 上为烃基或取代烃基。甾体化合物的一般结构式为：

通常地，甾体化合物在 C-3、C-12 上连有羟基或酮基，环上饱和度不一，多数是甾烷或甾烯的含氧衍生物如胆固醇、胆酸等。

胆固醇　　　　　　　　　　　　　胆酸

二、甾体化合物的命名

用系统命名法命名时，首先是选择相应的甾烷母环作为母体，其次是取代基的位次、数目、名称及构型的标识，母环为甾烯时，或用"Δ"表示双键，并在"Δ"右上角标明双键的位次，实线连接的取代基为 β-构型，虚线则为 α-构型。常见基本甾体母环及重要化合物见表 14-2。

表 14-2 常见基本甾体母环及重要化合物

甾体基本母环	结构特征	实 例
甾烷	C-10、C-13 上无角甲基 C-17 上无取代基	5β-甾烷
雌甾烷	C-10 上无角甲基 C-13 上有角甲基 C-17 上无取代基	$3\beta,17\alpha$-二羟基雌甾-1,3,5-三烯
雄甾烷	C-10、C-13 上有角甲基 C-17 上无取代基	17α-甲基-17β-羟基-4-雄甾烯-3-酮
孕甾烷	C-10、C-13 上有角甲基 C-17 上是乙基	$17\alpha,21$-二羟基孕甾-4-烯-3,11,20-三酮-21-醋酸酯
胆甾烷	C-10、C-13 上有角甲基 C-17 上是取代烃基	Δ^5-3β-羟基胆甾烯
麦角甾烷	C-10、C-13 上有角甲基 C-17 上是取代烃基	3β-羟基麦角甾-5,7,21-三烯

自然界的甾体化合物也常用其来源或性质的俗称。Δ^5-3β-羟基胆甾-5-烯来源于胆石俗称胆固醇，3α,7α,12α-三羟基胆甾酸来源于动物胆汁俗称胆甾酸。

课堂互动

请试着命名下列化合物。

1.

2.

三、甾体化合物的分类

（一）甾醇类

甾醇又称为固醇，分布很广，通常以游离态或酯、苷的形式存在于动植物体内，天然甾醇在 C-3 上有 1 个羟基，且多数为 β-构型。

1. 胆甾醇

胆甾醇又称胆固醇，因最初从胆石中发现而得名。它是一种动物甾醇，广泛存在于动物的脂肪、血液和胆中，心、肝、蛋黄、鱼卵和蟹黄中含量也较多。胆固醇的基本母环是胆甾烷，其结构特征是 C-3 上连有 β 构型的羟基，C-5 与 C-6 间为双键，C-17 上连有 8 个碳原子的烷基，结构式如下：

3β-羟基胆甾-5-烯(胆固醇)

胆固醇为无色或略带黄色的固体，不能被皂化。胆固醇对于生命来说非常重要，它不仅参与形成细胞膜，而且是合成胆汁酸、维生素 D 以及甾体激素的原料。胆固醇摄入多了，或血液中低密度胆固醇低，就容易引起高胆固醇血症，进而会形成冠状动脉粥样硬化性心脏病等所谓的"富贵病"。

2. 麦角甾醇

麦角甾醇又称麦角固醇，因其来源于酵母和麦角中而得名。麦角固醇是一种重要的植物甾醇，为白色片状或针状晶体，麦角固醇的基本母环是麦角甾烷，其结构特征是：C-3 上连有 β-构型的羟基，C-5、C-7、C-21 处有 3 个双键，C-17 上连有 9 个碳原子的烯基，麦角甾醇受到紫外线照射时，发生一系列变化，B 环中的 C-8、C-9 间断键生成维生素 D_2，它们的结构式如下：

3β-羟基麦角甾-5,7,21-三烯(麦角固醇)　　　　　　维生素D_2

知识链接

维生素 D 的来源及生理作用

　　维生素 D 为固醇类衍生物，是一类抗佝偻病维生素的总称，其主要生理作用是能调节钙、磷代谢，促进骨骼正常发育，人体缺乏它时，便患软骨病（佝偻病），所以儿童需服用维生素 D，多晒太阳。维生素 D 属于动植物甾醇如 7-脱氢胆甾醇或麦角甾醇的开环衍生物，目前已知至少有 10 种维生素 D，其中活性较高的是维生素 D_2（麦角骨化醇）和维生素 D_3（胆骨化醇），它们是经麦角甾醇或 7-脱氢胆甾醇（以胆甾醇结构为基础，C-7 与 C-8 间为双键），在紫外线照射下，分别转化得到的，结构式如下：

3β-羟基胆甾-5,7-二烯(7-脱氢胆甾醇)　　　　　　　维生素 D_3

（二）胆甾酸类

　　胆酸、7-脱氧胆酸等来源于动物胆汁中，故称为胆甾酸，其中最重要的是胆酸，其次是 7-脱氧胆酸。胆酸的基本母环为胆甾烷，其结构特征是：分子中无双键，C-3、C-7 和 C-12 上连有 3 个 α-构型的羟基，C-17 上连有 5 个碳原子的侧链，链端为羧基。胆酸为白色或类白色粉末，在动物胆汁中分别与甘氨酸、牛磺酸（$H_2NCH_2CH_2SO_3H$）等结合形成胆汁酸，大部分胆汁酸以甘氨胆酸或牛磺胆酸钠盐或钾盐形式存在，胆汁酸是胆汁的重要成分，在脂肪代谢中起着重要作用，胆汁盐能乳化脂肪，帮助和促进脂肪在小肠内消化与吸收。

— G: —CH_2SO_3H(牛磺胆酸)
— COOH(甘氨胆酸)

3α,7α,12α-三羟基胆甾酸(胆酸)　　　　　牛磺胆酸(或甘氨胆酸)

（三）甾体激素类

　　甾体激素又称类固醇激素，是在研究哺乳动物内分泌系统时发现的内源性物质，它们在维持生命活动、性功能及免疫调节、皮肤疾病治疗等方面有明确的作用。根据来源，甾体激素可分为肾上腺皮质激素和性激素两类。

1. 肾上腺皮质激素

　　肾上腺皮质激素是由肾上腺皮质分泌的激素。按其生理功能不同，可分为两类，一类是盐皮质激素如醛固酮，这类激素的生理功能主要是促使体内保留钠离子及排出过多的钾离子，调节水盐代谢，维持电解质平衡；另一类是糖皮质激素如皮质酮、可的松，这类激素的生理功能主要是抑制糖的氧化，促进蛋白质转化为糖，升高血糖，调节糖代谢等。肾上腺皮质激素在结构上有相似之处，它们的基本母环为孕甾烷，结构特征是：C-3 为酮基，C-4 与 C-5 间为双键，C-17 上都连有 1 个羟基乙酰基（—$COCH_2OH$），C-13 醛固酮为醛基，皮质酮则为角甲基。例如：

醛固酮　　　　　　　　皮质酮

目前使用的肾上腺皮质激素药物，临床多用作治疗皮肤病、风湿性关节炎，以及控制中毒感染等。可的松及氢化可的松具有减轻炎症及过敏反应，对氢化可的松的改性及构效关系的研究，又研制出了比氢化可的松抗炎能力强的药物，氟氢可的松的抗炎作用为氢化可的松的 15 倍，强的松龙、泼尼松龙为 4～5 倍。例如：

可的松　　　　　　氢化可的松　　　　　　氟氢可的松

2. 性激素

性激素是由性腺（睾丸、卵巢）分泌，具有促进性器官成熟、第二性征发育及维持性功能等生理作用，分为雄性激素和雌性激素两类。

（1）雄性激素　雄性动物睾丸分泌睾丸酮的雄性激素。雄性激素的基本母环为雄甾烷，结构特征为：C-3 为酮基，C-10、C-13 有角甲基，C-17 上连有羟基或酮基（无取代烃基），睾丸酮是自然界生理活性最强的雄性激素，结构式如下：

睾丸酮

（2）雌性激素　雌性动物卵巢主要分泌两种雌性激素——雌性激素与孕激素，基本母环分别为雌甾烷、孕甾烷，雌性激素的结构特征为：A 环为苯环，C-3 上连有酚羟基，C-10 上无角甲基，C-13 上有角甲基，C-17 上连有羟基或酮基，β-雌二醇是自然界生理活性最强的雌性激素；而黄体酮又称孕甾酮，是一种孕激素，黄体酮的结构特征为：C-3、C-20 有 2 个酮基，C-4 与 C-5 间为双键，C-10、C-13 上有角甲基，C-17 上是乙酰基，黄体酮的主要生理功能是阻止排卵，停止月经，减少子宫收缩，使受精卵在子宫中着床发育。结构式如下：

β-雌二醇　　　　　　黄体酮

知识链接

性激素的生理作用

　　雄性激素具有促进蛋白合成、抑制蛋白质代谢的同化作用，能够使雄性变得肌肉发达，骨骼粗壮。雌性激素在临床上主要用途是治疗绝经症状和骨质疏松，黄体酮临床上用于习惯性流产、子宫功能性出血、痛经和月经失调等疾病的治疗。此外，雌性激素药物如炔诺酮，可用作避孕药，主要用于生育控制。两类性激素可以相互转变，由尿排出；在医药方面已得到实际应用。

阅读与提高

几种重要的甾体强心苷类化合物

　　强心苷主要存在于玄参科、夹竹桃科和毛茛科植物中，强心苷由强心苷元和强心配糖体组成，具有显著的生理活性，是一类选择性强心作用的药物，又称强心苷或强心配糖基。天然强心苷结构复杂，性质不稳定，绝大多数含内酯环，易发生水解反应，其结构特征为：C-3、C-12、C-14 上为 β-构型的羟基（或衍生取代基），C-17 上连有不饱和的内酯环，配糖基均与 C-3 的羟基缩合形成强心苷。例如：

洋地黄毒苷

地辛高

　　从自然界得到的强心苷类化合物已有千余种，例如，洋地黄毒苷由玄参科植物毛地黄叶子提取得到，为白色结晶性粉末，能加强心肌收缩力、减慢心率、抑制传导，主要用于治疗充血性心功能不全等心脏疾病，是一种慢效强心苷类药物，过量使用有毒性反应。地辛高是毛花洋地黄苷丙的次级苷，由毛花洋地黄叶中的酶催化水解去除葡萄糖制备，地辛高是一种中效强心苷类药物，用于高血压、先天性心脏病等急性和慢性心功能不全治疗，控制伴有快速心率等。

　　毒毛旋花子苷 K 为常用速效强心苷类药物，作用较洋地黄毒苷、地辛高快 10～20 多倍，适用于动脉硬化性心脏病患者的急性充血性心力衰竭，心率不快的治疗。

本章小结

萜类化合物
- 定义——n个异戊二烯单元头-尾(少数尾-尾)连接的萜烷及其含氧化合物
- 分类
  - 单萜：2个异戊二烯单元10个碳如薄荷醇、冰片、樟脑
  - 倍半萜：3个异戊二烯单元15个碳如金合欢醇、山道年
  - 二萜：4个异戊二烯单元20个碳如维生素A、丹参酮Ⅰ
  - 三萜：6个异戊二烯单元30个碳如甘草次酸
  - 四萜：8个异戊二烯单元40个碳如胡萝卜素

甾体化合物
- 定义——环戊烷并多氢化菲：4个环稠合，C-10、C-13及C-17侧基
- 甾烷——甾烷、雄甾烷、雌甾烷、孕甾烷、胆甾烷、麦角甾烷
- 命名——俗名或取代基-母环名称，实线、虚线分别为β-、α-构型
- 分类
  - 甾醇类：胆固醇、麦角固醇及维生素D_2
  - 甾酸类：甘氨胆酸、牛磺胆酸
  - 甾体激素类：肾上腺皮质激素、雄性激素、雌性激素

？目标检测

一、选择题

（一）单项选择题

1. 山道年分子中的异戊二烯单元数目为（　　）。

A. 2　　　　　　　　B. 3　　　　　　　　C. 4　　　　　　　　D. 6

2. 下列化合物中，不属于萜类化合物的是（　　）。

A. ⬡—OH　　　　B. ⬡=O　　　　C. ⬡　　　　D. ⬡—OH

3. 甾体化合物的基本结构是（　　）。

A. 环戊烷　　　　B. 全氢菲　　　　C. 甾烷　　　　D. 苯并菲

4. 下列化合物中属于单萜类化合物的是（　　）。

A. 薄荷醇　　　　B. 冰片　　　　C. 丹参酮ⅡA　　　　D. 维生素A

5. 下列关于胆酸叙述不正确的是（　　）。

A. 基本母环为胆甾烷

B. C-3、C-7和C-12的羟基为α-构型

C. C-3、C-7 和 C-12 的羟基为 β-构型

D. C-10、C-13 都有角甲基

（二）多项选择题

1. 通常认为萜类化合物的基本结构单元是（　　）。

A. 异戊二烯　　　B. 2-甲基-1,3-丁二烯　　C. 2-甲基-2,4-戊二烯

D. 2-甲基-1,3-戊二烯　E. 2,4-戊二烯

2. 甘草中的主要成分是甘草皂苷，水解后可得到甘草次酸，关于甘草次酸的叙述正确的是（　　）。

A. 含 5 个异戊二烯单元

B. 含 6 个异戊二烯单元

C. 碳原子数目为 30

D. 5 环三萜类

E. 甾体激素类

甘草次酸

3. 主要存在于动物体中的甾体化合物是（　　）。

A. 胆固醇　　　　B. 麦角固醇　　　　C. 醛固酮

D. 睾丸酮　　　　E. 洋地黄毒苷

二、用系统命名法命名下列化合物

1. 甲睾酮

2. 醋酸甲地孕酮

三、划分下列化合物的异戊二烯单元，并指出它们的类别。

1. β-蛇床烯

2. 青蒿素

3. 松香酸

4. 番茄色素

（冼昶华）

第十五章

药用高分子化合物

知识目标

1. 熟悉高分子化合物的定义、命名和结构。
2. 了解几种常见药用高分子化合物在药物制剂辅料中的应用。

能力目标

1. 能大致了解高分子化合物的命名方法和性能。
2. 能说出几种常见药用高分子化合物在药物制剂辅料中的主要用途。

有机化学与药学

  高分子化合物是一类令人瞩目的功能高分子材料,它已渗透并应用到医药、食品、生物、化工等领域中,自20世纪50年代初,合成高分子就开始应用于药物制剂辅料,目前地位已逐渐由从属、辅助作用向主导地位转变,形成了具有特征的高分子药物制剂辅料。高分子材料由于具有良好的生物体相容性,也不与药物发生化学反应,可负载小分子或大分子药物,二者之间存在微弱的氢键结合力可形成一类高分子载体药物。例如,有序介孔炭材料是一种多孔纳米材料,是20世纪末发展起来的新型功能高分子材料,其优良的球形结构和光滑表面,易于从体内排出,而且孔分布集中,规整,孔径可调,是一种理想的药物控缓释制剂载体。特利加压素是一种多肽类药物,用于控制肝硬化病人门脉循环的各充血静脉与体静脉之间,由于出现血管吻合、门静脉压升高现象的食管静脉曲张出血。有序介孔炭材料负载特利加压素制成控缓释制剂,延长了在体内半衰期,减少给药次数,是一种智能控缓释高分子载体药物。

  对功能高分子材料进行改性,例如,将氧化铁嵌入高分子碳链制成复合型的磁性高分子材料,在外科整形手术中,抗生素、生长素、抗雌激素、镇静剂是治疗骨组织等方面疾病的常用药物,将磁性高分子材料与这些药物制成高分子靶向药物植入骨组织中,药物的靶向传输系统能够在骨组织指定部位释放药物分子,一般需要药物载体携带高浓度(有时是低浓度的)且有效的给药量以能在病灶部位释放足够的药物分子。一方面通过药物的靶向传输系统的孔结构、孔径尺寸及高的表面积进行科学合理控制药物的释放,另一方面通过对药物靶向传输系统本身磁场强度的优化以控制它与外部磁场的响应能快速定向到达病灶区,从而克服了药物因过早降解而失去药效的缺点。

一、高分子化合物

1. 概念

  高分子化合物简称高分子,包括天然、半合成和合成的高分子化合物。高分子化合物是指相对分子质量在一万以上,甚至高达几百万的大分子化合物,虽然高分子化合物的相对分子质量很大，但其组成和结构一般比较简单，合成高分子化合物一般通过小分子（单体）在一定条件进行聚合反应制得。例如：

$$n \text{CH}=\text{CH}_2 \text{（苯乙烯）} \xrightarrow[\text{高温、高压}]{\text{催化剂}} \text{—}[\text{CH}-\text{CH}_2]_n\text{— 聚苯乙烯}$$

苯乙烯
（小分子, 单体）

链节
聚苯乙烯
（高分子或大分子, 聚合物）

聚合度

上述反应实际上是一个加聚反应，生成的聚合物或高聚物是一类十分重要的合成高分子（或大分子）化合物。聚合物是由很多个相同的结构单元构成，构成高分子化合物的结构单元称为链节，许多链节重复地连接成性能良好、功能各异的链状结构，称为主链，有的在主链基础上通过氧、氮、硫等原子连接出现一些支链，其链节数 n 称为聚合度。天然高分子化合物如聚糖类的淀粉、糖原、纤维素，它们的分子是由许多个相同的葡萄糖残基（—$C_6H_{10}O_5$—）连接而成的，通式可写成 $(C_6H_{10}O_5)_n$。高分子主链的长度以及结构单元之间结合方式不同，形成链状的线型分子，或者网状的交联体型分子。

2. 命名

高分子化合物一般根据其来源或性质用俗名。例如，淀粉、纤维素、蛋白质、酚醛树脂、塑料和橡胶等。合成高分子化合物通常根据聚合反应中的单体名称来命名，在单体名称前冠以"聚"字，称为聚合物。例如。

$$\text{—}[\text{CH}_2\text{—CH}_2]_n\text{—} \qquad \text{—}[\text{CH}_2\text{—}\overset{\text{CH}_3}{\text{C}}\text{=CH—CH}_2]_n\text{—}$$

聚乙烯(塑料) 　　　　聚异戊二烯(橡胶)

天然高分子化合物如多肽、蛋白质、多糖作为高分子药物或药用辅料，应用于药物制剂已有很长的历史，随着合成高分子化合物的发展，越来越多的特殊功能高分子在药物制剂辅料中也有广泛的用途，像聚维酮、卡波沫、丙烯酸树脂等药用合成高分子材料无毒无味，安全稳定，具有良好的生物相容性，用于改进药物的剂型，特别是近年来应用于微型胶囊药物的控缓释、靶向给药中，使药物制剂给药定时、定向、高效，为人类疾病的预防和治疗提供了新的方法和手段。

二、药用高分子化合物

（一）天然和半合成药用高分子化合物

1. 淀粉

淀粉是人类的主要食物，也是制药工业重要的药用高分子材料。淀粉在药物制剂中被大量用作赋形剂，还用作生产葡萄糖等药物的原料，此外，淀粉还用于制备羧甲基淀粉钠（CMSNa），羧甲基淀粉钠是由淀粉在碱存在下，与氯乙酸钠作用制得。例如：

$$\text{淀粉—OH} + \text{ClCH}_2\text{COONa} \xrightarrow{\text{NaOH}} \text{淀粉—OCH}_2\text{COONa}$$
$$\text{CMSNa}$$

羧甲基淀粉钠（CMSNa）具有很强的吸湿性，可用作片剂及胶囊的崩解剂。羧甲基淀粉钠为体型分子，不溶于水，但在水中吸水后能发生溶胀，体积约为原来的 300 倍，羧甲基淀粉钠吸水后形成凝胶，沉淀的黏度也不明显增加。

2. 纤维素及其衍生物

纤维素是存在于自然界中最多的一种多糖，纤维素经酸处理后可得微晶纤维素，微晶纤维素的黏合力很强，可用作黏合剂、填充剂、崩解剂或润滑剂，用脱脂棉制得的微晶纤维素是良好的赋形剂。纤维素分子中的羟基可发生酰化、成酯和成醚，乙酰化的纤维素，其酰化程度不同的醋酸纤维素常用作控缓释制剂的骨架或薄膜原料；酯化生成的三醋酸酯几乎能与所有的药用辅料配伍，亦可作为透皮吸收的载体；纤维素中的羟基被醚化后，生成各种纤维素醚类衍生物，如羧甲基纤维素钠、乙基纤维素和羟丙基纤维素等，羧甲基纤维素钠在药物制剂中用作黏合剂或粒剂、薄膜包衣材料；乙基纤维素用作缓释制剂，以及固体分散载体，适用于对水敏感的药物；羟丙基纤维素用作乳化剂、混悬剂、黏合剂和延效剂等。

（二）合成药用高分子材料

药用高分子化合物用作药用高分子材料种类繁多，以下仅简要介绍常用的几种。

1. 聚乙烯

$$-\!\!\left[CH_2\!-\!CH_2\right]_{\!n}$$

聚乙烯（PE）是由乙烯单体经加聚反应而制得，它是目前世界产量最大，应用最广的塑料。聚乙烯无毒、无味，是一种较为理想的食品、药品的包装材料，低密度的聚乙烯大量用作包装薄膜材料。

2. 聚乙烯醇

$$-\!\!\left[CH_2\!-\!CH\right]_{\!n} \atop \quad\ \ OH$$

聚乙烯醇（PVA）由于乙烯醇性质不稳定，不存在，故它不经乙烯醇单体聚合制得，通常用聚醋酸乙烯醇解制成。聚乙烯醇对眼、皮肤无毒，是一种安全的外用辅料，可用作药液的增黏剂。聚乙烯醇是一种水溶性聚合物，醇解度为 $87\%\sim89\%$ 的聚乙烯醇水解度最好，它是一种良好的水溶性成膜材料，可用于制备缓释制剂和透皮给药制剂。

3. 聚乙烯吡咯烷酮

$$-\!\!\left[\begin{array}{c} \ \ \\ CH\!-\!CH_2 \end{array}\right]_{\!n}$$

聚乙烯吡咯烷酮（PVP）又称聚维酮，PVP 安全无毒，在液体药剂中，10% 以上的 PVP 有助悬、增稠和胶体保护作用；更高浓度可延缓可的松、青霉素等的吸收。在药物片剂中，PVP 是优良的黏合剂，可作片剂薄膜包衣材料，着色包衣材料色素的分散剂，胶囊剂和眼用制剂等的辅料。PVP 有极强的亲水性和水溶性而非常适合作固体分散体载体，促进难溶药物的溶解，提高生物利用度和制剂的稳定性，也可用于制备骨架的缓释片。交联的聚乙烯吡咯烷酮可作片剂和崩解剂和填充剂、赋形剂。

4. 卡波沫

$$-\!\!\left[CH_2\!-\!CH\right]_{\!m}\!\!\left[C_3H_5\!-\!C_{12}H_{22}O_{11}\right]_{\!n} \atop \quad\ \ \ \ C\!=\!O \atop \quad\ \ \ \ \ OH$$

卡波沫由丙烯酸与烯丙基蔗糖共聚而成，是一种特异臭味疏松的白色粉末，具有酸性，吸湿性强，无毒，对皮肤无刺激性，但对眼黏膜有严重的刺激，主要用作软膏、洗剂、乳膏剂、栓剂或植入亲水性凝胶剂的基质。低相对分子质量的卡波沫可作内服或外用药液的增黏剂，或用作颗粒剂和片剂的黏合剂；高相对分子质量的卡波沫可用作乳化剂、增稠剂和助悬剂。

5. 丙烯酸树脂

$$\begin{array}{ccccccc} & & R & & & R & \\ \text{+}[CH_2\text{-}C]_{n_1}\text{-}[CH_2\text{-}C]_{n_2} & & & & & & \\ & & | & & & | & \\ & & C=O & & & C=O & \\ & & | & & & | & \\ & & OH & & & OCH_3 & \end{array}$$

通常把甲基丙烯酸、丙烯酸酯和甲基丙烯酸酯等单体的共聚物称为丙烯酸树脂，是一类常用的药物制剂薄膜包衣材料。根据树脂类型的不同可作胃溶型薄膜包衣，肠溶型薄膜包衣。国产肠溶型Ⅰ号丙烯酸树脂乳液就是甲基丙烯酸-丙烯酸丁酯（1∶1）的共聚物，相对分子质量为 2.5×10^5；肠溶型Ⅱ号丙烯酸树脂乳液就是甲基丙烯酸-丙烯酸甲酯（1∶1）的共聚物，相对分子质量为 1.35×10^5；肠溶型Ⅲ号丙烯酸树脂乳液就是甲基丙烯酸-甲基丙烯酸甲酯（1∶2）的共聚物，相对分子质量为 2.5×10^5。丙烯酸树脂是一类无毒、安全的药用高分子材料。它主要用作片剂、小丸、硬胶囊等的薄膜包衣，近年来丙烯酸树脂亦用于制备微胶囊、固体分散体，并用作控缓释、缓释药物剂型的包衣材料。

6. 泊洛沙姆

$$\begin{array}{c} CH_3 \\ | \\ HO(CH_2CH_2O)_a(CHCH_2O)_b(CH_2CH_2O)_aH \end{array}$$

泊洛沙姆是聚氧乙烯、聚氧丙烯的共聚物，它无臭、无味、无毒，对眼黏膜、皮肤具有很高的安全性，是目前使用的静脉乳剂中唯一的合成乳化剂。在口服制剂中，泊洛沙姆可增加药物的溶出度和吸收，在液体药剂中，可作增稠剂、助悬剂。高相对分子质量的泊洛沙姆，具有良好的亲水性，可作水溶性栓剂、亲水性软膏、凝胶、滴丸剂的基质，近年来，利用其水凝胶制备药物控缓释制剂，如埋植剂、长效滴眼液等。

本章小结

一、选择题

（一）单项选择题

1. 下列物质中，属于多糖类药用天然高分子衍生物的是（　　）。

A. 聚甲基丙烯酸甲酯　B. 聚氯乙烯　　　　C. 羟丙基纤维素　　　D. 聚异戊二烯

2. 下列物质中，不属于合成高分子化合物的是（　　）。

A. 羧甲基淀粉钠　　　B. 聚苯乙烯　　　　　C. 聚乙烯　　　　　　D. 酚醛树脂

3. 下列不属于药用高分子化合物应有的性能的是（　　）。

A. 化学稳定性高　　　B. 易溶于水　　　　　C. 生物相容性好　　　D. 无毒、无味

（二）多项选择题

1. 下列物质中，不属于多糖类药用天然高分子衍生物的是（　　）。

A. 丙烯酸树脂　　　　B. 乙基纤维素　　　　C. 羧甲基纤维素钠

D. 羧甲基淀粉钠　　　E. 聚维酮

2. 下列物质中，属于合成高分子化合物的是（　　）。

A. 泊洛沙姆　　　　　B. 卡波沫　　　　　　C. 聚乙烯吡咯烷酮

D. 聚乙烯　　　　　　E. 乙基纤维素

二、简答题

1. 药用高分子化合物具有哪些方面性能？

2. 举例说明药用高分子化合物在药物制剂辅料的应用。

（袁萍）

第十六章 CHAPTER 16

有机合成基础

知识目标

1. 掌握有机合成中合成路线的设计、碳架的增长或缩短和官能团的引入及转化的方法。
2. 熟悉有机合成中的基本反应及典型试剂的应用。
3. 了解逆向合成分析法合成有机物的方法。

能力目标

1. 学会应用有机合成路线的设计思路设计几个典型有机物的合成路线。
2. 能利用碳架的构建(增长或缩短)和官能团的引入及转化合成一些重要有机物。

有机合成是指通过一系列的有机反应，将易得、廉价的原料制备成人们所希望的结构较为复杂有机物的过程。有机合成不仅能制备出自然界已存在的有机物，还能合成出自然界尚未知的、性能各异的有机物。据美国《化学文摘》统计，目前已知的有机物已达到数千万种，大多数是由合成得到的。有机合成化学的发展和进步，对新医药的研究和开发起着非常重要的作用，一系列结构复杂的新化合物合成，一些如抗生素、抗病毒、抗菌及免疫功能的新药，特别是抗肿瘤药物在临床中相继得到应用，减轻了人类的病痛，延长了寿命。现在人类已可以模仿某些生物合成的过程，用化学合成手段探究生命过程的奥秘，这标志着有机合成水平已发展到了崭新的阶段，有机合成潜力巨大，对有机化学、药物化学和生命科学的发展至关重要。

一、有机合成中合成路线的设计思路

对于同一目标分子，可以有多条合成路线，不同路线在反应步骤、条件、时间和产物纯度等合成效率上存在明显的差别，所以合成路线设计是合成的关键，通常有两种方法。

（一）正向合成分析法

从原料出发，选择适当的反应，逐步转变而达到所要合成的目标分子，这种方法称为正向合成分析法，又称顺推法。

（二）逆向合成分析法

当目标分子结构复杂时，通常从目标分子出发，用逆向切断、连接、重排和官能团的相互转变、添加、消除等方法，将目标分子变换成若干分子片断，即合成子，并将这些合成子转换成相应的合成等效试剂，称为逆向合成分析法，这种与顺推法相反的分析方法，又称逆推法。逆向合成分析法是设计有机合成路线常用的方法，下面介绍常用的几个术语。

1. 目标分子及其转换

目标分子是需要合成的最终化合物。中间体是从起始原料到目标分子所经历的所有中间化合物，原料则是价格低廉、容易购买的化合物。

在逆向合成分析法过程中，常由目标分子作为出发点往前寻找中间体和原料，这与实际合成方向相反。为了加以区别，一般将有机合成用"——→"表示，而将逆向合成分析法中的结构或官能团的变化称为转换，用"⟹"表示。

2. 合成子和合成等效试剂

在逆向合成分析法中，将拆开的目标分子或是中间体所得到的各个组成结构单元（碎片）称为合成子。合成子不一定是稳定的化学结构实体，但它都有对应的反应物和试剂，它们称为合成等效试剂。一个合成子可以对应多个合成等效试剂。例如：

$$CH_3CH_2 \!-\! C(OH) \!-\! C_2H_5 \Longrightarrow CH_3\overset{-}{C}H_2 + \text{(苯基)}\overset{+}{C}(OH)C_2H_5$$

其中 $CH_3\overset{-}{C}H_2$ 的合成等效试剂可以是 CH_3CH_2MgX，（苯基）$\overset{+}{C}(OH)C_2H_5$ 的合成等效试剂可以

是 （苯基）$C(=O)C_2H_5$。

3. 切断、连接和重排

（1）切断　在逆向合成分析法中，用切断化学键的方法把目标分子碳架剖析成不同性质的合成子，称为切断。它是简化目标分子的基本方法，通常可在被切断的位置上划一虚线"┊"表示。例如：

$$\text{(苯基)}O\!-\!CH\!-\!CH_3(CH_3) \Longrightarrow \text{(苯基)}O^- + \overset{+}{C}H\!-\!CH_3(CH_3)$$

（2）连接　在逆向合成分析法中，将目标分子中两个适当碳原子用新的化学键连接起来，称为连接。例如：

$$\text{(环己烷二羧基)}COOH/COOH \Longrightarrow \text{(环己烯)}$$

（3）重排　在逆向合成分析法中，把目标分子碳架拆开重新组装称为重排，它是实际合成中重排反应的逆向过程。例如：

$$(CH_3)_3C\!-\!C(=O)\!-\!CH_3 \Longrightarrow (CH_3)_2C(OH)\!-\!C(OH)(CH_3)\!-\!CH_3$$

4. 官能团的相互转变、添加和消除

在逆向合成分析法中，在不改变目标分子碳架的前提下，对官能团进行相互转变、添加和消除称为官能团变换。

（1）官能团的相互转变　将目标分子中的一种官能团逆向转变为原料分子中或较易制备的化合物中的一种官能团，称为官能团的相互转变。例如：

$$\text{(环己基)}C(=O)\!-\!CH_3 \Longrightarrow \text{(环己基)}C\!\equiv\!CH$$

（2）官能团的添加　在目标分子上增加一个官能团，称为官能团的添加。例如：

$$\begin{array}{c} CH_3 \\ | \\ CH_3-C-CH_3 \\ | \\ CH_3 \end{array} \Longrightarrow \begin{array}{c} CH_3 \\ | \\ CH_3-C-CH_3 \\ | \\ CH_2Cl \end{array}$$

（3）**官能团的消除** 为使分子简化，在目标分子中有选择地除去一个或几个官能团，称为官能团的消除。例如：

$$C_2H_5-\!\!\bigcirc\!\!-SO_3H \Longrightarrow C_2H_5-\!\!\bigcirc$$

利用逆向合成分析法可以找到适于合成目标分子的原料。例如：

通过逆向合成分析法得出，合成 （环戊烯基甲基酮） 可用的原料为 （环己酮） 和 CH_3MgBr。

二、碳链的增长或缩短

（一）碳链的增长

用于增长碳链的方法很多，包括亲核取代反应、亲电取代反应和亲核加成反应等。

1. 亲核取代反应

卤代烃与含碳亲核试剂发生取代反应形成新的碳碳键。例如：

$$RX \begin{cases} \xrightarrow{\ NaC\equiv CR'\ } RC\equiv CR' \\ \xrightarrow{\ NaCN\ } RCN \end{cases}$$

2. 亲电取代反应

此类反应是芳环上引入含碳基团常用的方法。例如：

$$\bigcirc \begin{cases} \xrightarrow{\ RX\ } \bigcirc\!\!-R \\ \xrightarrow{\ RCOCl\ } \bigcirc\!\!-\overset{\displaystyle O}{\overset{\|}{C}}\!-R \end{cases}$$

3. 亲核加成反应

（1）格氏试剂与极性碳氧双键发生加成反应。例如：

$$RMgX \begin{cases} \xrightarrow[②H_3O^+]{①HCHO, 干醚} RCH_2OH \\[4pt] \xrightarrow[②H_3O^+]{①R'CR''(H), 干醚} R-\overset{R'}{\underset{R''(H)}{\overset{|}{\underset{|}{C}}}}-OH \\[4pt] \xrightarrow[②H_3O^+]{①R'COOR'', 干醚} R-\overset{R}{\underset{R''}{\overset{|}{\underset{|}{C}}}}-OH \\[4pt] \xrightarrow[②H_3O^+]{①CO_2, 干醚} RCOOH \\[4pt] \xrightarrow[②H_3O^+]{①\triangle O, 干醚} RCH_2CH_2OH \end{cases}$$

（2）醛、酮与氢氰酸发生加成反应。例如：

$$
\underset{\text{RCR}'(\text{H})}{\overset{\text{O}}{\parallel}} + \text{HCN} \longrightarrow \underset{\overset{\mid}{\text{OH}}}{\overset{\text{CN}}{\underset{\mid}{\text{RCR}'(\text{H})}}}
$$

4. 缩合反应

羟醛缩合反应也是增长碳链的重要反应。例如：

$$
\underset{\text{R}-\text{C}-\text{H}}{\overset{\text{O}}{\parallel}} + \underset{\underset{\mid}{\text{R}''(\text{H})}}{\overset{\text{R}'(\text{H})}{\underset{\mid}{\text{H}-\text{C}-\text{CHO}}}} \longrightarrow \underset{\underset{\mid}{\text{H}}}{\overset{\text{OH}}{\underset{\mid}{\text{R}-\text{C}}}}\underset{\underset{\mid}{\text{R}''(\text{H})}}{\overset{\text{R}'(\text{H})}{\underset{\mid}{\text{C}-\text{CHO}}}}
$$

（二）碳链的缩短

缩短碳链的反应很多，包括氧化反应、卤仿反应、分解反应和重排反应等。

1. 氧化反应

（1）不饱和烃的氧化　烯烃、炔烃在强氧化剂的作用下，不饱和键断裂，根据结构不同，得到不同的氧化产物。例如：

$$
\underset{\text{R}'}{\overset{\text{R}}{>}}\text{C}=\text{CHR}'' \xrightarrow[\text{②Zn, H}_2\text{O}]{\text{①O}_3} \underset{}{\overset{\text{O}}{\overset{\parallel}{\text{R}-\text{C}-\text{R}'}}} + \text{R}''\text{CHO}
$$

$$
\text{RC}\equiv\text{CH} \xrightarrow[\text{H}^+]{\text{KMnO}_4} \text{RCOOH} + \text{CO}_2
$$

（2）芳烃侧链的氧化　芳烃侧链有 α-H 时，被强氧化剂氧化为芳香羧酸。例如：

$$
\text{C}_6\text{H}_5\text{CH}_2\text{CH}_3 \xrightarrow[\text{H}^+]{\text{KMnO}_4} \text{C}_6\text{H}_5\text{COOH}
$$

2. 卤仿反应

例如：

$$
\underset{}{\overset{\text{O}}{\overset{\parallel}{\text{R}-\text{C}-\text{CH}_3}}} \xrightarrow[\text{NaOH}]{\text{I}_2} \text{RCOOH} + \text{CHI}_3
$$

3. 脱羧反应

例如：

$$
\underset{}{\overset{\text{O}}{\overset{\parallel}{\text{CH}_3\text{CCH}_2\text{COOC}_2\text{H}_5}}} \xrightarrow{5\%\text{NaOH}} \underset{}{\overset{\text{O}}{\overset{\parallel}{\text{CH}_3\text{CCH}_2\text{COONa}}}} \xrightarrow[\triangle]{\text{H}_3\text{O}^+} \underset{}{\overset{\text{O}}{\overset{\parallel}{\text{CH}_3\text{CCH}_3}}} + \text{CO}_2
$$

$$
\text{HOOCCH}_2\text{COOH} \xrightarrow{\triangle} \text{CH}_3\text{COOH} + \text{CO}_2
$$

4. 霍夫曼降解反应

酰伯胺在碱性溶液中与卤素（X_2）作用，降解为少一个碳原子的伯胺。例如：

$$
\underset{}{\overset{\text{O}}{\overset{\parallel}{\text{R}-\text{C}-\text{NH}_2}}} \xrightarrow[\text{NaOH}]{\text{X}_2} \text{RNH}_2
$$

三、官能团的引入及转化的方法

在有机合成中，除了对目标分子进行碳链结构的调整之外，官能团的引入及转化也是有机合成的关键步骤。

（一）官能团的引入

1. 烃基的引入
例如：

$$\text{苯} + CH_3CH_2Br \xrightarrow[\triangle]{\text{无水}AlCl_3} \text{苯}-CH_2CH_3$$

2. 碳碳双键的形成
在催化剂作用下，卤代烷脱卤化氢或醇分子内脱水，形成含碳碳双键的烯烃。例如：

$$RCH_2\underset{X}{C}HCH_3 \xrightarrow[\triangle]{KOH,\ C_2H_5OH} RCH=CHCH_3$$

$$RCH_2CH_2\underset{OH}{C}HCH_3 \xrightarrow[\triangle]{H_2SO_4} RCH_2CH=CHCH_3$$

3. 羟基的形成
（1）烯烃水合　例如：

$$RCH_2CH=CH_2 + H_2O \xrightarrow{H_2SO_4} RCH_2\underset{OH}{C}HCH_3$$

（2）卤代烃水解　例如：

$$RCH_2CH_2X \xrightarrow[H_2O]{NaOH} RCH_2CH_2OH$$

（3）醛、酮、酸的还原　例如：

$$\text{苯}-CH=CHCHO + H_2 \xrightarrow{Ni} \text{苯}-CH_2CH_2CH_2OH$$

$$CH_3-\overset{O}{\underset{}{C}}-CH_2CH_3 \xrightarrow[CH_3CH_2OH]{NaBH_4} CH_3\underset{OH}{C}HCH_2CH_3$$

$$CH_2=CHCH_2COOH \xrightarrow[②H_3O^+]{①LiAlH_4} CH_2=CHCH_2CH_2OH$$

（4）格氏试剂合成　例如：

$$CH_3CH_2MgCl + CH_3CHO \xrightarrow{\text{干醚}} \xrightarrow{H_3O^+} CH_3CH_2\underset{OH}{C}HCH_3$$

$$CH_3MgBr + \triangle O \xrightarrow{\text{干醚}} \xrightarrow{H_3O^+} CH_3CH_2CH_2OH$$

4. 羰基的形成
（1）炔烃水合　例如：

$$(R)HC\equiv CH + H_2O \xrightarrow[H_2SO_4]{HgSO_4} \overset{O}{\underset{}{C}}H_3C(R)$$

（2）醇氧化　例如：

$$R-\underset{R'}{C}HOH \xrightarrow[H^+]{K_2Cr_2O_7} R-\overset{O}{\underset{}{C}}-R'$$

（3）芳环酰化　例如：

$$\text{苯} + RCOCl \xrightarrow[\triangle]{\text{无水}AlCl_3} \text{苯}-\overset{O}{\underset{}{C}}-R$$

5. 羧基的形成

（1）烃基氧化　例如：

$$RCH=CH_2 \xrightarrow[H^+]{KMnO_4} RCOOH + CO_2$$

$$RC\equiv CH \xrightarrow[H^+]{KMnO_4} RCOOH + CO_2$$

$$\text{（苯基）}CH_2CH_3 \xrightarrow[H^+]{KMnO_4} \text{（苯基）}COOH$$

（2）伯醇或醛的氧化　例如：

$$RCH_2OH \xrightarrow[H^+]{K_2Cr_2O_7} RCHO \xrightarrow[H^+]{K_2Cr_2O_7} RCOOH$$

（3）腈水解　例如：

$$RCN \xrightarrow[H^+]{H_2O} RCOOH$$

（4）格氏试剂与 CO_2 反应　例如：

$$C_6H_5CH_2MgX + CO_2 \xrightarrow{\text{干醚}} C_6H_5CH_2\overset{O}{C}OMgX \xrightarrow{H_3O^+} C_6H_5CH_2\overset{O}{C}OH$$

（二）官能团的保护及去保护

1. 羟基的保护及去保护

（1）醇羟基转化成醚　例如：

$$-OH \underset{H^+}{\overset{CH_3I,\ NaOH}{\rightleftharpoons}} -OCH_3\text{（对碱、氧化剂等稳定）}$$

（2）酚羟基转化成酚酯　例如：

$$-OH \underset{OH^-,\ H_2O}{\overset{(CH_3CO)_2O}{\rightleftharpoons}} -O-\overset{O}{C}-CH_3\text{（对酸、氧化剂等稳定）}$$

2. 羰基的保护及去保护

例如：

$$-\overset{O}{C}-H \underset{H_2O,\ H^+}{\overset{2CH_3OH,\ 干HCl}{\rightleftharpoons}} -\overset{OCH_3}{\underset{}{CH}}-OCH_3\text{（对碱、氧化剂、还原剂稳定）}$$

$$>C=O \underset{H_2O,\ H^+}{\overset{\overset{HOCH_2}{\underset{HOCH_2'}{|}}\ 干HCl}{\rightleftharpoons}} >C\overset{O-CH_2}{\underset{O-CH_2}{}}\text{（对碱、氧化剂、还原剂稳定）}$$

3. 羧基的保护及去保护

例如：

$$-COOH \underset{H_2O,\ H^+}{\overset{CH_3OH,\ H_2SO_4}{\rightleftharpoons}} -\overset{O}{C}-OCH_3\text{（对氧化剂稳定）}$$

4. 氨基的保护及去保护

（1）转化成盐　例如：

$$>NH \underset{OH^-}{\overset{H^+}{\rightleftharpoons}} >\overset{+}{N}H_2\text{（对氧化剂等稳定）}$$

（2）转化成酰胺　例如：

$$\text{>NH} \underset{\text{H}_2\text{O, H}^+}{\overset{\text{(CH}_3\text{CO)}_2\text{O}}{\rightleftharpoons}} \text{>N}\overset{\text{O}}{\overset{\|}{\text{C}}}\text{CH}_3(\text{对氧化剂等稳定})$$

四、有机合成中的基本反应及典型试剂的应用

（一）有机合成中的基本反应

1. 加成或卤代反应

通过有机物的加成或卤代反应生成含卤素原子的卤代烃。例如：

$$\text{CH}_3\text{CH}=\text{CH}_2 + \text{HCl} \longrightarrow \underset{\underset{\text{Cl}}{|}}{\text{CH}_3\text{CHCH}_3}$$

2. 烷基化反应

用烷基取代苯分子中氢原子得到烷基苯。例如：

3. 酰基化反应

用酰基取代芳烃分子中氢原子得到芳香酮，或取代氨或伯胺、仲胺分子中氢原子生成酰胺。例如：

$$\text{RNH}_2 + \text{R}'\overset{\text{O}}{\overset{\|}{-\text{C}}}-\text{Cl} \longrightarrow \text{RNH}\overset{\text{O}}{\overset{\|}{\text{C}}}-\text{R}'$$

4. 氧化反应

在氧化剂存在下，有机物分子加氧或去氢得到氧化产物。例如：

$$\text{O}_2\text{N}-\!\!\!\bigcirc\!\!\!-\text{CH}_3 \xrightarrow[\text{H}^+]{\text{KMnO}_4} \text{O}_2\text{N}-\!\!\!\bigcirc\!\!\!-\text{COOH}$$

5. 还原反应

在还原剂作用下，有机物分子加氢或去氧得到还原产物。例如：

$$\text{R}\overset{\text{O}}{\overset{\|}{-\text{C}}}-\text{OH} \xrightarrow{\text{LiAlH}_4} \text{RCH}_2\text{OH}$$

6. 缩合反应

两个及两个以上有机物分子之间相互作用，失去一个小分子，形成一个新的较大分子。例如：

$$CH_3-\overset{\overset{\displaystyle O}{\|}}{C}-H + CH_3-\overset{\overset{\displaystyle O}{\|}}{C}-H \longrightarrow CH_3-\overset{\overset{\displaystyle OH}{|}}{C}HCH_2CHO \xrightarrow[-H_2O]{\triangle} CH_3CH=CHCHO$$

7. 重氮化反应

芳香伯胺在强酸性（如 HCl、HI 或 H_2SO_4）条件下，与硝酸钠作用生成重氮盐，通过桑德迈尔反应等得到卤代苯、腈、酚的一系列化合物；或与酚、胺发生偶联反应得到重要的偶氮化合物。例如：

（二）典型试剂的应用

1. 格氏试剂

（1）**格氏试剂** 通过卤代烷与金属镁在干醚条件下制备，它是强亲核试剂，可以发生一系列的亲核取代及亲核加成反应，在有机合成上有广泛的应用。例如，格氏试剂与环氧乙烷反应，水解后得到增加了 2 个碳原子的伯醇；格氏试剂与醛酮发生的亲核加成反应是不可逆的，加成产物不经分离直接进行水解就可得到醇类。格氏试剂与甲醛反应，可制备伯醇；与其他醛反应，可制备仲醇；与酮反应，可制备叔醇。

（2）**应用实例** 用格氏试剂和相应的羰基化合物合成 2-甲基 2-丁醇。例如：

$$CH_3-\overset{\overset{\displaystyle O}{\|}}{C}-CH_3 + CH_3CH_2MgCl \xrightarrow{\text{干醚}} CH_3-\overset{\overset{\displaystyle OMgCl}{|}}{\underset{\underset{\displaystyle CH_2CH_3}{|}}{C}}-CH_3 \xrightarrow{H_3O^+} CH_3-\overset{\overset{\displaystyle OH}{|}}{\underset{\underset{\displaystyle CH_2CH_3}{|}}{C}}-CH_3$$

2. 乙酰乙酸乙酯

（1）**亚甲基上烃基化反应** 乙酰乙酸乙酯中亚甲基上的 α-H 受相邻 2 个羰基的影响，比较活泼，与强碱醇钠作用生成乙酰乙酸乙酯的钠盐，该钠盐与卤代烃发生取代反应，生成在亚甲基碳上的烃基化产物。例如：

$$CH_3-\overset{O}{\overset{\|}{C}}-CH_2COOC_2H_5 \xrightarrow{C_2H_5ONa} CH_3-\overset{O}{\overset{\|}{C}}-\overset{Na^+}{\overset{}{\bar{C}HCOOC_2H_5}} \xrightarrow{RX} CH_3-\overset{O}{\overset{\|}{C}}-\underset{R}{\overset{}{CHCOOC_2H_5}}$$

$$\xrightarrow[\text{② R'X}]{\text{① } C_2H_5ONa} CH_3-\overset{O}{\overset{\|}{C}}-\underset{R}{\overset{R'}{\overset{|}{\underset{|}{C}}COOC_2H_5}}$$

当在亚甲基上引入两个烃基时应该优先引入大取代基，再引入小取代基。

（2）**分解反应**　乙酰乙酸乙酯易发生分解反应，在不同条件下，分解产物不同。乙酰乙酸乙酯在稀碱溶液中发生酯的水解，酸化得到的 β-羰基酸不稳定，受热脱羧生成甲基酮，称为酮式分解。例如：

$$CH_3-\overset{O}{\overset{\|}{C}}-\underset{R}{\overset{}{CHCOOC_2H_5}} \xrightarrow{5\%NaOH} CH_3-\overset{O}{\overset{\|}{C}}-\underset{R}{\overset{}{CHCOONa}} \xrightarrow[\text{② } \triangle]{\text{① } H_2O, H^+} CH_3-\overset{O}{\overset{\|}{C}}-CH_2R$$

$$或 \quad CH_3-\overset{O}{\overset{\|}{C}}-\underset{R}{\overset{R'}{\overset{|}{\underset{|}{C}}COOC_2H_5}} \xrightarrow{5\%NaOH} CH_3-\overset{O}{\overset{\|}{C}}-\underset{R}{\overset{R'}{\overset{|}{\underset{|}{C}}COONa}} \xrightarrow[\text{② } \triangle]{\text{① } H_2O, H^+} CH_3-\overset{O}{\overset{\|}{C}}-\underset{R'}{\overset{}{CHR}}$$

乙酰乙酸乙酯在浓碱溶液中加热，酮的羰基也受到攻击，发生碳碳键断裂，生成两分子羧酸盐，酸化后得到两分子羧酸，称为酸式分解。例如：

$$CH_3-\overset{O}{\overset{\|}{C}}-\underset{R}{\overset{}{CHCOOC_2H_5}} \xrightarrow[\triangle]{40\%NaOH} CH_3COONa + RCH_2COONa \xrightarrow{H_2O, H^+} CH_3COOH + RCH_2COOH$$

$$或 \quad CH_3-\overset{O}{\overset{\|}{C}}-\underset{R}{\overset{R'}{\overset{|}{\underset{|}{C}}COOC_2H_5}} \xrightarrow[\triangle]{40\%NaOH} CH_3COONa + \underset{R'}{\overset{}{RCHCOONa}} \xrightarrow{H_2O, H^+} CH_3COOH + \underset{R'}{\overset{}{RCHCOOH}}$$

乙酰乙酸乙酯亚甲基上的烃基化产物经酮式分解或酸式分解后，可以得到甲基酮或烃基取代的乙酸，在有机合成上有广泛的应用。

（3）**应用实例**　以乙酰乙酸乙酯为原料合成 3-甲基-2-戊酮，在醇钠的作用下，乙酰乙酸乙酯变为亲核试剂，依次与溴乙烷、溴甲烷分别发生亲核取代反应，然后经过酮式分解生成目标分子。例如：

$$CH_3-\overset{O}{\overset{\|}{C}}-CH_2COOC_2H_5 \xrightarrow[\text{② } CH_3CH_2Br]{\text{① } C_2H_5ONa} CH_3-\overset{O}{\overset{\|}{C}}-\underset{CH_2CH_3}{\overset{}{CHCOOC_2H_5}} \xrightarrow[\text{② } CH_3Br]{\text{① } C_2H_5ONa} CH_3-\overset{O}{\overset{\|}{C}}-\underset{CH_2CH_3}{\overset{CH_3}{\overset{|}{\underset{|}{C}}COOC_2H_5}}$$

$$\xrightarrow{5\%NaOH} CH_3-\overset{O}{\overset{\|}{C}}-\underset{CH_2CH_3}{\overset{CH_3}{\overset{|}{\underset{|}{C}}COONa}} \xrightarrow[\text{② } \triangle]{\text{① } H_2O, H^+} CH_3-\overset{O}{\overset{\|}{C}}-\underset{CH_3}{\overset{}{CHCH_2CH_3}}$$

3. 重氮化合物

（1）**重氮化合物**　通过重氮化反应，芳伯胺可以转变为重氮盐，重氮盐很不稳定，性质活泼，加热容易分解放出氮气，生成一些重要化合物；此外，重氮盐也是一种强的亲电试剂，可以与酚、胺发生偶联反应。

（2）应用实例　以对甲苯胺为原料合成间溴甲苯，不能直接从甲苯溴代制备，也不能从溴代苯烷基化制备，若先保护氨基，再溴代，低温下进行重氮化反应，然后利用去氨基的方法则可制备间溴甲苯。例如：

阅读与提高

绿色有机合成

　　近年来，有机合成的领域迅猛发展，新的合成试剂、新的合成反应层出不穷，并相继合成了一系列结构十分复杂的化合物，使人们生活得到明显的改善。这些成就的取得离不开化学，然而化学取得这些令人瞩目成就的同时，也给人类赖以生存的地球造成了严重的污染和破坏。人类在享受化学带来物质文明的同时，也付出了沉重的代价，由此产生了绿色化学。绿色化学主要是用现代科学技术的原理和方法减少或消除化学品的设计、生产和使用对人体健康、社区安全、生态环境等有害的物质，使其研究开发的化学品和过程对环境友好。绿色化学是一门从源头上防止污染的化学，是一种能最大限度地从资源合理利用、环境保护及生态平衡等方面满足人类可持续发展的化学，又称环境无害化学、环境友好化学或可持续发展化学。

　　基于绿色化学的概念，实现绿色有机合成的有效方法是在现有可行的合成方法和合成路线的基础上，引入绿色化学的思想，设计合理的合成路线。在设计有机合成路线时应考虑以下问题。

　　（1）选择绿色合成原料或反应起始物　为实现从合成的起始端到合成终端的污染最小化，在选择起始原料时应考虑选择低危害的、可再生的、对环境无害的物质为原料。

　　（2）选择使用无毒无害的溶剂和助剂与无溶剂的反应　有机合成中常用的无毒无害溶剂和助剂有超临界流体、水、离子液体和一些毒害性小的有机溶剂。

　　（3）选择原子经济性反应　原子经济性反应是指化学品合成的过程中，所有原材料尽可能多地转化到最终产物中的反应。需要注意的是，原子经济性反应的转化率不一定是100%，转化率为100%也不一定是原子经济性反应。有机合成中常见反应的原子经济性不同，重排反应是分子内原子重新组合的反应，原子利用率达100%，它是原子经济性反应，是绿色化学的首选反应类型之一。加成反应是将一种反应物分子全部加到另一反应物分子中，因此是一个100%原子经济性反应。取代反应中被取代基团不再出现在目标分子中，而是作为废物被排放，因此，取代反应不是原子经济性反应。消除或降解反应生成了其他小分子，成为副产物，所以消除反应也不是原子经济性反应。

　　（4）合理选择合成反应技术　随着绿色化学的推进，一些新型的合成技术得到了发展，如光化学反应技术、微波化学反应技术、超声波化学反应技术、相转移催化技术等，这些新技术反应速率快、反应转化率大、产物选择性高、反应条件温和，在绿色化学的发展中发挥着举足轻重的作用。

本章小结

目标检测

一、选择题

（一）单项选择题

1. 下列反应中不能使碳链增长的是（　　）。

A. $CH_3I + NaC\equiv CCH_3 \longrightarrow CH_3C\equiv CCH_3$

B. 苯 $+ CH_3COCl \xrightarrow{\text{无水}AlCl_3}$ 苯$-\overset{O}{\overset{\|}{C}}-CH_3$

C. $C_2H_5MgBr + $ 环氧乙烷 $\xrightarrow[\text{② }H_3O^+]{\text{① +醚}} CH_3CH_2CH_2CH_2OH$

D. $CH_3-\overset{O}{\overset{\|}{C}}-NH_2 \xrightarrow[\text{NaOH}]{Br_2} CH_3NH_2$

2. 下列试剂能使丙酮的碳链缩短的是（　　）。

A. Zn-Hg，浓 HCl　　B. I_2，NaOH　　　　　C. $LiAlH_4$　　　　　D. HCN

3. 下列能使卤代烃分子引入羟基的试剂是（　　）。

A. NaCN　　　　　　B. NaOH，H_2O　　　　C. NaOH，C_2H_5OH　　D. C_2H_5MgCl，H_3O^+

4. 在有机合成中，下列需要防止水解的物质是（　　）。

A. 醇　　　　　　　　B. 酮　　　　　　　　C. 酸　　　　　　　　D. 酯

5. 在有机合成中，为了防止氧化通常利用酰基保护的基团是（　　）。

A. 硝基　　　　　　　B. 羟基　　　　　　　C. 羰基　　　　　　　D. 芳伯胺基

6. 下列能与格氏试剂反应制备仲醇的是（　　）。

A. 甲醛　　　　　　　B. 乙醛　　　　　　　C. 丙酮　　　　　　　D. 甲酸

7. 乙基溴化镁与环氧乙烷反应可制备（　　）。

A. 乙醇　　　　　　　B. 丙醇　　　　　　　C. 叔丁醇　　　　　　D. 丁醇

（二）多项选择题

1. 下列化合物中加入酸性高锰酸钾能引入羧基的是（　　）。

A. 甲烷　　　　　　　B. 环戊烯　　　　　　C. 丙炔

D. 甲苯　　　　　　　E. 乙醛

2. 在有机合成中，为了防止氧化需要保护的基团是（　　）。

A. 酚羟基　　　　　　B. 羧基　　　　　　　C. 硝基

D. 羰基　　　　　　　E. 芳伯胺基

3. 可以利用乙酰乙酸乙酯直接合成的化合物是（　　）。

A. 丙酮　　　　　　　B. 丁酮　　　　　　　C. 乙酸

D. 丁酸　　　　　　　E. 3-戊酮

二、合成下列化合物

1. 用乙炔、格氏试剂及适当的原料合成 2-丁醇。

2. 用乙酰乙酸乙酯合成（1）2-戊酮；（2）◇—COOH。

三、试用逆向合成分析法，推测合成 ⬡ 的原料。

（王静）

模块 III
实训项目

▶▶▶

实训项目一 有机化学实训基本知识

高职高专是以实训为主线教学特色的职业教育，主张理实一体化，并以实践教学为基础，实训是实践教学的重要环节，通过实训可以帮助学生理解和巩固课堂讲授的基本理论知识，学以致用，使学生掌握有机化学基本操作技能，培养学生学会观察、综合分析问题和解决实际问题的能力，培养创新意识，团结协作的良好习惯，养成严肃认真、实事求是的科学态度和严谨的工作作风，为学生学习后续专业课程以及为药品的生产、检验、流通和销售等实际工作奠定基础。为此，学生在实训前应学习有机化学实训基本知识。

一、实训室规则

实训前要做好充分的准备工作，认真通读《实训室守则》，培养良好的实训习惯，严格遵守实训室规则，排除实训安全隐患，增强安全意识，将安全摆在第一位，安全、规范地操作。

（1）实训前要认真通读实训教材或讲义，明确实训内容和目标，领会实训原理和方法，熟悉实训操作步骤，了解实训的注意事项，按要求书写预习报告方能进行实训。

（2）进入实训室，应先熟悉实训所需仪器和试剂的摆放位置，检查仪器的齐缺或破损，清洁仪器，仪器和试剂随用即复原，注意节约水、电和试剂，要保持安静，遵守秩序，听从教师指导。

（3）实训时应穿白大褂，不准穿拖鞋，长头发的女生要求用橡皮筋或发夹将头发扎起，遵守实训室纪律，不能交头接耳，要静心实训，浮躁、吵声和噪声会影响实训质量。

（4）实训时要签到；实训结束后，洗净、点齐仪器，清洁台面，污物、残渣等应扔到指定的地点，废酸、废碱等腐蚀性溶液不能倒进水槽，应倒入指定的废液缸中，经实训室老师检查是否符合要求；认真观察，做好实训结果记录，并将实训原始记录交给老师检查，经认可签名后方可离开。

（5）认真、严肃按实训要求，安全、规范地操作，按编号对号入座，实训时不得擅自离开岗位，使用有毒、易挥发、易燃、易爆物品要小心，防止事故发生，实训如有异常，应及时报告老师。

（6）轮流值日的学生要履行值日职责，听从实训室老师安排，主动配合，补充试剂、检查添齐仪器，为其他班级的实训做好工作准备，清扫实训室，清倒废液，并关好水、电、门、窗等。

二、实训室安全知识

有机化学实训所用仪器大部分是易破、易碎的玻璃制品，所用药品多数是易燃、易爆、有毒和有腐蚀性的试剂，稍有不慎，就容易发生割伤、烧伤、中毒、甚至爆炸等意外事故。学习实训室的安全知识，可以更好地预防和应付在实训中危险情况的发生。

1. 防火安全知识

熟悉实训室水、电开关位置，以及安全用具如灭火器材、沙箱和急救箱的放置地点和使用方法。处理方法：①如果不慎发生着火事故，应首先切断电源，迅速移开易燃物，用沙子、数层湿布或石棉布覆盖灭火；若电器着火，先切断电源，再用不导电的二氧化碳或四氯化碳灭火剂的灭火器灭火，不能用泡沫灭火器灭火，以防触电；②在操作和处理易挥发、易燃物品如苯、乙醚、酒精和丙酮等时，不能明火，应远离火源；③若衣服着火，切勿乱跑，应立即用石棉布覆盖身上着火部位或立即脱下衣服，必要时可卧地打滚扑灭火种；④如果酒精灯或酒精喷灯在使用过程中需要添加酒精，必须先熄灭火焰，然后通过漏斗加入酒精；有机溶剂着火时，小火可用湿抹布覆盖严禁直接泼水灭火，火势较大时，可用灭火器灭火；⑤油类物质着火，要用沙或使用适宜的灭火器灭火。

2. 防易燃、易爆安全知识

防止易燃、易爆隐患的安全知识及处理方法：①常压下，加热反应或蒸馏，必须与大气相通，以防造成密闭系统加热气体膨胀发生爆炸，实训过程要检查仪器各部位是否堵塞，或仪器是否使用正确，以保证能接通大气；②无论常压或减压蒸馏，液体都不能蒸干，防止仪器过热而破裂或过氧化物分解发生爆炸；③勿将低沸点、易燃溶剂放在大口容器（如烧杯）内加热，以防有机溶剂溢出燃烧；④反应过于剧烈时，要根据不同情况采用冷却或控制加料速度等措施；反应或加热如有暴沸现象，应加入几粒沸石或素瓷片防止暴沸；⑤蒸馏或回流易燃有机物时，应采取水浴或油浴（或电热套）间接加热，严禁直接明火加热，并且要注意装置不能漏气，如发现漏气，应立即停止加热。

3. 防毒安全知识

对有毒物质进行防护的安全知识及处理方法：①对反应中产生的有毒、恶臭有害气体如溴化氢、二氧化氮等强烈刺激性物质时，应使用吸收装置处理或在通风橱中操作，以免吸入有毒气体或污染环境，应按规定处理、排放，保持实训室空气流通良好；②有毒或有腐蚀性试剂，应统一发放和回收；处理和使用有毒、易挥发物质时，应在抽风橱中进行；③使用药品时不要接触到手或皮肤，试剂不得入口，实训结束后要立即洗净双手，以免中毒。严禁在实训室内吸烟或吃任何食物。

4. 眼睛及皮肤的防护安全知识

眼睛及皮肤的防护安全知识及处理方法：①在进行有可能发生危险的实训时，要根据具体情况采取必要的安全措施，如戴防护眼镜、面罩、手套或其他防护设备，防止玻璃碎片、液体等飞溅到眼睛，以保护眼睛及皮肤；②绝对禁止实训仪器的口部对准他人或自己；③玻璃割伤也是实训室常见的事故，应用镊子小心取出玻璃碎片，用双氧水洗净伤口，涂上碘酒；若没有玻璃碎片，可直接贴上止血贴，若伤口严重，做止血处理；④接触强酸、强碱或纯溴等实训时，皮肤可能受灼伤时，应立即用洁净的布、卫生纸吸干，用大量的水冲洗，然后分别用5％碳酸氢钠溶液、硼酸溶液和2％硫代硫酸钠洗涤，涂上烫伤软膏；严重伤者处理后送医务室诊治。

三、实训报告的书写

为了使实训能够达到预期的效果，在实训前要预先反复阅读实训教材或讲义，吃透实训内容，明确实训要求，领会实训原理和操作步骤的要点等，并简明扼要地书写预习报告。

（一）实训预习报告基本要求

预习报告内容主要包括：①实训项目名称；②实训目标；③实训原理（主反应、副反应，简要的文字说明）；④实训试剂（主要试剂用量及规格）和仪器；⑤实训操作步骤及现象（实训装置、步骤和实训安全注意事项等，实训操作步骤要求用流程图表示）。下面介绍关于有机化合物的物理常数测定、制备和性质验证3例预习报告格式，以供参考。

【例1】　有机化学基本操作（或有机化合物的物理常数测定）实训预习报告格式

专业＿＿＿＿＿＿班级＿＿＿＿＿＿姓名＿＿＿＿＿＿＿＿＿＿＿＿＿年＿＿月＿＿日

实训预习报告一　熔点的测定

一、实训目标

1. 掌握毛细管法测定熔点的操作技术；

2. 了解熔点测定原理和意义。

二、实训装置图（略）

三、实训操作步骤

1. 实训准备：毛细管填装样品→安装熔点测定装置；

2. 熔点测定：加热→观察变化→记录原始数据；

3. 结果评价：数据处理→实训结果评价与分析。

四、实训安全注意事项

1. 热的温度计和b形管均不需水洗，否则将可能造成温度计或b形管破裂；

2. 防止导热液掺水加热或导热液过热，导热液（如液体石蜡）飞涨烫伤皮肤。

【例2】　有机化合物的性质验证实训预习报告格式

专业＿＿＿＿＿＿班级＿＿＿＿＿＿姓名＿＿＿＿＿＿＿＿＿＿＿＿＿年＿＿月＿＿日

实训预习报告二　醇、酚的性质

一、实训目标

1. 掌握醇、酚的鉴别方法；

2. 验证醇、酚的主要化学性质。

二、实训操作步骤、现象及解释

项目	操作步骤		实训现象	解释或结论
1. 醇的氧化	1# CH_3CH_2OH 10滴	滴入 $KMnO_4$ 5滴 H_2SO_4 10滴	紫红色褪色	$CH_3CH_2OH \xrightarrow[H^+]{KMnO_4} CH_3COOH$
	2# CH_3CHCH_3 10滴 　　$\vert$ 　　OH		紫红色褪色	$CH_3CHCH_3 \xrightarrow[H^+]{KMnO_4} CH_3COCH_3$ 　$\vert$ 　OH
	3# $(CH_3)_3C{-}OH$ 10滴		不褪色	
……	……		……	……

三、实训讨论

【例3】 有机化合物的制备实训预习报告格式

专业＿＿＿＿＿＿＿班级＿＿＿＿＿＿＿姓名＿＿＿＿＿＿＿＿＿ ＿＿＿年＿＿＿月＿＿＿日

实训预习报告三　乙酰水杨酸的制备

一、实训目标

1. 掌握乙酰水杨酸的制备方法，进一步巩固重结晶、抽滤等基本操作技术；

2. 了解乙酰水杨酸的制备原理，乙酰水杨酸中杂质的来源及定性检测方法。

二、实训原理

乙酰水杨酸俗名阿司匹林，是一种历史悠久的解热镇痛药，还可用于预防和治疗缺血性心脏病。乙酰水杨酸为白色结晶，常以水杨酸为原料，乙酸酐作为乙酰化试剂，通过酰化反应制备。

三、实训装置图（略）

四、实训操作步骤（用流程图表示）

（二）实训原始数据记录基本要求

在实训中，学生除了要认真操作、仔细观察和积极思考外，还应将观察到的现象，测得的实训原始数据如实地记录下来，下面介绍两例实训原始数据记录格式，以供参考。

【例4】 物理常数测定实训的原始数据记录表

样品	熔点/℃	熔程/℃	结论

【例5】 有机化合物的制备实训的原始数据记录表

原料、产品名称	相对分子质量	产品外观	m.p./℃	b.p./℃	溶解度或相对密度	产率

（三）实训报告基本要求

实训报告是对实训的总结和思考，实训完毕，将预习报告和实训原始数据记录加以整理，实训报告内容主要包括实训目标、实训原理、实训主要试剂（主要试剂规格及用量）和仪器、实训装置、实训操作步骤、现象及解释、产率计算、结论和结果评价与分析等，要如实认真书写报告，积极思考，客观而科学地分析问题、得出结论，文字要精练，简明扼要概括。实训报告一般用表格或流程图的形式，下面介绍3例实训报告格式，以供参考。

【例6】 有机化学基本操作（或有机化合物的物理常数测定）实训报告格式

专业_____ 班级_____ 姓名_____ ____年____月____日

实训名称	实训报告一　测定的熔点
一、实训目标	
二、实训原理	
三、实训试剂和仪器	
四、实训操作步骤	1. 实训装置图 2. 操作步骤及现象（用流程图表示）

五、实训数据记录及处理

样品	熔点/℃	熔程/℃	结论
肉桂酸	132.8～133.1	0.3	纯固体物质有一定的熔点,熔程小;含杂质的固体物质由于分子间作用力减小导致熔点下降,熔程增大
尿素	131.8～132.3	0.5	
肉桂酸和尿素(1∶1)	108.6～114.3	6.3	

六、实训讨论

【例7】 有机化合物的性质验证实训报告格式

专业_____ 班级_____ 姓名_____ ____年____月____日

实训名称	实训报告二　醇、酚的性质			
一、实训目标				
二、实训原理				
二、实训试剂和仪器				
四、实训操作步骤	项目	操作步骤	实训现象	解释或结论

五、实训讨论

【例8】 有机化合物的制备实训报告格式

专业_____ 班级_____ 姓名_____ ____年____月____日

实训名称	实训报告三　乙酰水杨酸的制备
一、实训目标	
二、实训原理	主反应： 副反应： 简要的文字说明
三、实训试剂和仪器	
四、实训操作步骤	1. 实训装置图 2. 操作步骤及现象（用流程图表示）

五、实训数据记录及处理

1. 实训原料、产品和主要副产品的物理常数

原料及产品	相对分子质量	产品外观	m. p. /℃	b. p. /℃	溶解度	产率
水杨酸	138	白色晶体	157～159	211	2.17	
乙酐	102	无色液体	−73	139.6	—	
乙酰水杨酸	180	白色晶体	135～140	—	0.33	
冰醋酸	60	无色液体	16.6	117.9	—	

2. 实训结果处理

（1）产品外观：白色针状晶体。

（2）产量（质量或体积）：2.1g。

（3）产率计算：乙酐为过量，乙酰水杨酸理论产量以水杨酸计算：$0.022 \times 138 = 3.0$（g）

$$乙酰水杨酸产率 = \frac{2.1}{3.0} \times 100\% = 70\%$$

六、实训结果评价与分析

由于加热温度过高，反应时间不够充分，部分乙酐溢出或浓度变稀，不能完全参与反应，同时在重结晶时，加入溶剂太多，热过滤时损失部分产品等主要原因，使产率偏低。

（袁萍）

实训项目二　熔点的测定

一、实训目标

1. 掌握毛细管法测定熔点的操作技术。
2. 了解熔点测定原理和意义。

二、实训原理

在常压下（通常指 101.3kPa 大气压），将固体物质加热到一定的温度，从固态转变为液态，当物质固-液两相平衡时的温度称为该物质的熔点。熔点实际上是指熔点范围，是固态物质的一个重要物理常数，大多数有机物的熔点都在 400℃ 以下，通常可以准确测定其熔点。纯净的固体物质都有固定的熔点，从始熔到全熔的温度范围称为熔距或熔程，一般不超

过 0.5～1℃。若物质含有杂质则熔点会下降，熔距增大。因此，利用熔点测定技术，可以初步判断该化合物的纯度或鉴别未知的固态化合物，此外，可以通过测定纯度较高有机物的熔点来进行温度计的校正。

本实训利用毛细管法分别测定尿素、肉桂酸以及它们混合后的熔点，采用混合物熔点测定法鉴别它们是否为同一化合物，将 2 种熔点相近的物质混合后，看其熔点是否下降，以此来判断它们是否为同一物质；若为两种不同物质的混合物，则通常熔点会下降，熔距增大；若是相同物质的混合物，则熔点不变。尿素和肉桂酸的熔点比较接近，大约都是 133℃，它们若等量（1∶1）混合后，混合物熔点远低于 133℃，且熔距变长，这种现象称为混合物熔点降低。

三、实训仪器和试剂

（1）**仪器** 熔点测定管又称提勒管或 b 形管、温度计（200℃）、毛细管（长 7～8cm，内径 1mm）、长玻璃管（内径约 5mm，长约 50cm）、铁架台、酒精灯、表面皿和小胶圈等。

（2）**试剂** 尿素、肉桂酸、液体石蜡。

四、实训内容及步骤

1. 实训内容

（1）分别测定纯样品尿素和肉桂酸的熔点，平行测定 3 次取平均值。

（2）测定尿素和肉桂酸等量混合（1∶1）后的熔点，平行测定 3 次取平均值。

2. 实训方法

（1）**毛细管的熔封** 取一根内径为 1mm，长为 7～8cm 的毛细管，呈 45°角在酒精灯外焰上加热，并不断捻动，使其熔化、端口封闭，一端熔封的毛细管作为样品管（熔点管）。

（2）**样品的装填** 将待测熔点的干燥样品研磨成粉末状，取少许（约 0.1g）聚成一小堆于洁净的表面皿上，然后将样品管开口一端向下插入粉末样品堆中，使样品挤入样品管内。取一根内径 5mm，长约 50cm 的玻璃管竖立于桌面上，把装有样品的毛细管开口端向上，熔封端向下，让其从玻璃管口上端自由落下，使样品填装在毛细管熔封端，如此重复数次，将样品装填均匀、结实，至样品在管内高度约为 3mm。一个样品最好同时装填三根毛细管备用。

（3）**熔点测定装置的安装** 熔点测定装置如实训图 2-1 所示，熔点测定管又称提勒管（Thiele 管）或 b 形管，是毛细管法测定熔点的主要仪器，将提勒管固定在铁架台上，倒入导热液（本实训采用液体石蜡），使液面略高于提勒管侧管的上限，管口用 1 个带缺口的软木塞将温度计固定，温度计刻度正对面向观察者。将装填样品的样品管用小胶圈固定于温度计上（小胶圈及样品管的开口端不能浸没到导热液中），并使样品位于水银球旁中部。温度计的位置为水银球在 b 形管两侧管的中部，加热部位为 b 形管倾斜处的末端下缘，受热的液体因温度差而发生对流循环，使温度均匀。

（4）**纯样品熔点的测定** 按上述装置安装好仪器后，用酒精灯在熔点测定管的侧管末端加热。开始时升温速度可以稍快，上升大约为 5℃/min；为了准确地测定熔点，在加热至接近样品的熔点时，必须使温度上升的速度缓慢而均匀，至距熔点 10～15℃时，若为未知样品，需要先粗测大致的熔点，再按此步骤精测。控制升温速度为 1～2℃/min，当接近熔

(a) 提勒管(Thiele管)或b形管　　(b) 样品管在温度计水银球旁的正确位置

实训图 2-1　熔点测定装置示意图

点时，加热速度要更慢至 0.2～0.3℃/min。对于每一种样品，至少要测定 2 次，第一次升温可快些，先测得一个近似的熔点，然后待导热液的温度下降至熔点以下 20～30℃时，换另一根装有样品的毛细管进行第二次测定。

在加热的同时要仔细观察温度计所示温度上升和毛细管中样品的变化情况（见实训图 2-2），当毛细管内样品形状开始萎缩时，应注意观察，当样品开始塌落并有液滴出现时，立即记下此时的温度，为始熔温度，再记下固体完全消失时的温度，为全熔温度，始熔到全熔之间的温度范围即为该化合物的熔程。例如，尿素样品约 131.8℃开始收缩，132.1℃塌落，有液滴出现，132.3℃时全部成为透明液体，应记录为：m.p. 132.1～132.3℃。

样品　　发毛　　收缩　　塌落(液滴)　　澄清
　　　　　　　　　　　　(始熔)　　　(全熔)

实训图 2-2　毛细管中样品的变化情况示意图

混合物熔点的测定按上述实训方法进行，将少量尿素和肉桂酸等量混合，测定尿素和肉桂酸混合物的熔点。

(5) 温度计的校正　用上述方法测定熔点时，从温度计得到的熔点读数与真实熔点之间常有一定偏差，这可能是由于温度计刻度误差引起的，因此，在使用温度计时，先要对温度计进行绝对校正，用熔点方法校正温度计的标准样品如实训表 2-1 所示，通常采用表中的纯粹有机物的熔点作为校正标准，校正时选择数种已知熔点的纯粹化合物作为标准，测定它们的熔点，以测得的熔点为纵坐标，以测得的熔点与真实熔点的差值为横坐标，绘制校正曲线。在任一温度时的误差即可直接从曲线读出。例如，用温度计测得某化合物熔点为 100℃，在曲线中查得 100℃时温度计误差值为 −1.3℃，则校正后的温度值为 101.3℃。

实训表 2-1　标准样品的熔点

样品	熔点/℃	样品	熔点/℃
苯甲酸苄酯	71	苯甲酸	122
萘	80.5	尿素	133
乙酰苯胺	114	水杨酸	159

五、实训提示

（1）测定熔点时，导热液体可选用浓硫酸、甘油及有机硅油、液体石蜡等。浓硫酸可用作熔点在220℃以下样品的导热液体，高温时，浓硫酸会分解产生三氧化硫，若含有有机杂质，会使硫酸变黑，且浓硫酸会灼伤人，故使用时应十分小心。甘油作为导热液体，适用于测定熔点较低的样品。本实训选用液体石蜡作为导热液体，可加热到200～220℃，但在高温时，其蒸气容易燃烧。

（2）精确测定熔点至少要2次取平均值，两次测量误差不能超过±1℃；或者将第1次作为粗测，第2次精确测定其熔点；每次测定都必须用新的毛细管装填样品。

（3）毛细管封口处必须严密而底薄，可把封口的一端插入水中，检验是否漏水。样品研磨越细越好，否则装入样品管内时，有空隙，熔距会增大，影响测定结果。

（4）熔点测定的关键是控制加热速度，因热量透过毛细管壁加热样品需要一定时间，控制升温速度可使熔化温度与温度计所示温度一致，但加热速度过快会使测得的数据偏高。

（5）测定完毕，温度计需冷却至接近室温后，用废纸擦去导热液体，才能用水冲洗，否则温度计急剧冷缩容易破裂；提勒管在使用前后不要用水洗。

（6）掺有水的石蜡液体加热使导热液浑浊不易观察，或因加热温度升高使油水飞溅烫伤皮肤，应换新鲜的导热液；加热的提勒管手不能直接接触；液体石蜡应冷却至室温后倒入回收瓶。

六、实训思考

（1）如何判断固体物质是否为纯品？若有两种样品，其熔点相同，如何判断它们是不是同一物质？

（2）测定熔点时如遇到下列情况，会产生什么后果？

①样品研磨得不够细或装填不密实；②加热速度太快；③样品不干燥。

（田勇）

实训项目三　常压蒸馏和沸点测定

一、实训目标

1. 掌握常压蒸馏和沸点测定的操作技术。
2. 了解沸点测定和分离提纯液体有机物的原理及意义。

二、实训原理

在一定温度下，液体物质具有一定的饱和蒸气压，其大小随着温度的升高而增大，当饱和蒸气压与外界大气压相等时，液体就开始沸腾，此时的温度即为该液体的沸点。沸点与外界大气压有关，不同物质的沸点不同，沸点也是有机物的一个重要物理常数，在一定压力下，纯净液体有机物的沸点是固定的，通过沸点的测定，对于有机物的纯度鉴别及分离提纯有一定的应用价值。

通常指在 101.3 kPa 大气压下，将液体有机物加热至沸腾时，液体变成蒸气，然后再将蒸气冷凝成液体的操作过程称为常压蒸馏。蒸馏时从出现冷凝液滴开始至最后一滴的温度变化范围称为沸程，纯净的液体有机物沸点是恒定的，沸程很小，一般不超过 0.5~1℃；大多数液体混合物则不同，没有固定的沸点，沸程较大。如果将液体有机物进行蒸馏，沸点低的先被蒸出，最后被蒸出的是高沸点物质，不挥发的则留在蒸馏烧瓶内，从而达到分离和提纯的目的。

本实训测定无水乙醇的沸点，以及通过常压蒸馏将乙醇从 40%~60%乙醇溶液中分离出来，此方法样品的用量一般要 10mL 以上，称为常量法，可将沸点不同（大约相差 30℃）的液体混合物分离。

三、实训仪器和试剂

（1）仪器　50mL 蒸馏烧瓶、蒸馏接头、直形冷凝管、100℃磨砂温度计、真空接液管、电热套、50mL 接收瓶、短颈玻璃漏斗。

（2）试剂　无水乙醇、40%~60%乙醇、沸石。

四、实训内容及步骤

1. 实训内容

（1）常压蒸馏法测定纯无水乙醇的沸点，平行测定 3 次取平均值。

（2）从 40%~60%乙醇蒸馏分离出乙醇。

2. 实训方法

（1）常压蒸馏装置的装配　常压蒸馏装置如实训图 3-1 所示，主要由热源、蒸馏烧瓶、温度计、冷凝管、接液管和接收瓶（烧瓶或锥形瓶）等组成，装配顺序遵循"自下而上，从左到右"原则，从热源（电热套或水浴）开始，根据热源的高度，将蒸馏烧瓶固定在铁架台上，用铁夹口夹住蒸馏接头侧管上部靠近瓶颈处，注意松紧度要恰好，从瓶颈插入磨砂温度计，调整温度计的位置，使水银球的上限恰好与蒸馏烧瓶侧管的下限在同一水平线上，然后使蒸馏烧瓶侧管与已接好橡皮管的直形冷凝管同轴相连接，冷凝管尾部接上接液管和接收瓶，无论从正面或侧面观察，要求所有仪器在同一平面内或成一直线，使整套装置简明、美观。

（2）无水乙醇沸点的测定

① 液体样品的加入　小心取下温度计并放好，通过漏斗向 50mL 蒸馏烧瓶加入 20mL 无水乙醇（液体的用量为烧瓶体积的 1/3~2/3），注意不要使液体从支管流出，同时，沿蒸馏烧瓶壁慢慢加入 2~3 粒沸石，让它轻轻滑落至瓶底，插好温度计，检查装置连接是否紧密不漏气，再次确认蒸馏仪器装置的轴心在同一平面上。

② 先通冷凝水、再加热　先缓慢通水，冷凝管的通水方向为下进上出，冷凝管下端的进水口与自来水龙头连接，然后启动电热套或用水浴开始加热，缓慢升温。

③ 蒸馏测定沸点　注意观察蒸馏瓶中的现象和温度计的读数变化，当瓶内液体开始沸腾，蒸气到达温度计水银球时，使温度急剧上升，温度计水银球出现液滴，蒸馏瓶侧管末端

温度计套管

蒸馏头

出水口

圆底烧瓶

接液管

进水口

通大气

接收瓶

(a) 磨砂标准接口蒸馏仪器　　　(b) 温度计的正确位置

实训图 3-1　常压蒸馏装置示意图

出现第一滴馏出液，调节加热速度，使蒸馏速度控制在馏出液 1～2 滴/s 为宜，温度计水银球处于被冷凝液包裹状态，达到液态与气态平衡，此时温度计的读数就是无水乙醇液体的沸点，收集 77～79℃的馏分。烧瓶稍冷却至 50℃左右，重新加入 20mL 液体样品，另加入沸石（用过的沸石可回收，烘干后循环使用），第二次测定无水乙醇沸点的按以上步骤进行。

（3）含水乙醇的蒸馏提纯　方法步骤与蒸馏测定无水乙醇的沸点相似，一般达到沸点之前都会有液体馏出，称为前馏分，应弃去，更换一只洁净的、干燥的接收瓶，此时收集的就是较纯的乙醇，收集 80～90℃的馏分。若维持原来的加热速度，温度计读数会突然上升，即可停止蒸馏，用量筒量取馏出液体积，计算回收率。注意不能将瓶内液体完全蒸干，以免过氧化物加热分解而发生意外。蒸馏结束，先停止加热，待冷却后，再停止通水，拆卸仪器顺序与装配时相反。

五、实训提示

（1）注意保护好磨砂温度计，小心轻放，不让滑动，加热使用过的温度计应冷却至室温才能用水冲洗，不慎打碎温度计立即向老师报告，及时妥善对水银进行处理。

（2）水银（汞）处理方法：尽量把散落的汞收集用硫黄粉处理或用硫黄粉洒在液体汞流过的地方，使汞转变成硫化汞，防止汞挥发到空气中危害人体健康。

（3）玻璃仪器逐个固定，松紧合适，小心使用玻璃仪器，以防夹坏、脱落和碰倒现象。

（4）若用空气冷凝管代替水冷凝的直形冷凝管，因为用水冷凝 140℃蒸气，温差大，冷凝管容易破裂。

（5）为了避免蒸馏过程中的过热现象，保证沸腾的平稳进行，以免液体突然暴沸，通常在加热前向烧瓶中加入 2～3 粒沸石，形成液体汽化中心，防止暴沸的发生。

（6）若被蒸馏的液体沸点低于 80℃，热源应改用水浴；高于 80℃时，热源应选用电热套。

（7）通过蒸馏得到的馏分并非无水乙醇，而是含 95.6% 的乙醇和 4.4% 的水的共沸混合物，如果要制得无水乙醇，需要将共沸混合物加生石灰后再蒸馏。

六、实训思考

（1）如果蒸馏中途由于某种原因停止加热，蒸馏停止一段时间后，在重新加热蒸馏前，是否需要加入新的沸石？

（2）开始加热之前，为什么要先检查装置的气密性？蒸馏装置若没有与大气相通，会造成什么影响？

（3）为什么要控制蒸馏速度？快了有什么影响？

（田勇）

实训项目四　水蒸气蒸馏

一、实训目标

1. 掌握水蒸气蒸馏的操作技术。
2. 了解水蒸气蒸馏的原理和分离提纯难溶于水易挥发的有机物的意义。

二、实训原理

对于难溶于水易挥发的有机物与水共热，由于 $p_总 = p_A + p_B$，其中 p_A 为水的蒸气压，p_B 为有机物的蒸气压，显然，混合物的总蒸气压总是大于任一组分的蒸气压，因此，在相同外压下，沸腾时互不相溶混合物的沸点比其中任一组分的沸点都低，换句话说，有机物在低于 100℃ 的温度下，就能随水蒸气一起蒸馏出来，这种操作过程称为水蒸气蒸馏，它也是分离纯化有机物的常用方法之一。

被提纯物质必须具备以下几个条件：①不溶或难溶于水；②共沸下与水不发生反应；③在 100℃ 左右时，必须具有一定的蒸气压。水蒸气蒸馏方法尤其适用于树脂状或不挥发性杂质的有机物，采用一般蒸馏法和萃取法都难于分离；也适用于一些常压蒸馏时易发生分解、氧化或聚合的高沸点有机物，在中草药中的挥发油成分提取中此方法更为常用。

本实训利用水蒸气蒸馏八角茴香，在蒸馏时，混合物沸点保持不变，直至该八角茴香中的挥发油成分全部随水蒸出，温度才会上升至水的沸点，停止蒸馏，蒸出的是水和挥发油的混合物，两者互不相溶，很容易分离。

三、实训仪器和试剂

（1）仪器　水蒸气发生器、三口烧瓶、蒸馏弯头、直形冷凝管、接液管、接收瓶（烧瓶或锥形瓶）、长玻璃管、T 形管、螺旋夹等。

（2）试剂　八角茴香。

四、实训内容及步骤

1. 实训内容

5g 八角茴香捣碎后置于在 250mL 三口烧瓶中，加入 20mL 水浸泡 20min，备用。

2. 实训方法

（1）水蒸气蒸馏装置的装配　水蒸气蒸馏装置如实训图 4-1 所示，主要包括水蒸气发生器、蒸馏部分、冷凝部分和接收器四部分。装配顺序遵循从下而上，从左至右的原则，水蒸气发生器一般为白铁皮制或圆底烧瓶，水蒸气发生器内的盛水量以不超过其容积的 2/3 为宜，其中插入一支敞口起安全作用的长玻璃管（安全管），下端应距瓶底约 1cm。水蒸气发生器与三口烧瓶通过 T 形管相连接，此处管路应短而平，使蒸气不致被冷凝，能畅通地进入烧瓶中，插入烧瓶中的导气管末端应接近烧瓶底部，支管下套一段短胶皮管，用螺旋夹旋紧，它的作用是可随时排出冷凝水，并可在系统内压力骤增或蒸馏结束时释放蒸气，调节内压。三口烧瓶内盛放八角茴香的浸泡液，三口烧瓶的另一侧口通过蒸馏弯头依次连接冷凝管、接液管和接收器。

实训图 4-1　水蒸气蒸馏装置示意图

（2）实训方法

① 加料　称取 5g 八角茴香，捣碎后放入 250mL 三口烧瓶中，加入 20mL 水浸泡 20min。

② 加热　检查装置气密性，在水蒸气发生器加入约占其容积 2/3 的热水，并加入几粒沸石，防止加热暴沸。冷凝管通水，通水方向下进上出，先打开 T 形管螺旋夹，开始加热。

③ 蒸馏　加热水蒸气发生器至沸腾，当有大量水蒸气产生，并从 T 形管支管冲出时，立即旋紧螺旋夹，水蒸气进入三口烧瓶，开始蒸馏。由于水蒸气的冷凝可能导致三口烧瓶内液体量增加，可用小火加热三口烧瓶，加快蒸馏速度，但应注意烧瓶内的崩跳现象，蒸馏速度控制在 2～3 滴/s 为宜。一直蒸馏至馏出液透明无明显油珠，或烧瓶中的液体澄清透明时，即可停止蒸馏。首先打开螺旋夹，然后移去热源，拆卸仪器顺序与装配时相反。

④ 馏出液的分离纯化　收集馏出液 100～150mL，将馏出液转移至分液漏斗中，用 10mL 乙醚分两次萃取馏出液，静置，分离出茴香油等油性物质。

五、实训提示

（1）三口烧瓶或长颈圆底烧瓶常用于水蒸气蒸馏中，烧瓶应与桌面斜放成 45°角度，这样可以避免由于蒸馏时液体翻腾剧烈，同时也应注意控制产生的蒸气量，以免使物料冲出烧瓶。

（2）水蒸气发生器内的安全管对系统内压力起调节作用，若发生器内蒸气压过大，安全管的调压作用使水沿着安全管上升；若蒸馏系统发生阻塞，水从安全管中溢出，此时应立即打开螺旋夹，通大气减压，移走热源，停止蒸馏；若蒸馏瓶内大于水蒸气发生器内的压力时，常发生液体倒吸现象，此时应打开螺旋夹或对蒸馏瓶进行保温，加快蒸馏速度。

（3）蒸气温度高防止烫伤，玻璃仪器易夹坏，碰倒，小心使用。

（4）如果馏出物质具有较高的熔点，在冷凝后易析出晶体，应调小冷凝水的流速，使馏出物质保持液态。

六、实训思考

（1）水蒸气蒸馏过程中，若安全管中水位上升很高，说明什么问题？应如何处理？

（2）适用于水蒸气蒸馏的物质应具备什么条件？

（田勇）

实训项目五　折射率的测定

一、实训目标

1. 掌握测定液体有机物折射率的操作技术。
2. 了解折光仪的构造及测定折射率的原理。

二、实训原理

单色光在 2 种不同介质之间产生折射效果不同，根据光的折射定律，在一定温度和波长下，若在空气介质中的入射角 α 与在另一介质中如松节油的折射角 β 的正弦之比为一常数，它等于光线在两种介质中的传播速度之比，即折射率为：

$$n = \sin\alpha/\sin\beta = v_1/v_2$$

式中，n 为一常数，v_1、v_2 分别为光线在 2 种不同介质中的传播速度，由于光线在空气中的速度比在液体中的速度大（入射角大于折射角），如实训图 5-1 所示，因此 n 总是大于 1，物质的折射率 n 与光的波长 λ 和温度 t 等因素有关，随光线波长的变短而增大，随温度的升高而变小。故折射率常用 n_D^t 表示，它表示以钠光的 D 线作为光源，测定折射率时的温度为 t℃，例如，松节油 $n_D^{20}=1.4670$，表示 20℃时，该介质对钠光 D 线的折射率为 1.4670。

实训图 5-1　光的折射现象示意图

物质的折射率通常用阿贝折光仪测定，它是基于折射现象和临界角的基本原理设计而成的，当物质的入射角接近或等于 90°时，折射角就达到了最大值，称为临界角。液体有机物的折射率不同，临界角也不同，测定临界角可换算出折射率。

折射率是有机化合物的一个重要物理常数，测定折射率可以鉴定未知物的纯度或确定液体有机物的组成。

本实训用重蒸馏水对阿贝折光仪进行校正，测定未知样品的折射率，与标准样品的折射率对照比较，以确定未知物的成分或鉴定纯度。

三、实训仪器和试剂

（1）**仪器** 阿贝（Abbe）折光仪。

（2）**试剂** 重蒸馏水、松节油。

四、实训内容及步骤

1. 实训内容

测定未知样品的折射率，与标准样品的折射率对照比较，以确定未知物的成分鉴定纯度。

2. 实训方法

（1）**阿贝折光仪的构造及使用方法** 阿贝（Abbe）折光仪如实训图 5-2 所示，主要部分由两块直角棱镜组成，上面一块是光滑的测量棱镜，下面一块是可以开启的表面磨砂的辅助棱镜，左面的镜筒是读数镜，内有刻度盘，其上面一行数值是 1.3000~1.7000 的折射率，右边的镜筒是测量目镜，用来观察折光情况，筒内装有消色散棱镜。光线由反射镜反射入下面的辅助棱镜，以不同的入射角射入两个棱镜之间的液层，然后再射到测量棱镜的光滑表面上，由于它的折射率很高，一部分光线经折射后进入测量目镜，另一部分光线则发生全反射，形成"半明半暗"的临界角，调节螺旋使测量目镜中的视场（见实训图 5-2），即明暗界线刚好落在"+"字的交叉点，如此重复 2~3 次，记下读数，取其平均值。

读数镜
目镜
消色散镜调节旋钮
恒温接头
直角棱镜

(a) 阿贝(Abbe)折光仪　　　　　　　　　(b) 临界角的目镜视场

实训图 5-2　阿贝折光仪及临界角的目镜视场示意图

（2）**阿贝折光仪的校正** 阿贝折光仪置于靠近窗户或光线明亮的平台上，开启棱镜，滴加 1~2 滴乙醇于辅助棱镜面上，合上棱镜，使难挥发的污物逸走，再打开棱镜，用镜头纸轻轻揩拭，洁净镜面。恒温接头与恒温水浴相连，调节恒温水温度为 20~25℃。

（3）**折射率的测定**

① **用重蒸馏水校正** 打开棱镜，滴加 1~2 滴重蒸馏水于辅助棱镜面上，锁紧棱镜，调节反射镜，使入射光进入棱镜组，从目镜中观察，使视场最亮。转动消色散镜调节旋钮，消除色散，使视场最清晰。再转动左边刻度盘的棱镜调节旋钮，使读数目镜中刻度盘的读数等于重蒸馏水的折射率（$n_D^{20} = 1.3325$），再用一特制的小旋子旋动右面镜筒下方的方形螺旋，使明暗界线和"+"字交叉点重合。

② **测定** 阿贝折光仪经校正后，通 20~25℃恒温水恒温，打开棱镜，均匀滴加 2~3 滴

待测液体于磨砂面棱镜上，锁紧棱镜，转动反射镜使视场最亮。轻轻转动左边刻度盘的棱镜调节旋钮或消色散镜调节旋钮，在目镜中看到明暗分界线清晰地对准"+"字交叉点，读取折射率，重复 2~3 次。与标准样品松节油 $n_D^{20} = 1.4670$ 对照，以确定未知物的成分或鉴定纯度。

五、实训提示

（1）折光仪使用前后，需用乙醇（或乙醚、丙酮）洁净磨砂辅助棱镜，用镜头纸轻轻揩拭镜面，不能打转或用力过猛，防止镜面刮花，硬物或尖锐（如滴管）均不可接触镜面。

（2）置放折光仪的木箱内应有干燥剂，在干燥、空气流通的室内储放。

六、实训思考

（1）折光仪辅助棱镜未滴加液体或液体已挥发，能否观察到折射现象？

（2）影响折射率的有哪些因素？

（刘意）

实训项目六　萃取与洗涤

一、实训目标

1. 掌握萃取与洗涤分离纯化有机物的操作技术。
2. 了解萃取与洗涤的原理和应用。

二、实训原理

萃取通常是指利用液体或固体混合物在溶剂中的溶解性差异，根据相似相溶原理，溶解度较大的组分从混合物中聚集到溶剂中来的分离操作过程。液-液萃取常通过分液漏斗的操作来实现，而固-液萃取则借助索氏提取器进行操作，与之相对应类似的方法，使用溶剂从液体混合物中除去少量杂质的操作过程称为洗涤，萃取与洗涤是分离纯化有机化合物常用的基本操作之一。

在一定温度下，同一种物质在不同溶剂中的溶解度不同，甚至差异很大，为使溶质 X 从溶剂 A 中萃取出来，可选用对 X 溶解度大，且与溶剂 A 不混溶，也不发生化学反应的溶剂 B 作为萃取剂，将萃取剂与溶液充分混合后，当 X 在 A、B 两相间达到分配平衡时，X 在 A、B 两相间的浓度之比为一常数，即分配系数 K，其表达式为：

$$分配系数\ K = \frac{X\ 在溶剂\ A\ 中的浓度}{X\ 在溶剂\ B\ 中的浓度}$$

由上式可知，分配系数 K 越大，则 X 组分容易转移到萃取剂中，由分配定律可推导出萃取次数与萃取效果的关系式为：

$$m_n = m \left(\frac{KV}{KV + S} \right)^n$$

式中，m 为待萃取溶液中溶质 X 的总质量，g；K 为分配系数；V 为萃取溶液的体积，mL；S 为溶质 X 萃取时在溶剂 B 中的质量，g/100mL；m_n 为第 n 次萃取后溶质 X 在溶剂 A 中的剩余质量，g。由于 $KV/(KV+S) < 1$，所以 n 越大，m_n 就越小。由此可知，将一定

量溶剂分成若干等体积的溶剂对溶液进行多次萃取，一般为 3 次，少量多次，萃取的效果最好。本实训以乙酸乙酯为萃取剂，从 5％苯酚水溶液中将苯酚萃取出来。

三、实训仪器和试剂

（1）仪器　分液漏斗（100mL）、长颈漏斗、量筒（50mL）、锥形瓶（250mL）、50mL 烧杯、点滴板等。

（2）试剂　5％苯酚水溶液、乙酸乙酯、1％FeCl$_3$ 溶液、无水 MgSO$_4$、凡士林。

四、实训内容及步骤

1. 实训内容

乙酸乙酯萃取剂 60mL，分成 3 次每次 20mL，从 15mL 5％苯酚水溶液萃取出苯酚。

2. 实训方法

（1）检漏　液-液萃取（或洗涤）常在分液漏斗中进行，分液漏斗的使用是分离纯化有机物的基本操作之一，分液漏斗的检漏方法：取 100mL 分液漏斗，加入大约 50mL 自来水，按实训图 6-1 振摇分液漏斗片刻，再用干燥滤纸在开关活塞及磨砂塞子处揩拭，若滤纸湿润表明漏水。此时应取出分液漏斗开关活塞，用吸水纸吸干活塞与塞孔之间的水，在活塞的细端和塞孔磨口粗端各涂上薄薄一层凡士林，然后小心将活塞插入并旋转数圈，使凡士林分布均匀，注意观察分液漏斗液体是否能通畅流下，再次检查无漏水及凡士林不堵住活塞中央的小孔为止。

(a) 分液漏斗的振摇　　　　　　　　　　(b) 分液漏斗的静置分层

实训图 6-1　分液漏斗的振摇及静置分层示意图

（2）加料、振摇　在确认不漏水后，将分液漏斗固定在铁架台铁圈上，关好活塞，打开上口磨砂塞子，依次通过长颈漏斗分别加入 15mL 5％苯酚水溶液和 20mL 乙酸乙酯，并旋紧磨砂塞子。取下分液漏斗，右手顶住磨砂塞子，用中指和无名指分叉在漏斗两侧，拇指和食指紧拉活塞，按实训图 6-1 所示振摇分液漏斗，每振摇几次，打开活塞放气，右手低左手稍高，如此重复振摇 2～3min，再将分液漏斗放回铁圈上静置分层见实训图 6-1。

（3）静置、分离　待分液漏斗中两相分层明显后，打开上口磨砂塞子，小心缓慢开启活塞，下层（水层）通过活塞从下面放出，直至两层液体的界面恰好到达活塞孔的上边缘处，立即旋紧活塞；然后上层（乙酸乙酯层）从分液漏斗上口倒入锥形瓶中，并密塞；将分出的水相经漏斗倒回分液漏斗，重复上述方法再萃取 2 次，3 次萃取所得的乙酸乙酯层合并，加适量无水 $MgSO_4$ 干燥 1h 除去少量水分，将滤液蒸馏，回收乙酸乙酯，得到精制苯酚。

（4）萃取、洗涤分离效果验证　取 5 滴水层溶液于点滴板滴加 2 滴 1‰ $FeCl_3$ 溶液，没有发现紫色出现，与未经萃取 5% 苯酚水溶液对照试验，证明多次萃取效果的可靠性。

五、实训提示

（1）分液漏斗有几种不同形状和规格如锥形、梨形和球形等可供选择，分液漏斗容积比待萃取液和萃取剂的总体积要大 1 倍以上。

（2）使用分液漏斗，一般要涂上凡士林，使其在活塞和塞孔上均匀分布，既不使凡士林堵塞小孔，又不让液体渗出；分液漏斗使用完毕应擦干，并垫一层纸将活塞和塞孔以及磨砂塞子和塞口隔开。

（3）分液漏斗呈水平状并旋转振摇，使不相溶的液体充分混合，但振摇时不可太剧烈，以免产生乳化现象。此过程中应适时打开活塞排出振摇产生的气体，以平衡漏斗内外气压。

六、实训思考

（1）影响萃取效率的因素有哪些？怎样选择萃取剂？
（2）萃取时若发生乳化现象，应如何处理？

（刘意）

实训项目七　醇、酚的性质

一、实训目的

1. 验证醇、酚的主要化学性质。
2. 掌握醇、酚的鉴别方法。

二、实训原理

伯醇、仲醇、叔醇 3 种醇与 HX 反应活性顺序为：叔醇＞仲醇＞伯醇，其中叔醇与卢卡斯试剂（Lucas 试剂：由浓 HCl 和无水 $ZnCl_2$ 配制而成）活性最强，在室温下立即反应，仲醇次之，而伯醇活性最弱，加热才能反应，可利用 3 种醇与卢卡斯试剂反应出现浑浊和分层现象的快慢来鉴别。

伯醇能被氧化生成醛，仲醇能被氧化生成酮，它们进一步氧化则可生成羧酸。叔醇不易氧化。多元醇具有伯醇、仲醇的通性，此外，能与新鲜 $Cu(OH)_2$ 作用变为深蓝色溶液，常用于鉴别多元醇。

酚羟基与苯环形成 p-π 共轭效应的结构特点，决定苯酚具有特性，如弱酸性、与

$FeCl_3$ 发生颜色反应，以及容易与溴水发生卤代反应。

三、实训仪器和试剂

（1）仪器　试管架、试管、试管夹、恒温槽、酒精灯、胶头滴管、药匙、烧杯。

（2）试剂　正丁醇、仲丁醇、叔丁醇、95％乙醇、异丙醇、叔丁醇、甘油、饱和苯酚溶液、1％苯酚溶液、α-萘酚、间苯二酚、卢卡斯试剂、$0.02mol \cdot L^{-1} KMnO_4$、$3mol \cdot L^{-1}$ H_2SO_4、$0.5mol \cdot L^{-1} CuSO_4$、NaOH（$5mol \cdot L^{-1}$、$1mol \cdot L^{-1}$）、饱和 $NaHCO_3$ 溶液、饱和溴水、$0.02mol \cdot L^{-1} FeCl_3$。

四、实训步骤

1. 醇的性质

（1）与卢卡斯试剂反应　取 3 支干燥试管，分别加入卢卡斯试剂 20 滴，然后依次加入正丁醇、仲丁醇、叔丁醇各 10 滴，振摇，比较各试管出现浑浊或分层现象的快慢。

（2）醇的氧化　取 3 支试管，分别加入 $0.02mol \cdot L^{-1} KMnO_4$ 溶液 5 滴，$3mol \cdot L^{-1}$ H_2SO_4 10 滴，然后依次加入乙醇、异丙醇、叔丁醇各 10 滴，振摇，观察各试管颜色有何变化，并解释原因。

（3）多元醇的特性　取 2 支试管，分别加入 $0.5mol \cdot L^{-1} CuSO_4$ 溶液 10 滴和 $1mol \cdot L^{-1} NaOH$ 溶液 15 滴，振摇，然后依次加入甘油 3 滴和 95％乙醇 5 滴，振摇，观察各试管颜色变化，并加以比较。

2. 酚的性质

（1）苯酚的酸性　取苯酚晶体或饱和苯酚溶液少许于试管中，加水 1mL，振摇使其成乳浊液，再取另一支试管将其分成两份。第一支试管的乳浊液逐滴加入 $5mol \cdot L^{-1} NaOH$ 溶液至澄清为止，然后在此澄清液中逐滴加入 $3mol \cdot L^{-1} H_2SO_4$ 至溶液呈酸性，观察有何变化。另一支试管的乳浊液逐滴加入饱和 $NaHCO_3$ 溶液，振摇，观察溶液是否澄清，并解释原因。

（2）卤代反应　取 1％苯酚溶液 10 滴于试管中，慢慢逐滴加入饱和溴水，并不断振摇，观察有何现象发生。

（3）与 $FeCl_3$ 反应　取 4 支试管，分别加入 1％的苯酚、α-萘酚和间苯二酚，以及 95％乙醇溶液各 10 滴，然后依次加入 $0.02mol \cdot L^{-1} FeCl_3$ 溶液各 2～3 滴于试管中，观察颜色变化。

五、实训提示

（1）6 个碳原子以下的醇均能溶于浓盐酸的氯化锌溶液中，而多于 6 个碳原子的醇则不溶，故卢卡斯试验适用于 $C_3 \sim C_6$ 醇的鉴别。

（2）$K_2Cr_2O_7$ 具有与 $KMnO_4$ 相当的氧化能力，3 种醇与 $K_2Cr_2O_7$ 酸性溶液的产物及现象相同。

（3）苯酚对气管、喉咙和皮肤都有很强的刺激性或腐蚀性，使用时切勿吸入或接触皮肤，实训时宜在通风橱中进行，万一碰到皮肤及时报告老师，大量水冲洗再用酒精棉球擦洗。

六、实训思考

（1）如何鉴别下列各组化合物。

① 1-丁醇、2-丁醇、2-甲基-2-丙醇；②乙醇、甘油、苯酚。

（2）你能解释苯酚比苯容易发生亲电取代反应吗？

（王秀芳）

实训项目八　乙酸乙酯的制备

一、实训目标

1. 掌握加热滴加、萃取、洗涤、干燥和蒸馏等基本操作技术。
2. 了解利用酯化反应制备乙酸乙酯的方法。

二、实训原理

在浓硫酸催化下，以乙酸和乙醇为原料，利用羧酸和醇的酯化反应制备乙酸乙酯。

$$CH_3COOH + C_2H_5OH \xrightarrow[110\sim120℃]{H_2SO_4} CH_3COOC_2H_5 + H_2O$$

酯化反应是可逆反应，一般采用升高温度和乙醇过量，使反应向生成酯的方向进行；同时利用酯的沸点低，通过蒸馏，使产物乙酸乙酯不断从反应体系中分离，以提高乙酸乙酯的产量。得到的粗品中含有少量乙酸、乙醇和水等，分别用饱和碳酸钠溶液反应除去乙酸，用饱和氯化钙溶液洗涤除去其中的乙醇，并用无水硫酸镁进行干燥除去水。

三、实训仪器和试剂

（1）仪器　三口烧瓶、电热套、滴液漏斗、温度计、接收瓶、直形冷凝管、分液漏斗。

（2）试剂　95％乙醇、冰醋酸、浓硫酸、饱和碳酸钠溶液、饱和食盐水、饱和氯化钙溶液、无水硫酸镁。

四、实训步骤

1. 加热制备

在 100mL 干燥的三口烧瓶中，依次加入 95％乙醇（0.20mol）10mL 和浓硫酸 6mL，混匀，并加入 2～3 粒沸石。参照实训图 8-1 乙酸乙酯制备装置，从下到上、自左至右安装仪器，滴液漏斗末端和温度计的水银球均应浸入液面，大约离瓶底约 0.5～1cm 处。向滴液漏斗分别加入 10mL 无水乙醇（0.20mol）及 12mL 冰醋酸（0.21mol），混合均匀，滴入约 3～4mL 混合液后。用恒温电热套缓慢升温加热，直至馏出液流入接收瓶时，再开始滴加混合液，使滴液速度和馏出液速度大致相等，维持反应温度在 110～120℃左右，约 30min 滴加完毕，继续加热数分

实训图 8-1　乙酸乙酯的制备装置示意图

钟停止反应。

2. 分离、提纯

向馏出液缓慢加入 10mL 饱和碳酸钠溶液，边加边振摇，直到无二氧化碳气体产生。然后将混合液转移到分液漏斗，充分振摇，静置，萃取得到酯层，依次用饱和食盐水 10mL、饱和氯化钙溶液 10mL 和蒸馏水 10mL 各洗涤 1 次，弃去下层液体，酯层用无水硫酸镁干燥，将干燥的粗乙酸乙酯滤入干燥的 50mL 蒸馏烧瓶中，在水浴中进行蒸馏，收集 73～78℃的馏分，得到纯品，称量，计算产率（产量约 9～12g，产率 49％～65％）。

3. 检验

纯乙酸乙酯为无色水果香味的液体，b. p. 77.1℃，折射率 $n_D^{20}1.3723$，测定产品折射率，并与纯品比较，对结果进行评价及分析。

五、实训提示

（1）浓硫酸具有很强的氧化性和脱水性，混合时放出大量的热，缓慢分批次小心加入，边加边冷却，防止原料碳化；浓硫酸的用量为醇的 3％时即能起催化作用，因它的脱水作用而增加酯的产量，但硫酸用量过多，由于氧化作用反而对反应不利。

（2）反应温度控制在 110～120℃，温度太低反应不完全；温度过高会产生副产物，影响酯的纯度；滴加速度太快会使乙醇来不及反应而被蒸出，降低酯的产率。

（3）酯化反应乙醇为过量，乙酸乙酯的理论产量以乙酸为准计算，$m=0.21\times88=18.5$（g），产率 $=\dfrac{12}{18.5}\times100\%=65\%$。

六、实训思考

（1）酯化反应为可逆反应，如何提高酯的产率？

（2）能否用浓氢氧化钠代替饱和碳酸钠溶液来洗涤馏出液？通过盐析后的食盐水中仍含有碳酸钠，继续加入饱和氯化钙溶液洗涤有何现象出现？

（黄艳萍）

实训项目九　羧酸及其衍生物、取代羧酸的性质

一、实训目的

1. 验证羧酸及其衍生物、取代羧酸的主要化学性质。
2. 掌握羧酸及其衍生物、取代羧酸的鉴别方法。

二、实训原理

羧酸具有酸性，与碱作用生成盐；在浓硫酸催化下，羧酸与醇发生酯化反应生成酯；在适当的条件下，乙二酸、丙二酸等二元羧酸可发生脱羧反应；甲酸、草酸具有还原性，均能被高锰酸钾氧化，甲酸的结构特殊，分子中含有醛基，与托伦试剂作用析出银镜。

羧酸的衍生物如酰卤、酸酐、酯、酰胺，均能发生水解反应生成相应的酸，水解反应难

易次序为：酰卤＞酸酐＞酯＞酰胺；醇解产物为酯；尿素加热高于熔点至 155℃左右发生缩合反应生成缩二脲，缩二脲不溶于水，能溶于碱，与硫酸铜显紫红色。

羟基酸具有还原性，如乳酸被氧化生成酮酸；乙酰乙酸乙酯是酮式和烯醇式的互变异构混合物，烯醇与氯化铁溶液作用显紫色，其中双键与溴加成使溴水褪色；乙酰水杨酸易发生水解反应，水杨酸和乙酰水杨酸均能与氯化铁溶液反应显紫色，后者颜色较浅。

三、实训仪器和试剂

（1）仪器　试管架、试管、带支管试管、试管夹、酒精灯、胶头滴管、药匙、烧杯、红色石蕊试纸、恒温槽、铁架台。

（2）试剂　苯甲酸、冰醋酸、无水乙醇、草酸、甲酸、乙酸、乙酰氯、乙酰胺、乙酸酐、花生油、尿素、甘油、10％乙酰乙酸乙酯、乳酸、水杨酸、乙酰水杨酸、饱和溴水、浓硫酸、饱和食盐水、澄清石灰水、托伦试剂、（新配制）NaOH（2mol·L^{-1}、1mol·L^{-1}）、1mol·L^{-1} HCl、0.02mol·L^{-1} KMnO$_4$、3mol·L^{-1} H$_2$SO$_4$、0.02mol·L^{-1} AgNO$_3$、3mol·L^{-1}NH$_3$·H$_2$O、2mol·L^{-1}Na$_2$CO$_3$、0.5mol·L^{-1}CuSO$_4$、0.02mol·L^{-1}FeCl$_3$。

四、实训步骤

1. 羧酸的性质

（1）酸性　取 1 支试管，依次加入 0.1g 苯甲酸、1mL 蒸馏水，边振摇，边逐滴加入 1mol·L^{-1}NaOH 溶液至恰好澄清，再逐滴加入 1mol·L^{-1}HCl 溶液，观察现象变化。

（2）酯化反应　取 1 支干燥试管，依次加入 0.5mL 冰醋酸、1mL 无水乙醇，再逐滴加入浓硫酸 10 滴，摇匀后，将试管放于恒温槽中，调节温度为 60～70℃，热水浴 10min，取出试管待其冷却后加入 2mL 饱和食盐水，闻其浮在液面酯层的气味，并解释原因。

（3）脱羧反应　取 2 支带支管的干燥试管，各加入 1mL 冰醋酸和 1g 草酸，用塞子塞紧试管口，导管的末端分别插入盛有 1～2mL 澄清石灰水的小试管中，带支管的试管固定在铁架台上或用试管夹夹住，然后加热，观察澄清石灰水有何变化。

（4）氧化反应

① 还原性　取 3 支试管，分别加入 0.02mol·L^{-1}KMnO$_4$ 溶液 5 滴，3mol·L^{-1} H$_2$SO$_4$ 10 滴，摇匀，依次加入甲酸、乙酸各 5 滴，0.5g 草酸，观察其颜色变化。

② 银镜反应　取 1 支试管，加入甲酸溶液 5 滴，边振摇，边逐滴加入 1mol·L^{-1} NaOH 溶液至呈弱碱性，再加入新配制的托伦试剂 1mL，热水浴加热，观察现象。

2. 羧酸衍生物的性质

（1）水解反应

① 酰卤的水解　取 1 支试管，加入 1mL 蒸馏水，沿试管壁慢慢滴加乙酰氯 5 滴，摇匀，观察现象。待反应结束后，再加入 0.02mol·L^{-1}AgNO$_3$ 溶液 2 滴，观察有何变化。

② 酰胺的水解　取 2 支试管，分别加入 0.1g 乙酰胺，其中一支试管加入 1mol·L^{-1} NaOH 溶液 10 滴，另一支试管加入 3mol·L^{-1}H$_2$SO$_4$ 溶液 10 滴，煮沸，并将湿润的红色石蕊试纸放在试管口，观察试纸颜色变化，闻其产生气体的气味。

③ 油脂的皂化　取 1 支试管，依次加入 0.1g 花生油、95％乙醇 20 滴和 2mol·L^{-1} NaOH 溶液 20 滴，摇匀，在沸水浴中加热约 20min，取其得到的黏稠液，检验是否有甘油存在，鉴别方法参考实训项目七，将剩余的黏稠液倒入 10mL 温热的饱和食盐水的小烧杯中，观察并解释现象。

(2) 醇解反应

① 酰卤的醇解　取 1 支试管,加入无水乙醇 10 滴,边振摇,边逐滴加入 10 滴乙酰氯,待试管冷却后,慢慢加入 $2mol \cdot L^{-1} Na_2CO_3$ 溶液至中性,观察现象并闻其气味。

② 酸酐的醇解　取 1 支试管,加入无水乙醇和乙酸酐各 10 滴,再加入浓硫酸 2 滴,振摇,待试管冷却后,慢慢加入 $2mol \cdot L^{-1} Na_2CO_3$ 溶液至中性,观察现象并闻其气味。

(3) 缩二脲反应　取 1 支干燥的试管,加入 0.5g 尿素,小心加热至固体熔化,继续加热又凝固,同时用湿润的红色石蕊试纸检查放出的刺激性气体酸碱性,冷却后加入 1mL 蒸馏水,振摇,再滴加 $1mol \cdot L^{-1} NaOH$ 溶液 5 滴和 $0.5mol \cdot L^{-1} CuSO_4$ 溶液 3 滴,观察并解释现象。

(4) 乙酰乙酸乙酯的酮式-烯醇式互变异构　取 1 支试管,加入 10% 乙酰乙酸乙酯的乙醇溶液 10 滴,$0.02mol \cdot L^{-1} FeCl_3$ 溶液 1 滴,出现紫红色,边振摇,边逐滴加入饱和溴水数滴,紫红色褪去,稍待片刻紫红色又出现,解释原因。

3. 取代羧酸的性质

(1) 氧化反应　取 1 支试管,加入乳酸 10 滴,边振摇,边逐滴加入 $0.02mol \cdot L^{-1}$ $KMnO_4$,$3mol \cdot L^{-1} H_2SO_4$ 10 滴,观察现象。

(2) 水杨酸与乙酰水杨酸与氯化铁的反应　取 2 支试管,分别加入 0.1g 水杨酸和乙酰水杨酸,加入 1mL 蒸馏水,摇匀,再加入 $0.02mol \cdot L^{-1} FeCl_3$ 溶液 1 滴,观察并解释现象。

五、实训提示

(1) 浓硫酸有腐蚀性,小心使用,以防浓硫酸烫伤皮肤或烧坏衣服。

(2) 加热草酸固体时,将试管口略向下倾斜,以防固体中水分或倒吸石灰水使试管破裂。

(3) 用于银镜反应的试管必须洁净,且不要晃动试管,否则只能形成黑色的银粒;银镜可用稀硝酸氧化洗掉。

(4) 乙酰氯与空气中的水剧烈反应产生氯化氢气体,在通风橱中进行;实训时,试管口不准对准人,尤其是眼睛。

六、实训思考

(1) 甲酸和草酸都具有还原性,均可被 $KMnO_4$ 酸性溶液氧化,为什么?

(2) 具有哪些结构的化合物才能与氯化铁发生颜色反应?

(王秀芳)

实训项目十　　旋光度的测定

一、实训目标

1. 掌握旋光性物质旋光度测定的操作技术。
2. 了解旋光仪的构造及旋光度测定的原理。

二、实训原理

手性物质能使偏振光的振动方向发生改变，并且使其偏振面旋转一定的角度，这种性质称为旋光性，具有旋光性的物质叫做旋光性物质或光学物质，使偏振光的偏振面旋转的角度，称为旋光度，顺时针方向旋转称为右旋体，符号为（＋）或 d，逆时针方向旋转称为左旋体，符号（－）或 l。物质的旋光度与溶液的浓度、溶剂、温度、旋光管的长度和所用光源的波长等都有关系，所以常用比旋光度 $[\alpha]_\lambda^t$ 来表示光学物质的旋光性。

$$[\alpha]_\lambda^t = \frac{\alpha}{cl}$$

式中，$[\alpha]_\lambda^t$ 表示旋光性物质的比旋光度，（°）；α 为实验所测得旋光度的数值，（°）；c 为样品溶液的浓度，$g \cdot mL^{-1}$，液体化合物可用密度表示；l 为盛液管长度，dm；t 为测定时的温度，℃；λ 为光源的波长，一般用钠光源 D 线为 589nm。比旋光度是旋光性物质特有的物理常数，通过对旋光度的测定可以进行光学活性物质的含量测定和纯度鉴别。

三、实训仪器和试剂

（1）仪器   目测旋光仪、分析天平、100mL 烧杯、100℃温度计、100mL 容量瓶。
（2）试剂   空白溶液、10％葡萄糖溶液、未知浓度葡萄糖溶液。

四、实训内容及步骤

1. 实训内容

（1）10％葡萄糖溶液旋光度的测定；
（2）未知浓度的葡萄糖溶液旋光度的测定及浓度的计算。

2. 实训方法

（1）目测旋光仪的使用   目测旋光仪的外形构造如实训图 10-1 所示，由钠光灯发出的单色光，通过起偏镜产生偏振光，当偏振光进入旋光管中的光学物质时，物质的旋光性能使偏振光的偏振面发生向左或向右旋转一定角度，光线不能通过检偏镜，必须旋转同样的角度偏振光才能到达目镜，因此，从旋光仪刻度盘上的读数可以得知该样品溶液在此浓度时的旋光度。而数字式旋光仪可直接从面板上的数字读出旋光度，更为便捷。

实训图 10-1   目测旋光仪的外形构造示意图

（2）样品溶液的配制及装液

① 样品溶液的配制　用分析天平准确称量 10g（±0.0001g）葡萄糖晶体于小烧杯中，加入适量蒸馏水，搅拌使之溶解，定量转移到 100mL 容量瓶中，稀释至标线，摇匀备用。

② 空白溶液的准备　旋光管用蒸馏水润洗 2～3 次，并装满蒸馏水，使液面凸出管口，将玻璃盖沿管口边缘轻轻平推盖好，管内不能留有气泡（如有气泡，应赶至管颈突出处），装上橡皮垫圈，拧紧螺帽至不漏水，但不能拧得过紧（太紧会使玻璃片产生应力，影响测量），用吸水纸擦净旋光管，备用。

（3）旋光度的测定

① 旋光仪零点的校正　旋光仪接通电源，钠光灯预热约 5min，打开旋光管暗盒手柄，将盛空白溶液的旋光管放入旋光仪中，校正目镜的焦距，使视场清晰，将刻度盘调到"0"度左右，旋转粗调旋钮、微动手轮，使视场内Ⅰ和Ⅱ部分的明暗一致（见实训图 10-2），记录读数即为零点，重复操作至少 5 次，取平均值。若零点相差太大时，应对仪器进行重新校正。

(a) 大于(或小于)0度视场　　(b) 0度视场　　(c) 小于(或大于)0度视场

实训图 10-2　旋光仪目镜 "0" 度读数视场示意图

② 10%葡萄糖溶液旋光度的测定　用少量 10%葡萄糖溶液润洗旋光管 2～3 次，以避免葡萄糖溶液被蒸馏水稀释而改变浓度，然后将葡萄糖溶液装入旋光管中，按上述方法测定其旋光度，此时所得的读数与零点之间的差值即为葡萄糖的旋光度，重复操作 3 次，取其平均值，记录旋光管的长度和溶液的温度，根据公式计算葡萄糖的比旋光度。

$\alpha = 9.3°$

③ 旋光仪的旋光度读数方法　刻度盘分两个半圆分别为 0～180°，读数时，先读游标尺的 "0" 落在刻度盘上的整数值，再用游标尺与刻度盘重合线读出游标尺上的小数值（见实训图 10-3）。

实训图 10-3　旋光仪的旋光度读数示意图

④ 未知浓度的葡萄糖溶液旋光度的测定　用同样方法测定未知浓度的葡萄糖溶液的旋光度，代入比旋光度公式，即可确定该溶液的浓度或根据公式 $c_{未知} = \dfrac{\alpha_{未知}}{\alpha} \times c$ 计算。

五、实训提示

（1）所测葡萄糖溶液必须提前 24h 配制，所配溶液应澄清。

（2）镜片不能用不洁或硬质布、纸、手去揩拭，应用软绒布揩擦；旋光管使用后要及时将溶液倒出，并用蒸馏水洗净并擦干放好。

（3）采用双游标读数法，可消除刻度盘偏心差。计算公式：$\alpha = (A_1 + A_2)/2$，其中 A_1、A_2 分别为两游标尺的商数值，若 $A_1 = A_2$，仪器无偏心差。

六、实训思考

（1）旋光度测定的意义及测定时应注意哪些问题？
（2）为什么葡萄糖溶液要提前配制？

（卫月琴）

实训项目十一　茶叶中咖啡因的提取

一、实训目标

1. 掌握蒸馏、升华、熔点测定等基本操作技术。
2. 了解从茶叶中提取咖啡因的方法，索氏提取器的使用。

二、实训原理

茶叶中含有咖啡因、儿茶素和茶碱等多种天然成分，咖啡因属于弱碱性的嘌呤类生物碱，故咖啡因也称为咖啡碱，它在茶叶中占 $1\%\sim5\%$，结构如下：

1,3,7-三甲基-2,6-二氧嘌呤(咖啡因)

含结晶水的咖啡因是白色针状晶体，在 100℃时失去结晶水，并开始升华，120℃时升华相当显著，至 178℃以上升华加快。利用咖啡因易溶于水、氯仿、乙醇等溶剂的性质，通过索氏提取器进行连续抽提，将咖啡因从茶叶中提取出来，然后再经过蒸馏、升华等方法进行精制。

三、实训仪器和试剂

（1）仪器　150mL 圆底烧瓶、恒温电热套、索氏提取器、球形冷凝管、蒸馏烧瓶、直形冷凝管、接收瓶、蒸发皿、玻璃漏斗、熔点测定装置。
（2）试剂　茶叶末、95％乙醇、生石灰。

四、实训步骤

1. 制备

称取 8g 茶叶末，放入索氏提取器的滤纸筒里，在 150mL 干燥的圆底烧瓶中，依次加入 95％乙醇 100mL 和 2～3 粒沸石，启动恒温电热套加热 1.5h，回流提取，直到提取液颜色较浅时为止，待冷凝液刚好虹吸下去时，立即停止加热。

2. 分离、提纯

将提取液转移到 100mL 蒸馏瓶中，进行蒸馏，待馏出液蒸出 60～70mL，停止蒸馏。蒸馏烧瓶中的残余液趁热倾倒入蒸发皿，拌入生石灰 2～3g 使之成糊状，置蒸气浴上慢慢蒸干，移至石棉网上用小火焙炒片刻，取一只与蒸发皿口径合适的玻璃漏斗，将其倒罩在蒸发皿上，中间用扎有小孔的滤纸隔开，组成升华装置，用沙浴 220℃左右小心加热，升华精制，可得到纯咖啡因。

3. 检验

纯咖啡因为白色针状晶体粉末，熔点为234.5℃，测定产品的熔点，并与纯品比较，对结果进行评价及分析。

五、实训提示

（1）索氏提取器的虹吸管易断裂，要小心使用。

（2）滤纸套的大小要适宜，其高度不得超过虹吸管，滤纸包茶叶时要严实，以防止茶叶漏出堵塞虹吸管，滤纸套的上面应折成凹形，以保证回流液均匀浸润被提取物。

（3）升华操作是本实验的关键，在升华过程中始终要控制温度，用小火加热，如果温度过高，会使天然产物碳化。

六、实训思考

（1）比较采用传统加热回流和索氏提取法从茶叶中提取咖啡因的优缺点。

（2）进行升华操作的时候应该注意什么？

（黄艳萍）

实训项目十二　糖的性质

一、实训目标

1. 验证糖的主要化学性质。
2. 掌握单糖、双糖和多糖的鉴别方法。

二、实训原理

葡萄糖、果糖和麦芽糖属于还原性糖，均能与托伦试剂发生银镜反应，与斐林试剂或班氏试剂产生砖红色氧化亚铜沉淀，而蔗糖、淀粉属于非还原性糖则不发生上述反应。所有糖类化合物在浓硫酸催化下与莫立许试剂作用都能产生紫色化合物。酮糖如果糖、蔗糖与塞利凡诺夫试剂加热很快出现红色，而醛糖（葡萄糖、麦芽糖）则不能。淀粉与遇碘变蓝色。

蔗糖、淀粉本身没有还原性，在酸或酶作用下可发生水解反应，水解产物具有还原性，能与托伦试剂、斐林试剂或班氏试剂反应。

三、实训仪器和试剂

（1）仪器　试管架、试管、试管夹、水浴锅、酒精灯、白瓷点滴板、滴管。

（2）试剂　5%葡萄糖、5%果糖、5%蔗糖、5%麦芽糖、2%淀粉、碘液、班氏试剂、莫立许试剂、塞利凡诺夫试剂、浓盐酸、浓或稀硫酸、浓硝酸、斐林试剂A和B、托伦试剂（新配制）、$1mol \cdot L^{-1}NaOH$、$0.02mol \cdot L^{-1}AgNO_3$、$3mol \cdot L^{-1}NH_3$。

四、实训步骤

1. 糖的还原性

（1）与托伦试剂的反应　取 5 支洁净的试管，分别加入 0.5mL 新配制的托伦试剂，依次加入 5％葡萄糖、5％果糖、5％麦芽糖、5％蔗糖、2％淀粉各 5 滴，摇匀后，同时将 5 支试管放在 60～80℃热水浴中加热数分钟，观察现象并解释。

（2）与斐林试剂的反应　取 5 支试管，分别加入班氏试剂 1mL，再依次加入 5％葡萄糖、5％果糖、5％麦芽糖、5％蔗糖、2％淀粉各 5 滴，放在沸水浴中加热 2～3min，观察现象并解释。

2. 糖的颜色反应

（1）与莫立许（Molish）试剂反应　取 5 支试管，依次加入 5％葡萄糖、5％果糖、5％麦芽糖、5％蔗糖、2％淀粉各 20 滴，再分别加入莫立许试剂 2 滴，摇匀，将试管倾斜沿试管壁慢慢加入浓硫酸 10 滴，观察界面层的颜色变化，观察现象并解释。

（2）与塞利凡诺夫（Seliwanoff）试剂反应　取 5 支试管，依次加入塞利凡诺夫试剂 20 滴，再分别加入 5％葡萄糖、5％果糖、5％麦芽糖、5％蔗糖、2％淀粉各 5 滴，摇匀，在沸水浴中加热 2min，观察现象并解释。

（3）淀粉与碘的反应　取 1 支试管，加入 2％淀粉 10 滴和碘液 1 滴，观察颜色的变化，将此溶液稀释至浅蓝色，加热，再冷却，观察颜色的变化，解释现象。

3. 蔗糖、淀粉的水解

取 2 支试管，分别加入 5％蔗糖、淀粉 20 滴和浓盐酸 2 滴，摇匀后，将两支试管同时放在沸水浴中加热 20min，冷却后用 1mol·L^{-1}NaOH 溶液中和至弱碱性，然后向 2 支试管中分别加入斐林试剂 A、B 各 0.5mL，摇匀，再放在沸水浴中加热 2～3min，观察现象并解释。

五、实训提示

（1）淀粉难水解，应适当增加反应时间，吸取 1 滴反应液在白瓷板上，滴加 1 滴碘液，不显蓝色时，证明淀粉已水解完全。

（2）莫立许反应很灵敏，糖类都有此反应，此外，甲酸、草酸、乳酸、丙酮、葡萄糖醛酸及糠醛衍生物等也能与莫立许试剂产生紫色，因此，阴性反应是糖类不存在的确证，而阳性反应则只表明可能含有糖类。

（3）小心使用浓硫酸、浓硝酸和溴水，勿滴到皮肤和衣服。

六、实训思考

（1）鉴别下列各组化合物

① 葡萄糖、果糖、蔗糖；② 麦芽糖、蔗糖、淀粉。

（2）蔗糖与班氏试剂长时间加热，有时可以得到阳性的结果，说明蔗糖具有还原性，这种说法正确吗？为什么？

（卫月琴）

实训项目十三　乙酰水杨酸的制备

一、实训目标

1. 掌握重结晶、抽滤等基本操作技术。

2. 了解利用酰化反应制备乙酰水杨酸方法及定性检验。

二、实训原理

乙酰水杨酸俗名为阿司匹林，通常在浓硫酸催化下，以水杨酸和乙酸酐为原料，通过酰化反应制备。

主反应：

由于水杨酸分子中的羧基与酚羟基易形成分子内氢键，影响水杨酸的酰化，所以少量的浓硫酸作为催化剂能破坏氢键，从而使酰化反应顺利进行。

副反应：

粗品溶于 $NaHCO_3$ 溶液抽滤除去不溶的杂质，重结晶得到纯品。纯乙酰水杨酸用氯化铁的显色反应进行纯度检验，判断是否有水杨酸的残留。

三、实训仪器和试剂

（1）仪器　50mL 锥形瓶（配胶塞）、100mL 烧杯、试管、抽滤装置、控温水浴箱、滤纸。

（2）试剂　水杨酸、乙酸酐、浓硫酸、饱和 Na_2CO_3 溶液、6mol·L^{-1} HCl、95％乙醇、0.1mol·L^{-1} $FeCl_3$ 溶液。

四、实训步骤

1. 制备

在 100mL 干燥的锥形瓶中，依次加入 3g（0.022mol）水杨酸及 5mL（0.053mol）乙酸酐，塞紧胶塞，并不断摇动锥形瓶至水杨酸固体全部溶解。然后逐滴加入 5 滴浓硫酸，充分摇匀。在水温 70～80℃ 中加热 20min，在水浴加热过程中应不断摇动锥形瓶。稍微冷却后，缓慢加入 5mL 蒸馏水，分解未反应的乙酸酐。再加入 20mL 蒸馏水，并在冰浴中冷却 15min，直至白色结晶完全析出。抽滤，用少量蒸馏水洗涤，抽干，得到粗品。

2. 分离、提纯

乙酰水杨酸粗品放入 100mL 烧杯中，在搅拌下，缓慢加入约 35mL 饱和 Na_2CO_3 溶液至无二氧化碳产生。抽滤，除去水杨酸的缩合物等不溶性杂质，用 5～10mL 水洗涤，滤液转移至 100mL 烧杯中，边搅拌边加入 6mol·L^{-1} HCl 12mL，搅拌，在冰水浴中冷却，至完全析出结晶。抽滤，用冷水洗涤结晶，抽干，干燥后得到纯品，称重，计算产率。

3. 纯度检验

乙酰水杨酸为白色针状结晶，熔点 135～140℃，微溶于水，取少许纯乙酰水杨酸晶体于试管中，加入 95％乙醇 2mL 溶解后，滴入 0.1mol·L^{-1} $FeCl_3$ 溶液 1 滴，观察，若不发生显色反应即为纯品，否则含有水杨酸杂质。

五、实训提示

（1）水杨酸在酰化反应中可能会出现自身缩合反应，生成难溶于碱的少量缩合物，反应温度不宜过高，以减少聚合物的生成。

（2）饱和碳酸氢钠溶液要适量，应缓慢加入，防止二氧化碳气体产生过快引起溶液外溢。

（3）乙酸酐的质量是水杨酸通过酰化反应制备乙酰水杨酸的关键点之一，含水的乙酸酐或乙酸酐发生水解反应不利于反应。

六、实训思考

（1）在制备乙酰水杨酸中有哪些副产物？加入饱和碳酸氢钠溶液的目是什么？

（2）分离乙酰水杨酸粗品进行抽滤时，能用少量蒸馏水洗涤晶体吗？为什么？

（黄艳萍）

目标检测参考答案

第一章　有机化合物概述

一、选择题
（一）单项选择题

1. B　2. A　3. C

（二）多项选择题

1. ABCDE　2. ECD

二、简答题（略）

第二章　饱　和　烃

一、选择题
（一）单项选择题

1. C　2. D　3. B　4. A　5. C　6. A　7. D　8. B

（二）多项选择题

1. ABCE　2. ABCE　3. ACD

二、命名或写出下列化合物的结构式

1. 3-甲基-4-乙基己烷　　2. 2,3,5-三甲基-4-丙基庚烷　　3. 2-环丙基己烷

4. 顺-1-甲基-4-异丙基环己烷　　5. $CH_3CHCHCHCH_3$ （上方 C_2H_5，下方 CH_3 CH_3）

6. 环戊基—CH_3　　7. $CH_3CCH_2CHCHCH_3$ （上方 CH_3 CH_3，下方 CH_3 C_2H_5）　　8. 环戊烷 $\overset{H\ \ H}{\underset{CH_3\ C_2H_5}{\bigcirc}}$

三、完成下列反应式

1. 环戊基—Br　　2. $\underset{Cl}{CH_2}CH_2\underset{Cl}{CH_2}$　　3. $CH_3CH_2\underset{Br}{\overset{CH_3}{C}}CH_3$　　4. $CH_3\underset{Cl}{CH}CH_3$

四、鉴别下列各组化合物

1. 丙烷 $\xrightarrow{Br_2}$（—）
   环丙烷 $\xrightarrow{H_2O}$（＋）溴水褪色

2. 1,1,2-三甲基环丙烷 $\xrightarrow{Br_2}$（＋）溴水褪色
   环己烷 $\xrightarrow{H_2O}$（—）

五、推测结构

$\underset{\triangle}{\overset{H_3C\quad CH_3}{\diagup\diagdown}}$

第三章　不饱和烃

一、选择题

（一）单项选择题

1. C　2. B　3. C　4. D　5. D　6. A　7. C　8. B

（二）多项选择题

1. ABDE　2. ABDE　3. ABE

二、命名或写出下列化合物的结构式

1. 3,5-二甲基-3-庚烯

2. (E)-3-氯-2-戊烯

3. 4,5-二甲基-2-己炔

4. 3-甲基-1,5-己二烯

5. 4-甲基-2-庚烯-5-炔

6.
$$\begin{array}{c} C_2H_5 \\ \\ CH_3 \end{array} C = C \begin{array}{c} CH_3 \\ \\ CH_2CH_2CH_3 \end{array}$$

7.
$$CH_2C \!\!\equiv\!\! CCHCH_3 \\ \quad\quad\quad\;\; | \\ \quad\quad\quad\;\; CH_3$$

8.
$$CH_2 \!\!=\!\! CHC \!\!=\!\! CHCH_3 \\ \quad\quad\quad\quad | \\ \quad\quad\quad\quad Br$$

9.
$$CH_3CH \!\!=\!\! C \!\!-\!\! C \!\!\equiv\!\! CCH_3 \\ \quad\quad\quad | \\ \quad\quad\quad CH_3$$

三、完成下列反应式

1.
$$\begin{array}{c} Br \\ | \\ CH_3CHCH - CH_3 \\ \quad\quad | \\ \quad\quad CH_3 \end{array}$$

2. $CH_2BrCH_2CH_3$

3.
$$\begin{array}{c} O \\ \| \\ CH_3CCH_3 + CH_3COOH \end{array}$$

4.
$$\text{(环己基)}\begin{array}{c} O \\ \| \\ CCH_3 \end{array}$$

5. $CH_3CH_2C \!\!\equiv\!\! CNa$, $CH_3CH_2C \!\!\equiv\!\! CCH_3$

6.
$$\begin{array}{c} CH_3 \\ | \quad CHO \\ \text{（环己烯）} \\ | \\ CH_3 \end{array}$$

四、鉴别下列各组化合物

1.
$$\left.\begin{array}{l} 丙烷 \\ 丙烯 \\ 丙炔 \end{array}\right\} \xrightarrow{\text{银氨溶液}} \begin{array}{l} (-) \\ (-) \\ (+) \text{ 白色沉淀} \end{array} \left.\begin{array}{l} \\ \end{array}\right\} \xrightarrow{\text{溴水}} \begin{array}{l} (-) \\ (+) \text{ 褪色} \end{array}$$

2.
$$\left.\begin{array}{l} 1\text{-戊炔} \\ 2\text{-戊炔} \end{array}\right\} \xrightarrow[\text{氨溶液}]{\text{氯化亚铜}} \begin{array}{l} (+) \text{ 棕红色沉淀} \\ (-) \end{array}$$

五、合成下列化合物

$$CH \!\!\equiv\!\! CH \xrightarrow[NH_3]{NaNH_2} CH \!\!\equiv\!\! CNa$$

$$CH \!\!\equiv\!\! CH + H_2 \xrightarrow{Lindlar催化剂} CH_2 \!\!=\!\! CH_2 \xrightarrow{HBr} CH_3CH_2Br \xrightarrow{CH \equiv CNa} CH \!\!\equiv\!\! CCH_2CH_3$$

六、推测结构

1. A.
$$\begin{array}{c} CH_3C \!\!=\!\! CCH_3 \\ \;\; | \quad\;\; | \\ \;\; CH_3 \;\; CH_3 \end{array}$$
B.
$$\begin{array}{c} CH_3C \!\!=\!\! CHCH_2CH_3 \\ \;\;\; | \\ \;\;\; CH_3 \end{array}$$
或
$$\begin{array}{c} CH_3CH \!\!=\!\! CCH_2CH_3 \\ \quad\quad\quad | \\ \quad\quad\quad CH_3 \end{array}$$

2. A.
$$\begin{array}{c} CH \!\!\equiv\!\! CCH_2C \!\!=\!\! CH_2 \\ \quad\quad\quad\;\; | \\ \quad\quad\quad\;\; CH_3 \end{array}$$
B.
$$\begin{array}{c} CH_2 \!\!=\!\! CHCH_2C \!\!=\!\! CH_2 \\ \quad\quad\quad\quad | \\ \quad\quad\quad\quad CH_3 \end{array}$$
C. CH_3COCH_2COOH

第四章　芳香烃

一、选择题

（一）单项选择题

1. B　2. D　3. B　4. A　5. C　6. B

（二）多项选择题

1. ABCD　2. ABC

二、命名或写出下列化合物的结构式

1. 对硝基乙苯　　　2. 2-苯基-2-丁烯　　　3. 4-叔丁基-3-氯甲苯

4.

5.

6.

三、简答题

1.

(1) 　(2) 　(3) 　(4)

2. （4）＞（5）＞（2）＞（1）＞（3）

四、完成下列反应式

1. 　　2. 　　3. 　　4.

五、以苯为原料合成下列化合物

1.

2.

六、推测结构

A. 　　B. 　　C.

第五章　卤　代　烃

一、选择题

（一）单项选择题

1. B　2. C　3. D　4. B　5. C　6. B　7. C

（二）多项选择题

1. BCDE　2. ADE　3. ABE

二、命名或写出下列化合物的结构式

1. 2-甲基-4-乙基-6-氯庚烷　　2. (*E*)-3-甲基-2-溴-2-戊烯　　3. 4-氯-2-溴甲苯

4. 　　　5. 　　　6. $CHCl_3$

三、完成下列反应式

1. ![Br-C6H4-CHCH3 with OH] 2. $CH_3CH_2CH_2NHCH_2CH_2CH_3$ 3. $C_6H_5OCH_3$

4. ![环己烯丙基] 5. $C_6H_5CH_2MgCl$ $C_6H_5CH_2COOH$ 6. $CH_3CH_2CHCH_3$ 基ONO₂ $+ AgBr\downarrow$

$$6.\quad CH_3CH_2\underset{ONO_2}{CH}CH_3 + AgBr\downarrow$$

四、鉴别下列各组化合物

1. 3-溴环己烯 ⎫
　氯代环己烷 ⎬ 硝酸银/醇溶液 →
　碘代环己烷 ⎭
　（＋）淡黄色沉淀
　（＋）白色沉淀（加热）
　（＋）黄色沉淀（加热）

2. 氯苯 ⎫
　苄氯 ⎬ 硝酸银/醇溶液 →
　氯乙烷 ⎭
　（－）
　（＋）白色沉淀
　（＋）白色沉淀（加热）

五、选择合适的方法，无机试剂任选，合成下列化合物

1. $CH_3CH_2CH_2CH_2Br \xrightarrow[\text{醇}]{\text{NaOH}} CH_3CH_2CH=CH_2 \xrightarrow{\text{HBr}} CH_3CH_2CHBrCH_3 \xrightarrow[\text{H}_2\text{O}]{\text{NaOH}}$

$CH_3CH_2CH(OH)CH_3$

2. $CH_3CH=CH_2 \xrightarrow[\text{过氧化物}]{\text{HBr}} CH_3CH_2CH_2Br \xrightarrow[\text{无水乙醚}]{\text{Mg}} CH_3CH_2CH_2MgBr \xrightarrow[(2)\ \text{H}_3\text{O}^+]{(1)\ \text{CO}_2}$

$CH_3CH_2CH_2COOH$

六、推测结构

A. $CH_3CH_2\underset{Br}{CH}CH_3$　　B. $CH_3CH_2CH_2CH_2Br$　　C. $CH_3CH=CHCH_3$

D. $CH_3CH_2CH=CH_2$

第六章　醇、酚、醚

一、选择题

（一）单项选择题

1. D　2. C　3. B　4. C　5. A

（二）多项选择题

1. ABDE　　2. BE　　3. ACE

二、命名或写出下列化合物的结构式

1. 4-甲基-1,2-己二醇　　2. 2-戊烯-4-炔-1-醇　　3. 乙异丙醚

4. 1-苯基-1-丙醇　　5. 间硝基苯酚　　6. $C_6H_5OC_6H_5$

7. CH₃CHCH₂CHCH₃ 带 CH₃ 和 OH

$$\underset{OH}{\overset{CH_3}{CH_3\text{-}CHCH_2\text{-}CHCH_3}}$$

8.

三、完成下列反应式

1. $\underset{Br}{CH_3CHCH_2CH_3}$　　$CH_3CH=CHCH_3$

2. $CH_3\overset{O}{\overset{\|}{C}}CH_3$

3. $HO\text{-}\bigcirc\text{-}CH_3 + CH_3I$

4. $CH_3O\text{-}\bigcirc\text{-}ONa$

5. $\underset{NO_2}{\bigcirc\text{-}OH} + O_2N\text{-}\bigcirc\text{-}OH$

四、鉴别下列各组化合物

1. 1-戊醇
　 2-戊醇
　 2-甲基-2-丁醇 ｝ 卢卡斯试剂 → （＋）出现浑浊或分层（加热）
　　　　　　　　　　　　　（＋）室温下较慢出现浑浊或分层
　　　　　　　　　　　　　（＋）室温下立即出现浑浊或分层

2. 甲苯
　 苯酚 ｝ 氯化铁溶液 → （－）
　　　　　　　　　　　（＋）紫色

3. 1,3-丁二醇
　 2,3-丁二醇 ｝ 氢氧化铜溶液 → （－）
　　　　　　　　　　　　　　（＋）深蓝色

五、推测结构

A. $\bigcirc\text{-}OCH(CH_3)_2$　　B. $\bigcirc\text{-}OH$　　C. $\underset{I}{CH_3CHCH_3}$　　D. $\underset{OH}{CH_3\text{-}CHCH_3}$

第七章　醛、酮、醌

一、选择题

（一）单项选择题

1. D　2. C　3. D　4. B　5. B　6. C　7. B　8. D　9. B　10. B

（二）多项选择题

1. BCD　2. ABCD　3. BDE　4. ABC　5. ACE

二、写出下列化合物的名称或结构式

1. 4-甲基-2-己酮　　2. 3-戊烯-2-酮　　3. 3-甲氧基苯甲醛

4. 1,4-环己二酮　　5. 1,4-萘醌　　6. $CH_2=CHCHO$

7. $\bigcirc\text{-}CH_2CHO$　　8. $CH_3CH_2COCH_2COCH_3$　　9. $\underset{CH_2CH_3}{CH_3CHCH_2CHO}$　　10. $\bigcirc\overset{O}{\overset{\|}{C}}\bigcirc$

三、完成下列反应式

1. $\underset{CN}{\overset{OH}{\bigcirc}}$

2. $\bigcirc\text{-}CH_2COONH_2 + 2Ag\downarrow$

3. $CHI_3 + CH_3COONa$

4. $CH_3CH_2CH=NHN-$ (2,4-二硝基苯) NO_2 ... NO_2

5. $CH_3\underset{OMgCl}{\overset{|}{C}HCH_3}$ $CH_3\underset{OH}{\overset{|}{C}HCH_3}$

6. $HCOONa +$ (苯)$-CH_2OH$

四、鉴别下列各组化合物

1. 己醛 ┐
   2-己酮 ├ 托伦试剂 →（＋）银镜
   环己酮 ┘

   己醛 （＋）银镜
   2-己酮 （－）┐ $I_2/NaOH$ →（＋）黄色沉淀
   环己酮 （－）┘ → （－）

2. 丙醛 ┐
   丙酮 │
   丙醇 ├ 2,4-二硝基苯肼
   异丙醇 ┘

   丙醛 （＋）橙红色结晶沉淀 ┐ 托伦试剂 →（＋）银镜
   丙酮 （＋）橙红色结晶沉淀 ┘ → （－）
   丙醇 （－）┐ $I_2/NaOH$ →（－）
   异丙醇 （－）┘ →（＋）黄色沉淀

五、合成下列化合物

1. $CH_3CH_2CHO \xrightarrow[\text{无水乙醚}]{CH_3MgCl} CH_3CH_2\underset{OMgCl}{\overset{|}{C}HCH_3} \xrightarrow{H_3O^+} CH_3CH_2\underset{OH}{\overset{|}{C}HCH_3}$

2. $HC\equiv CH \xrightarrow[HgSO_4/H_2SO_4]{H_2O} CH_3CHO \xrightarrow{\text{稀NaOH}} CH_3\underset{OH}{\overset{|}{C}HCH_2CHO}$

   $\xrightarrow[\triangle]{H^+} CH_3CH=CHCHO \xrightarrow[\text{高温}]{H_2Ni} CH_3CH_2CH_2CH_2OH$

六、推测结构

A. $CH_3\underset{OH}{\overset{|}{C}H}\underset{}{\overset{CH_3}{\overset{|}{C}}}HCH_3$

B. $CH_3\overset{O}{\overset{||}{C}}\underset{CH_3}{\overset{|}{C}}HCH_3$

C. $CH_3CH=\underset{CH_3}{\overset{|}{C}}-CH_3$

第八章　羧酸及取代羧酸

一、选择题

（一）单项选择题

1. C　2. C　3. A　4. D　5. A　6. C　7. C　8. A　9. B　10. B

（二）多项选择题

1. AC　2. ABCE　3. ABD　4. ABD

二、写出下列化合物的名称或结构式

1. 2,4-二甲基己酸　　2. 3-甲基戊二酸　　3. 3-氯环己基甲酸

4. 2-甲基-4-苯基-3-戊烯酸　5. 4-溴-2-羟基戊酸　　6. 4-甲基-3-戊酮酸

7. (萘环)-COOH

8. $CH_3\overset{O}{\overset{||}{C}}\underset{CH_3}{}\underset{CH_3}{\overset{|}{C}H}COOH$ （两个甲基）

9. (苯环)$\begin{matrix}-COOH\\-COOH\end{matrix}$

10. (苯环)$\begin{matrix}-COOH\\-OH\end{matrix}$

三、完成下列反应式

1. COONa / OH

2. COOCH$_2$CH$_3$

3. $CH_3CHCHCOOH$ (Cl, CH$_3$)

4. $HOCH_2COOH$

5. $CH_3CH=CHCOOH$

6. O

四、鉴别下列各组化合物

1.
甲酸 乙酸 乙二酸 →（托伦试剂）（＋）银镜 （－）（－）→（KMnO$_4$）（－）（＋）褪色

2.
水杨酸 苯甲醛 苯甲酸 →（FeCl$_3$）（＋）紫色 （－）（－）→（托伦试剂）（＋）银镜 （－）

五、合成下列化合物

1. $HC\equiv CH + H_2O \xrightarrow[H_2SO_4]{HgSO_4} CH_3CHO$ →[H] CH_3CH_2OH →[O] CH_3COOH

$CH_3CH_2OH + CH_3COOH \xrightarrow[\triangle]{浓H_2SO_4} CH_3COOCH_2CH_3$

2. CH$_3$ →（KMnO$_4$ / H$_2$SO$_4$）COOH →（NH$_3$ / △）CONH$_2$

六、推测结构

A. O COOH　　B. O

第九章　羧酸衍生物

一、选择题

（一）单项选择题

1. B　2. B　3. D　4. C　5. A　6. C　7. D

（二）多项选择题

1. BCDE　2. ABE　3. CDE

二、命名或写出下列化合物的结构式

1. 苯甲酰溴　　2. 丁二酸酐　　3. 乙酰乙酸乙酯　　4. 2-乙酰基苯甲酸苯酯

5. 氯甲酸苄酯　　6. 酒石酸二甲酯　　7. 乙二酸二乙酯　　8. N-溴代丙酰胺

9. COOH / OCOCH$_3$　　10. $CH_3CH_2COOCOCH_3$　　11. O　　12. $CH_3CH_2CON(CH_2CH_3)_2$

三、完成下列反应式

1. COOH / N—O

2. O　　$HOCH_2CH_2CH_2CH_2OH$

3. $PhCH_2NH_2$

4. 5. 6.

四、鉴别下列各组化合物

1. 乙酸
   乙酸乙酯 —硝酸银-醇溶液→ （一）
   苯甲酰氯

   （一） —碳酸氢钠溶液→ （＋）二氧化碳
   （一）   （一）
   （＋）白色沉淀

2. 丁酰氯
   丁酰胺 —硝酸银-醇溶液→
   丁酸

   （＋）白色沉淀
   （一） —氢氧化钠溶液/加热→ （＋）氨气
   （一）   （一）

3. 乙酐
   丁醇 —碳酸氢钠溶液/加热→ （＋）溶解，二氧化碳
                （一）

五、分离、提纯下列各组化合物

1. 苯甲酸
   苯甲酯乙酯 —NaHCO₃/H₂O→

   可溶→PhCOONa —H⁺/过滤→ PhCOOH(纯品)

   不溶→PhCOOEt —干燥→蒸馏→ PhCOOEt(纯品)

2. 2,5-二甲基苯酚、苯甲酸苯酯、间甲基苯甲酸(溶于乙醚中)
   ↓ NaHCO₃溶液

   水层 → 间甲基苯甲酸钠 →H⁺→ 间甲基苯甲酸 (过滤得到纯品)

   乙醚层 → 2,5-二甲基苯酚、苯甲酸苯酯
   ↓ NaOH溶液

   水层 → 2,5-二甲基苯酚钠 →H⁺→ 2,5-二甲基苯酚

   乙醚层 → 苯甲酸苯酯 (蒸出乙醚)

六、合成下列化合物

1. （丁酸）OH —EtOH/H⁺→ （丁酸乙酯） —①2EtMgBr ②H₃O⁺→ （叔醇）OH

2. （酯）—NH₃→ （酰胺）NH₂ —P₂O₅/△→ C≡N

七、推测结构

A. COOH/OH B. COOH/OCOCH₃ C. COOCH₃/OH

第十章 含氮有机化合物

一、选择题

（一）单项选择题

1. D 2. C 3. D 4. D 5. B 6. B 7. C

（二）多项选择题

1．ABD　2．DE　3．ABCD

二、命名或写出下列化合物的结构式

1．2-甲基-3-氨基戊烷　　2．二甲基乙胺　　3．环己基胺　　4．N-甲基苯胺

5．溴化重氮苯　6．对-N,N-二甲基偶氮苯　　7．$(CH_3CH_2)_3N$

8．

9． (benzene ring with two adjacent NH₂ groups, ortho-diaminobenzene)

10． (C₆H₅—N=N—C₆H₄—NO₂)

三、比较下列各组化合物的碱性强弱顺序

1．二甲胺＞甲胺＞三甲胺＞氨　　　2．环己胺＞氨＞苯胺＞二苯胺

四、完成下列反应式

1．(benzene ring with NHCOCH₃ and H₃C substituents)

2．$H_3C-C_6H_4-\overset{+}{N_2}HSO_4^-$

3．$HO_3S-C_6H_4-\overset{+}{N_2}Cl^-$ → $HO_3S-C_6H_4-N=N-C_6H_4-OH$

五、鉴别下列各组化合物

1．
苯胺　　
苯酚　　 ⎱ NaHCO₃ 溶液 → 苯胺（－），苯酚（－） → FeCl₃ 溶液 →（－）显紫色
苯甲酸　　（＋）CO₂↑

2．

苯胺（—NH₂），苯（—NHCH₃），苯（—NH(CH₃)₂） → C₆H₅—SO₂Cl → C₆H₅—SO₂NH—C₆H₅↓，C₆H₅—SO₂N(CH₃)C₆H₅（—） → NaOH/HCl → C₆H₅—SO₂N(Na⁺)—C₆H₅（水溶性盐），（—）

六、合成下列化合物

1．(对甲苯胺 → (CH₃CO)₂O → 乙酰化 → 混酸硝化 → NO₂ → H⁺ → 氨基邻硝基甲苯)

2．(对甲苯胺 → 溴水 → 2,6-二溴 → NaNO₂, HCl 0~5℃ → 重氮盐 → Cu₂Br₂, HBr △ → 溴代产物)

七、推测结构

A．$H_3C-C_6H_4-NH_2$　　B．$H_3C-C_6H_4-\overset{+}{N_2}Cl^-$　　C．$H_3C-C_6H_4-N=N-C_6H_4-OH$

第十一章　杂环化合物和生物碱

一、选择题

（一）单项选择题

1．D　2．C　3．B　4．A　5．C　6．B　7．B　8．D

（二）多项选择题

1．ABD　2．ABCD　3．ACD　4．BC

二、命名或写出下列化合物的结构式

1．3（或 β-)-吲哚甲酸　　2．2（或 α-)-呋喃磺酸　　3．4-甲基-2-乙基噻唑

4．4-（或 γ-)-氨基吡啶　　5．5-硝基喹啉　　　　　　6．N-甲基吡咯

7．（结构式：呋喃-CHO）　　8．（结构式：噻吩-OCH₃）　　9．（结构式：吡啶-COOC₂H₅）

三、完成下列反应式

1．（结构式：呋喃-SO₃H）　　2．（结构式：噻吩-NO₂）　　3．（结构式）

4．（结构式：呋喃-COONH₄+Ag↓）　　5．（结构式：吡啶-COOH）

四、鉴别下列各组化合物

1．吡咯、呋喃、α-呋喃甲醛　$[Ag(NH_3)_2]^+$　→　（－）浓盐酸浸润（＋）红色／（－）过的松木片（＋）绿色／（＋）银镜

2．吡啶、β-甲基吡啶　$\xrightarrow[\triangle]{KMnO_4}$　（－）／（＋）褪色

五、排列以下化合物中氮原子的碱性顺序

②＞①＞③

第十二章　对映异构

一、选择题

（一）单项选择题

1．A　2．B　3．B　4．C　5．B　6．A　7．B

（二）多项选择题

1．BD　2．ABCD　3．ACD

二、简答题

1．＋52.2°　2．略

三、推测结构

1．A.（结构式：H—CH₃/CH₂CH₃，CH=CH₂　或　H₃C—H/CH₂CH₃，CH=CH₂）　　B. $CH_3CH(CH_2CH_3)_2$

2．略

第十三章　生物有机化合物

一、选择题

（一）单项选择题

1．D　2．C　3．D　4．A　5．C　6．B　7．C　8．B　9．A　10．D　11．B　12．A

（二）多项选择题

1. ACD　2. BD　3. BCE　4. ABD

二、完成下列反应式

1.
```
        COOH
    H ─┼─ OH
   HO ─┼─ H
   HO ─┼─ H
    H ─┼─ OH
       CH₂OH
```

2.
```
        COOH
   HO ─┼─ H
   HO ─┼─ H
    H ─┼─ OH
    H ─┼─ OH
        COOH
```

3.
```
      CH = NNHPh
      C = NNHPh
    H ─┼─ OH
    H ─┼─ OH
    H ─┼─ OH
        CH₂OH
```

4.

5.
```
   ⟨C₆H₅⟩ CHCOONa
          |
          NH₂
```

6. $CH_3CH_2CH_2NH_2 + CO_2\uparrow$

三、鉴别下列各组化合物

1.
```
葡萄糖                （＋）银镜    Br₂  （＋）褪色
果糖   ──托伦试剂──→  （＋）银镜   ├─
蔗糖                   （－）      H₂O （－）
```

2.
```
麦芽糖      （－）  ──托伦试剂──→ （＋）银镜
蔗糖  ─碘液─ （－）├             （－）
淀粉        （＋）蓝色
```

3.
```
                                （＋）紫红色
蛋白质                  （－）├  ──浓 HNO₃── （－）
甘氨酸 ─NaOH，Cu(OH)₂─  （－）├
色氨酸                  （－）├              （＋）黄色
```

四、推测结构（提示：已知糖为 D-甘露糖，另外两种糖是 D-葡萄糖和 D-果糖）

略

第十四章　萜类和甾体化合物

一、选择题

（一）单项选择题

1. B　2. D　3. C　4. A　5. C

（二）多项选择题

1. AB　2. BCD　3. ACD

二、用系统命名法命名下列化合物

1. Δ^4-17α-甲基-17β-羟基雄甾烯-3-酮（或 17α-甲基-17β-羟基雄甾-4-烯-3-酮）

2. $\Delta^{4,6}$-6-甲基-17α-羟基孕甾二烯-3,20-二酮-17-醋酸酯（或 6-甲基-17α-羟基孕甾-4,6-二烯-3,20-二酮-17-醋酸酯）

三、划分下列化合物的异戊二烯单元，并指出它们的类别。

1. 倍半萜　2. 二萜　3. 二萜　4. 四萜

第十五章 药用高分子化合物

一、选择题

（一）单项选择题

1. C 2. A 3. B

（二）多项选择题

1. AE 2. ABCD

二、简答题（略）

第十六章 有机合成基础

一、选择题

（一）单项选择题

1. D 2. B 3. B 4. D 5. D 6. B 7. D

（二）多项选择题

1. BCDE 2. AE 3. ABCD

二、合成下列化合物

1.

2. （1）

　　（2）

三、试用逆向合成分析法，推测合成 的原料

参 考 文 献

[1]　倪沛洲. 有机化学. 第 6 版. 北京：人民卫生出版社，2006.

[2]　刘斌，陈任宏. 有机化学. 第 2 版. 北京：人民卫生出版社，2012.

[3]　陈任宏. 药用有机化学. 第 2 版. 北京：化学工业出版社，2012.

[4]　龙盛京. 有机化学实验教程. 北京：高等教育出版社，2007.

[5]　《国家药典》编委会. 中华人民共和国药典. 北京：中国医药科技出版社，2010.